Reinhard Plassmann
Die Kunst des Lassens

»edition psychosozial«

Reinhard Plassmann

# Die Kunst des Lassens

Psychotherapie mit EMDR
für Erwachsene und Kinder

unter Mitarbeit von Marion Seidel,
Thomas Burkart, Christian Uebele

Psychosozial-Verlag

Bibliografische Information der Deutschen Nationalbibliothek
Die Deutsche Nationalbibliothek verzeichnet diese Publikation
in der Deutschen Nationalbibliografie; detaillierte bibliografische Daten
sind im Internet über http://dnb.d-nb.de abrufbar.

2. Auflage 2010
© 2007 Psychosozial-Verlag
Walltorstr. 10, D-35390 Gießen
Fon: 06 41 - 96 99 78 - 18; Fax: 06 41 - 96 99 78 - 19
E-Mail: info@psychosozial-verlag.de
www.psychosozial-verlag.de
Umschlagabbildung: Ulrike Körbitz: »Schwierige Balance«, 1999.
© Ulrike Körbitz.
Umschlaggestaltung nach Entwürfen des Ateliers Warminski, Büdingen.
Satz & Gestaltung: Majuskel Medienproduktion GmbH, Wetzlar
www.majuskel.de
Druck: CPI books GmbH, Leck
Printed in Germany
ISBN 978-3-8379-89806-808-6

# Inhalt

# Kapitel 1: Zu diesem Buch

Warum dieser Buchtitel: die Kunst des Lassens? Ich will Ihnen, liebe Leserinnen und Leser die Wahl dieses Titels erklären und auch die Herkunft der Ideen, von denen dieses Buch berichtet.

Das Buch handelt von der imponierenden Kraft der selbstorganisatorischen Heilungsprozesse, denen sich viele Forscherinnen und Kliniker in den letzten Jahren fasziniert zugewandt haben. Um sich mit diesen Heilungsprozessen zu beschäftigen, muss man ihnen natürlich zunächst begegnen. Das kann in der Selbsterfahrung geschehen, also gewissermaßen am eigenen Leibe, oder in der Arbeit mit Patienten, es kann planvoll oder zufällig passieren.

Bei mir waren es einige EMDR-Sitzungen, die von meiner Kollegin (und Mitautorin dieses Buches) Frau Dr. Seidel durchgeführt wurden und an denen ich als Beobachter teilnahm (siehe Kapitel 3). So wie es ihrer völlig unkomplizierten Art entspricht, hatte sie mich gefragt, ob ich bei der Behandlung eines traumatisierten Patienten dabei sein wollte. Wenn es ums Lernen geht, bin ich ebenfalls nicht sonderlich kompliziert, ich nutze einfach jede Gelegenheit und habe deshalb sofort zugestimmt.

Was ich dort gesehen habe, hatte weitreichende Folgen, dieses Buch ist eine davon. EMDR wurde von Francine Shapiro entwickelt und zwar, nachdem Shapiro an sich selbst einen selbstorganisatorischen Heilungsprozess beobachtet hatte (ihr legendärer Spaziergang im Park) und in seiner Tragweite offenbar sofort begriff. EMDR ist nichts anderes als eine geniale Methode, selbstorganisatorische Heilungsprozesse zu induzieren und zwar auf eine naturwissenschaftlich präzise und wissenschaftlich überprüfbare Weise. Dies ist Shapiros historischer Verdienst. Sie hat die naturwissenschaftliche Nutzung und Erforschung selbstorganisatorischer Heilungsprozesse begründet. Interessanterweise verwendet sie in ihrem Werk weder den Begriff noch das Modell der Selbstorganisation, sicherlich nicht aus Unkenntnis. Sie ist eine sehr kluge Frau und mutet ihrem Leser nicht mehr Theorie zu als erforderlich, nicht weil das Modell der Selbstorganisation so schwer zu erklären wäre, sondern weil es den westlichen Verstand doch gründlich in Bewegung gebracht hat, nicht nur in der Medizin, sondern vorher schon in Physik und Biologie. Nach der Kopernikanischen Kränkung (die Erde ist nicht der Mittelpunkt des Kosmos), der Darwinschen Kränkung (der Mensch ist nicht einzigartig, sondern ein sprechendes Tier), der Freudschen Kränkung (das Ich ist nicht Herr im eigenen Haus, sondern das Unbewusste) nun also noch die selbstorganisatorische Kränkung: es ist nicht der Therapeut, der heilt, sondern das endogene Heilungssystem des Patienten.

Dieses Buch beschreibt, was passieren kann, wenn man sich selbst dieser Erkenntnis aussetzt, die Kränkung erträgt, die Faszination fühlt und dann die Fähigkeiten der endogenen Heilungsprozesse (es scheinen mehrere zu sein) zu nutzen lernt.

Schwerpunkt ist die Weiterentwicklung der stationären Psychotherapie, die im Zuge der modernen Traumatherapie mit EMDR möglich geworden ist. Krankenhäuser sind von ihrer natürlichen Aufgabe seit Hufeland (1797) Orte der Behandlung, der Forschung und der Lehre. Das Buch beschreibt also in seinem Hauptkapitel 8, wie sich eine stationäre Behandlungseinheit verändert, wenn wir die Methoden der modernen Traumatherapie aufgreifen, selbstorganisatorische Heilungsprozesse zu induzieren und zu steuern lernen. Ich warne Sie also vor der Lektüre. Es könnte Ihnen passieren, dass Sie Ihren Arbeitsbereich gründlich in Bewegung bringen wollen, ich mache Ihnen aber auch Mut. Es könnte Ihnen ebenfalls passieren, dass Ihnen die Arbeit dadurch wesentlich mehr Befriedigung gibt als vorher. So ist es mir ergangen.

Zum Begriff des psychischen Traumas ist noch eine Vorbemerkung erforderlich. Wir waren es als Psychoanalytiker gewohnt, das krankmachende psychische Material als *Konflikt* zu bezeichnen. Dass es außer Konflikten auch psychische Traumata gibt, war in keiner psychotherapeutischen Schule jemals strittig. Was sich jedoch bisher nicht allgemein verbindlich gebildet hat, ist ein übergeordneter Begriff für Trauma *und* Konflikt. Solche Bezeichnungen wie *krankmachendes psychisches Material* sind natürlich inhaltlich richtig, jedoch für den Alltagsgebrauch viel zu sperrig. Möglich wäre die Bezeichnung als *emotionales Belastungsmaterial*, was ich selbst gerne verwende, es ist ein selbsterklärender Ausdruck, der auch im Dialog mit Patienten keiner weiteren Erläuterung bedarf.

Klinisch sehen wir im Kern allen krankmachenden psychischen Materials überstarke unverarbeitete negative Emotionen oder Emotionskomplexe, sie bilden in ihrer Stärke und ihren Folgen ein Kontinuum. Dies deckt sich auch mit den Befunden der neurobiologischen Emotionsforschung (siehe Kapitel 13), die keinen jeweils konfliktspezifischen oder traumaspezifischen Mechanismus gefunden hat.

In diesem Buch ist also entweder von *emotionalem Belastungsmaterial* die Rede oder auch kurz von *Trauma* oder *Traumaschema*. Als *Trauma, Traumaschema, Traumamaterial* bezeichnen wir in diesem Buch also alles psychische Material, welches aus inneren und äußeren Gründen auf krankmachende Weise desorganisiert geblieben ist, unabhängig davon, ob wir eine traumatische Situation im engeren Sinne als Ursache identifizieren können oder ob es ein Konflikt ist, der zum Stocken des seelischen Wachstumsprozesses führte.

Damit nun medias in res.

# Kapitel 2: Macht Therapie den Therapeuten kreativ?

Das Psychotherapeutische Zentrum[1] arbeitet seit einigen Jahren sehr intensiv auf dem Gebiet der modernen Traumatherapie. Von diesem Gebiet sind zahlreiche starke Impulse für die Psychotherapie ausgegangen.

Wir wissen mehr über die Folgen schwerer emotionaler Belastung, wir sehen deutlicher, wie sich dieses emotionale Belastungsmaterial verkapselt bzw. verkapselt wird, etwa nach diesem Schema:

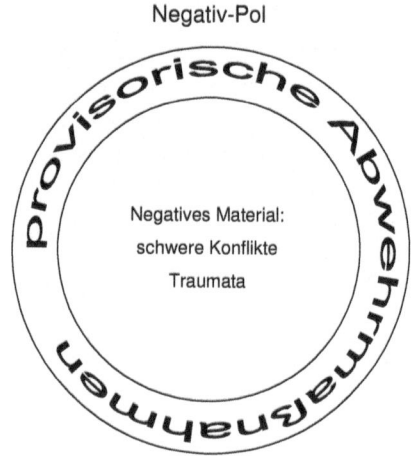

Negativ-Pol

provisorische Abwehrmaßnahmen

Negatives Material:
schwere Konflikte
Traumata

*Abb. 1: die Bildung von Negativmustern*

Die Folge dieser provisorischen Verarbeitung ist eine Musterbildung. Ein emotionales Erfahrungsmuster und Reaktionsmuster bleiben gleichsam eingefroren, entwickeln sich nicht lebendig weiter, stattdessen kommt es zur permanenten Wiederholung. Das erstarrte

---

1 Das Psychotherapeutische Zentrum Kitzberg-Klinik in 97980 Bad Mergentheim ist eine Spezialklinik für stationäre Psychotherapie.

traumatisch entstandene dysfunktionale Muster bleibt zeitkonstant und unverändert, wird in der aktuellen Gegenwart wiederholt. In jeder Wiederholung liegt der Versuch der Verarbeitung und Veränderung. Die Wiederholung ist dabei nicht nur etwas Negatives, sondern bringt auch im Lauf der Zeit eine zunehmende Kontrolle über den Wiederholungsvorgang. Wir dürfen diese Fähigkeit keinesfalls unterschätzen. Die Fähigkeit zur Symptomkontrolle beispielsweise ist eine sehr starke Ressource, die wir mittlerweile in der modernen Traumatherapie systematisch nutzen.

Was sich auf dem Gebiet der Krankheitsforschung rasant entwickelt hat, sind die neurobiologischen Befunde. Wir wissen mehr über die Funktion der emotionalen Intelligenz, die enorme Bedeutung, die Emotionen für die psychische Musterbildung haben. Wir wissen mehr über die Zusammenhänge zwischen emotionalen und körperlichen Vorgängen. Körperliches und Emotionales begegnen uns als nahe Verwandte, gleichsam als Geschwister. Im Zuge dieser Erkenntnis ist die gesamte Psychosomatik in Bewegung geraten, zunehmend mehr somatoforme Störungen werden erkennbar als körperlicher Bestandteil eines Traumaschemas.

Was wir auch deutlicher sehen, ist die Arbeitsweise der neuronalen Netzwerke, beispielsweise deren Eigenart, sich in Rhythmen zu organisieren. Psychische Organisationsvorgänge scheinen nicht linear, sondern eben rhythmisch abzulaufen und dies ist keineswegs nur ein Phänomen, was im elektrophysiologischen Labor auftritt, sondern in jeder einzelnen Therapiestunde. Wir nennen es das bipolare Prinzip der Psychotherapie, die gesamte moderne Traumatherapie beruht hierauf.

Nun sind diese Erkenntnisse über Krankheitsentstehung wohl interessant, genauso wichtig sind die Heilungserfahrungen und die Heilungsforschung. Das ganze in den Krankheiten eingekapselte Elend wäre nicht zu ertragen, wenn wir es nur anhören müssten ohne Aussicht auf Heilung. Der zweite wichtige Impuls der modernen Traumatherapie ist deshalb die *Heilungsforschung*. Sie vollzieht sich zur Zeit mit einer ziemlichen Entwicklungsdynamik. Weltweit beforschen wir Traumatherapien, versuchen die Heilungsprozesse zu verstehen, formulieren theoretische Modelle und vor allem: wir lernen sie zu nutzen.

Dadurch sind einige bemerkenswerte Veränderungen entstanden. Zum Einen haben sich die Behandlungsergebnisse drastisch verbessert. Unter bestimmten Umständen beobachten wir auch bei schwersten emotionalen Belastungen mit ausgeprägter Symptomatik die Möglichkeit zur vollständigen Heilung. In der konkreten Erfahrung der einzelnen Therapiestunde kann das ziemlich erschütternd sein. Wir begegnen sehr starken seelischen Energien und sehr kompetenten Reorganisationssystemen, an die man sich gewöhnen und denen man vertrauen lernen muss. Diese Erfahrung hat viel in Bewegung gebracht, klinisch wie modell-theoretisch.

In der anfänglichen Arbeit mit Kriegstraumatisierten etwa ab 1989 (Shapiro 1989) war zu sehen (siehe nächstes Kapitel), dass Patienten im Stande sind, das eingekapselte, mit extremer Symptombildung verbundene emotionale Belastungsmaterial vollständig und restlos zu verarbeiten. Anders ausgedrückt: es gibt ein seelisches Selbstheilungssystem, was hierzu im Stande ist. Dies ist, wie ich meine, ein außerordentlich hoffnungsvoller Befund.

Hier kommt das Prinzip »Selbstorganisation« ins Spiel. Dieses klinisch zu beobachtende und damit auch zu postulierende psychische Selbstheilungssystem arbeitet selbstorganisatorisch. Es sorgt unter geeigneten Bedingungen für die Verarbeitung des emotionalen Belastungsmaterials, unsere Aufgabe als Therapeuten ist es, die hierfür günstigen Bedingungen herzustellen. Ich persönlich habe in Folge dessen meine Behandlungstechnik, obwohl ich in keiner Weise dazu neige, aktuellen Modetrends hinterherzulaufen, grundlegend umorganisiert und, das soll nicht unerwähnt bleiben, mehr Freude an meinem Beruf als je zuvor.

Der Grund dafür ist Folgender: wir arbeiten in der modernen Traumatherapie viel mehr mit den Ressourcen als früher. Wir machen systematisch das ausfindig, was den Patienten stärker macht, was also sein endogenes Heilungssystem aktiviert, sodass jene selbstorganisatorischen Verarbeitungsprozesse wieder anlaufen, die im Krankheitsgeschehen blockiert waren. Dies hat sehr konkrete Auswirkungen auf den Verlauf der einzelnen Behandlungsstunde.

Ein Phänomen, was man nach meiner Einschätzung nicht hoch genug bewerten kann, ereignet sich dann in jeder einzelnen Therapiestunde: Die Patientin, die in die Stunde kommt und der es schlecht geht, findet im Verlauf der Therapiestunde Kontakt zu ihren Ressourcen, der Einfluss des emotionalen Belastungsmaterials geht zurück, das Gleichgewicht zwischen emotionaler Belastung und Kohärenzgefühl balanciert sich neu aus. Die Therapiestunde führt zu einer neuen Balancebildung zwischen Belastungsmaterial und Ressourcen, etwa nach diesem Schema:

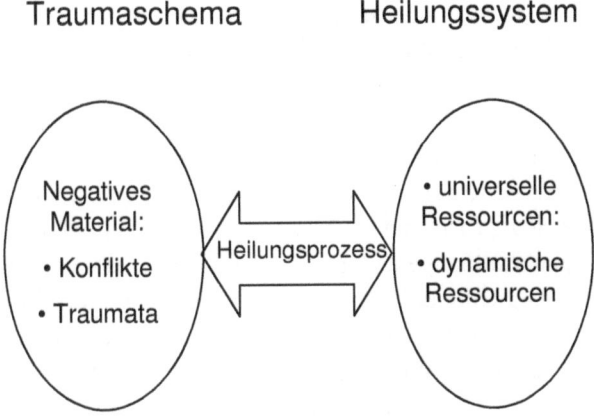

*Abb. 2: Ressourcenorganisation:Bipolares EMDR*

Konkret bedeutet das: Der Patientin geht es am Anfang der Stunde schlecht, sie war im Zustand der Dysbalance, im chaotischen Zustand, wie Servan-Schreiber (2004) sagt. Sie ist am Ende der Stunde ausbalanciert, im kohärenten Zustand und *fühlt sich wohl.* Der Therapeut übrigens auch.

Man könnte noch weitergehen. Die Therapeutin, der es gut geht, ist ein Kriterium für die Aktivität der Heilungsprozesse in der Therapie. Es macht einen großen, gefühlten, Unterschied, ob wir das Elend jede Stunde aufs Neue nur aushalten müssen, oder ob es aus der Stunde fließt, wie Wasser einen Bach hinunter.

Ich schildere am besten ein klinisches Beispiel, wie uns insbesondere die Magersüchtigen *provoziert* haben, das Prinzip »Selbstorganisation« zu entdecken. Sie haben uns kreativ gemacht.

Ich habe lange Jahre mit den meisten Magersuchtstherapeuten das Gefühl geteilt, dass die Anorexie-Patientinnen während der Therapie ihre ganze Energie dafür verwenden, *trotz* Therapie erfolgreich magersüchtig zu bleiben. Therapie führte deshalb in der Regel dazu, dass die Patientinnen ihre Fähigkeit zum Magersüchtig-Bleiben kontinuierlich optimierten. Eine Hase-und-Igel-Situation.

Rein statistisch betrachtet, waren die Ergebnisse der stationären Essstörungstherapie deshalb bislang schlicht entmutigend. Die multizentrische Essstörungsstudie (J. von Wietersheim, H. Kordy, H. Kächele und MZ-ESS, 2004) ergab 11 % Therapieerfolge bei Magersucht und ca. 47 % Erfolge bei Bulimie.

Was mich an dieser Situation besonders gestört hat, war das Gefühl, dass meine aufgebrachte Energie nicht nur nichts bewirkte, sondern im Gegenteil, sie machte die Krankheit stärker. Woran lag das?

Im fremdorganistorischen Ansatz versuchen Therapeuten die Patientinnen dazu zu bringen, dass sie essen. Die Patientinnen ihrerseits suchen nach Möglichkeiten, das zu unterlaufen. Sie sind sehr gut auf diesem Gebiet, sie kennen mehr Methoden, als der erfahrenste Therapeut. Natürlich tauschen sie sich in einer stationären Einheit auch lebhaft darüber aus, sie geben sich Magersucht-Ratschläge. Die Magersüchtigen bilden in stationären Einheiten informelle Selbsthilfegruppen, in denen sie sich dabei unterstützen, magersüchtig zu bleiben. Sehr geholfen hat mir deshalb die Lektüre der Selbsthilfeliteratur, Berichte von Patientinnen über sich und ihre Behandlungserfahrungen.

Was nicht in der Selbsthilfeliteratur steht, ist, warum die Patientinnen dieses Hase-und-Igel-Spiel mit den Therapeuten lieben. Der Grund ist, dass es sinnloser Leerlauf ist. Die Zeit scheint stehen zu bleiben, Entwicklung findet nicht statt, weder körperlich noch seelisch. Dieses Bedürfnis nach Stillstand kann ich förmlich körperlich fühlen. Sämtliche Rhythmen sind eingefroren, die Rhythmen des Weiblichen, Rhythmen von Hunger und Sattheit, die Rhythmen von Arbeit und Spiel, die Rhythmen von Freude und Anstrengung. Ich sehe die Patientinnen vor mir, wie sie den Rhythmus ihrer Entwicklung mit Gewalt blockieren. Es ist, wie wenn sie das Pendel einer Uhr packen und festhalten würden. Ich selbst kam mir vor, wie wenn ich auf der anderen Seite das Pendel packen würde, so zerren beide gegeneinander. Niemals wird das Entwicklungspendel so seinen eigenen Rhythmus finden.

Manche Kliniken sind deshalb zum Schluss gekommen, sie müssten den Druck auf die Patientinnen erhöhen. Die Magersüchtigen dürfen nicht an Therapien teilnehmen, bevor sie nicht zugenommen haben oder sie dürfen, wenn sie sehr untergewichtig sind, das Bett nicht verlassen. Eine Patientin berichtete mir, sie sei während wochenlanger verordneter Bettruhe im Rollstuhl vom Bett zur Toilette gefahren worden, damit sie nicht auf dem Weg noch ein paar Kniebeugen macht. Während der Bettruhe herrschte Kontaktsperre, kein Brief, kein Telefon.

Wenn diese Zwangsmaßnahmen nötig wären, um das Leben der Patientinnen zu retten, würde ich es vielleicht machen. Wahrscheinlich würde ich mich aber von der Magersuchttherapie abwenden.

Ich brauchte also eine Idee, hatte aber keine.

Stimmt das wirklich? War da keine Idee? Die Selbstorganisationsforschung hat uns gelehrt, dass die Ideen, die zur Lösung führen, alle schon da sind, auch im blockierten Zustand. Sie setzen sich aber nicht durch, sie werden nicht bewusst und nicht wirksam, sie führen nicht zur Musterveränderung. Obwohl alles da ist, was gebraucht wird, kommt der selbstorganisatorische Prozess nicht in Gang, es bleibt bei der Blockade.

Gerade die Erfahrungen aus der modernen Traumatherapie, in der ich die Verflüssigung von Blockaden gesehen hatte, machten sich, subtil, bei mir selbst bemerkbar, sie versuchten, sich in mir Gehör zu verschaffen. Wir hatten das bipolare Prinzip gesehen, also die Existenz eines sehr starken Belastungspols und eines desorganisierten schwachen Heilungspols. Wir hatten gesehen, dass es eine Stabilisierungsphase braucht, in der sich der Heilungspol kontinuierlich organisiert und an Einfluss gewinnt. Wir hatten gesehen, dass dafür eindeutige Entscheidungen notwendig sind, dem Heilungssystem eine Chance zu geben (siehe ausführlich im Kapitel 8). Ressourcen wachsen, ähnlich wie Pflanzen. Man kann sie nicht am einen Tag einpflanzen, am nächsten Tag herausreißen, am dritten wieder einpflanzen. So wächst nichts. Und wir hatten gesehen, dass alle Magersüchtigen ihr Gewicht perfekt steuern konnten.

All dieses Wissen war in mir, aber noch keine Idee für die Magersuchtbehandlung.

Die Idee kam auf einer Autofahrt von Mergentheim nach Freiburg in einem bestimmten mentalen Zustand, den ich gut kenne: es entsteht ein Bedürfnis langsam zu fahren, die Konzentration mehr nach innen als nach außen gewendet. Es sind Momente der selbstorganisatorischen Musterveränderung des eigenen Denkens. Die Dauer dieser Reorganisationsprozesse liegt nach meiner Erfahrung bei ca. 60–90 Minuten, ein Zeitmaß, was wir auch aus der Traumatherapie kennen. Nach Rossi (1991) liegen dem biologische Eigenrhythmen zugrunde. Der gleichmäßige Bewegungsfluß des Autofahrens mit eher monotonen Außenreizen scheint den mentalen Neuordnungsprozeß zu fördern, ich persönlich fahre umso langsamer, je intensiver der Vorgang abläuft, schleiche dann in der Lastwagenkolonne. Ich denke dabei nicht angestrengt nach, sondern *es denkt in mir.* Die Gedanken denken sich. Meine Aufgabe ist lediglich, dem Raum zu geben. Nach einer bis eineinhalb Stunden hat sich das neue Muster stabilisiert und wenn ich am Ziel ankomme, ist es gedanklich fertig und kann aufgeschrieben werden. Die Selbstorganisationsforschung nennt dieses Phänomen *Phasenübergänge* (Haken und Schiepek 2005).

Ungefähr bei Karlsruhe war das traumatherapeutische Prinzip der Magersuchtbehandlung fertig.

Nach dieser Musterveränderung des Denkens, die ich am eigenen Leib erlebt hatte, saß ich schallend lachend in meinem Auto. Ein Phänomen, was ich ebenfalls mittlerweile von Patienten kenne: *das Heilungslachen.* Wir werden in diesem Buch noch manchmal etwas über die Zusammenhängen zwischen heilsamen Phasenübergängen und Lachen erfahren.

Ich habe die Entstehung der Idee deshalb etwas ausführlicher geschildert, weil darin der Prozess des Phasenübergangs und der Musterveränderung enthalten ist, den wir auch bei den Patientinnen induzieren wollen. Die Inhalte meiner Idee werden Sie als Leser nur dann interessieren, wenn Sie selbst auch mit Essgestörten arbeiten. Ich behaupte nicht einmal, dass die Inhalte der Idee auch für Sie nützlich sind. Vielleicht arbeiten Sie nicht mit Magersüchtigen, vielleicht haben Sie Ihre eigenen Lösungen schon gefunden, vielleicht steht Ihnen die Entdeckung anderer eigener Lösungen noch bevor.

Aber: Traumatherapie heißt nicht nur das Elend erfahren, sondern auch die Ressourcen und die mentale Reorganisation. Nach einer guten Therapiestunde sind wir nicht mehr die gleichen wie vorher. Ich glaube mittlerweile auch nicht mehr, dass der Heilungsprozeß nur im Patienten stattfindet, sondern sein Pendant im Therapeuten hat, eine Art »Spiegel-Heilung«. Natürlich müssen wir als Therapeuten strikt beachten, dass wir die Patienten niemals für unsere eigenen Ziele benutzen, dann wären wir keine Therapeuten mehr. Ohne Frage wird aber die Begegnung mit solch mächtigen Kräften, wie sie den Heilungsprozessen innewohnen, auch den Therapeuten berühren. Also: Traumatherapie macht kreativ. Das nächste Kapitel erläutert einige grundsätzliche Eigenschaften jener Vorgänge der emotionalen Neuordnung, die wir Heilung nennen.

# Kapitel 3: Was ist moderne Traumatherapie?

## 3.1    Die Entstehung der EMDR-Methode

Traumatisierte geraten in Situationen, die zum Leben nicht mehr geeignet sind. Dies ist, wie ich meine, die kürzeste Definition eines Traumas. Mensch und Umwelt bilden keine Einheit mehr. Nun leben wir offenbar in einer Welt allgegenwärtiger Gewalt und es wäre sehr deprimierend, sich nur mit dem Elend zu befassen, was dadurch angerichtet wird, wenn sich nicht gerade in der Traumatherapie gezeigt hätte, über welche enormen Fähigkeiten zur Integration der menschliche Organismus verfügt. Von den Behandlungserfahrungen sind deshalb intensive klinische und modelltheoretische Impulse für unser Fach ausgegangen und ich werde Ihnen das aus der Perspektive einer stationären Behandlungseinheit darstellen. Besonders interessant finde ich, wie die Psychosomatik ganz neue Bedeutung gewinnt und wie Psychoanalyse und Traumatherapie sich begegnen.

Aber beginnen wir am Anfang.

EMDR als Methode geht auf das Jahr 1987 zurück, als Shapiro bei ihrem legendären Spaziergang im Park bei sich selbst spontane Augenbewegungen wahrnahm, die zu einem Verschwinden von blockierender emotionaler Belastung führten. Sie hat dann in der Folgezeit sofort begonnen, zunächst im Selbstversuch die Wirksamkeit von Augenbewegungen auf emotionale Belastung zu überprüfen. In Ihrem Buch »EMDR in Aktion« (Shapiro 1998 a) lässt sich sehr deutlich entnehmen, dass ihr die Bedingungen, unter denen es zur mentalen Reorganisation kommt, sehr schnell klar geworden sind. Sie beschreibt, dass der Reorganisationsprozess von selbst vor sich geht und sie war von Anfang an überzeugt, dass dabei ein gesunder Persönlichkeitsanteil im Spiel ist, der blockiert gewesen war. Sie war sich sicher, dass sich der Heilungsvorgang im Kern in der Umorganisation negativer belastender Emotionen vollzog. Sie beobachtete, dass die emotionale Belastung immer mit Körperreaktionen verbunden war. All das Belastende musste auf kontrollierte Weise in der gegenwärtigen Therapiestunde gefühlt werden und der Heilungs-prozess kam am besten in Gang, wenn der schlimmste Moment der belastenden Situation, also der Moment mit der höchsten emotio-nalen Belastung, genau fokussiert wurde.

Nachdem damit die methodischen Grundlagen gelegt waren, kann man den Beginn der modernen Traumatherapie etwa auf das Jahr 1989 datieren, als Shapiro in der Arbeit vor allem mit Kriegstrauma-tisierten erstmals EMDR einsetzte und in der Folge Heilungsprozesse sah, die vorher unbekannt waren.

Eine Million traumatisierter Amerikanerinnen und Amerikaner waren aus Vietnam in die USA zurückgekommen. Die oft 19–20jäh-rigen Wehrpflichtigen hatten schwere posttraumatische Belastungs-störungen. Sie nahmen, nachdem das ganze Ausmaß der psychischen Katastrophe nicht mehr verleugnet werden konnte, an den dafür konzipierten Therapieprogrammen teil, mit starkem Leidensdruck und leider äußerst bescheidenen Resultaten, die über 15–30 % Bes-serung nicht hinaus kamen (Shapiro 1998a, S. 62). Der Vietnam-Krieg hatte – wie jeder andere Krieg auch – ein Heer von psychisch kranken und bislang praktisch unbehandelbaren Invaliden hinter-lassen.

Dies änderte sich erst, nachdem Shapiro 1989, zunächst als Zu-fallsentdeckung, auf die Möglichkeit des gezielten Reprozessierens stieß und daraus innerhalb kürzester Zeit das EMDR als Methode entwickelte. Die erste kontrollierte Studie zu EMDR (Shapiro 1989) ergab Erstaunliches. Die Teilnehmer waren 22 Patienten im Alter zwischen 11 und 53 Jahren, schwer traumatisiert durch Vergewal-tigung, sexuellen Missbrauch oder Kriegserlebnisse in Vietnam. Die Traumata lagen im Mittel 23 Jahre zurück und alle Patienten hatten erfolglose Vorbehandlungen von im Mittel 6 Jahren Dauer absol-viert, alle litten an einem oder mehreren typischen Symptomen der posttraumatischen Belastungsstörung wie Flashbacks, Alpträumen, Schlafstörungen, Arbeits- und Beziehungsstörungen. Nach einer einzigen EMDR-Sitzung ergab sich in der Ein- und Drei-Monats-Katamnese ein stabiles Verschwinden des subjektiven Angst- und Belastungsniveaus sowie der klinischen Symptomatik. Die posttrau-matische Belastungsstörung war praktisch ausgeheilt.

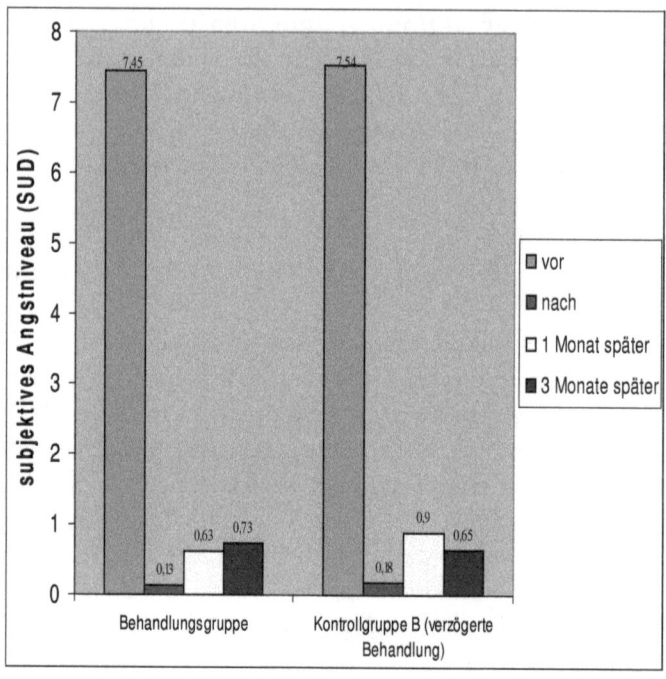

*Abb. 3: die erste EMDR-Studie (Shapiro 1998)*

Die Daten der Kontrollgruppe belegen, dass es sich nicht um Spontanheilungen handelte, die auch ohne Therapie eingetreten wären.

EMDR ist mittlerweile das am besten untersuchte traumatherapeutische Verfahren (Hofmann 1999). Die Studien der letzten Jahre haben die Wirksamkeit bestätigt (Plassmann 2002).

Die Berichte über diese neuen Behandlungsstrategien haben viele veranlasst, nach Palo Alto in Kalifornien zu fahren, um sich von Shapiro ausbilden zu lassen, unter den Ersten waren beispielsweise Friedhelm Lamprecht aus Hannover oder Arne Hofmann, der Leiter des deutschen EMDR-Instituts. Ich selbst habe nicht gleich begriffen, dass dort etwas grundsätzlich Neues im Gange war, bis vor einigen Jahren eine Kollegin mich einlud, an einer EMDR-Therapie als Beobachter teilzunehmen.

Ich erlebte Folgendes:

*Der 59jährige Herr K. hatte sein Berufsleben als Kunsthistoriker verbracht. Er liebt seinen Beruf, lehrt gerne, er ist ohne Frage ein begabter und tüchtiger Mensch. Er hatte gelernt, mit bestimmten Symptomen zu leben, unter denen er seit Jahrzehnten litt und von denen er selten sprach. Er war phasenweise schwer depressiv und litt seit 25 Jahren, seit dem Tod seines Vaters, an schweren Alpträumen, in denen er gejagt wurde und die regelmäßig mit seinem Tod endeten.*

*Eine nahe Angehörige, Psychotherapeutin von Beruf, empfahl ihm eine stationäre Psychotherapie. Sie, ebenso wie er, wusste von seinen schwersten traumatischen Kindheitserlebnissen. Er kam mit der Frage, ob ihm mit Psychotherapie zu helfen sei.*

*Wir erfuhren folgende Geschichte:*

*Auf der Flucht vor der russischen Front waren seine Eltern und er, noch kein Jahr alt, von Soldaten verfolgt worden. Die Eltern flüchteten in ein Gewässer, wo sie sich im Schilf versteckten. Der Vater drückte den Jungen, weil dieser vor Angst schrie, unter Wasser, um Entdeckung durch die Soldaten zu verhindern. Er berichtet: »Als die Soldaten weg waren, zog mich der Vater aus dem Wasser. Die Eltern hielten mich für tot. Der Vater wollte weiter und meine Leiche liegen lassen, die Mutter bestand darauf, meinen Leichnam mitzunehmen, um mich anständig beerdigen zu können. Ich wurde in Tücher gewickelt, Stunden später kam ich zu mir, atmete wieder, lebte wieder. Ich habe mit meinem Vater nie darüber gesprochen. Er war ein harter Mann, der trank, schrie und brutal schlug.«*

*Diese Geschichte bildet einen Belastungspol von kaum erträglicher Intensität. Was uns (und dem Patienten) Mut gemacht hat, war die Bereitschaft dieses Mannes, alles was er hatte an Energie, Belastbarkeit und Vertrauen, einzusetzen. Dies war nicht wenig.*

*Bei Herrn K. folgte auf die Stabilisierungsphase eine 90minütige Traumaexpositionssitzung für das ihm bewusste Ertränkungstrauma. Er prozessierte dieses Trauma in mehreren Durchläufen, in der EMDR-Terminologie als Kanäle bezeichnet.*

*In den Pausen zwischen den einzelnen Sets sprach er sehr aufgewühlt von seinen Körpergefühlen: Wie Strom, eine Art Spannung, sehr unangenehm und dabei immer seine Gewissheit: Es ist gut so, ich lasse es geschehen.*

*Gegen Ende der Sitzung setzten sich zunehmend positive Empfindungen durch, er sprach von Wärme im Körper, atmete ruhig und frei, auch meine eigene Gegenübertragungsspannung ließ fühlbar nach. Er begann eher im Erzählton, d.h. aus sicherem Abstand, zu sprechen. Gegen Ende der Sitzung kehrte er nochmals zum belastenden Ausgangsmaterial zurück und ein tiefes befreiendes Lachen kam auf. Er atmete eine Zeitlang tief und ruhig durch, schaute uns dann direkt und klar an und sagte: Da bin ich wieder.*

*Ich sehe diesen Mann noch vor mir, am Ende dieser Sitzung: Etwas erschöpft, völlig ruhig, völlig präsent, wie er in tiefer Verwunderung seine Körpergefühle beschrieb: freie Atmung und warmes Gefühl im Bauch, ein Glücksgefühl. Den Schluss dieser Sitzung bildete die Vermessung beider Pole, er schätze die Stimmigkeit seiner positiven Kognition (auf der 1–7-Skala) auf 7, den Belastungsgrad auf der 1–10-Skala (SUD) auf 0.*

*Die folgenden Tage dienten der Nacharbeit und der erneuten Organisation des Ressourcenpols. Er malte viel, ging spazieren, genoss die Natur.*

*In einer zweiten Sitzung berichtete er, er empfinde die Arbeit an diesem Ertränkungstrauma als abgeschlossen. Er könne daran denken, ohne sich belastet zu fühlen. Er sagte: »Ich habe ein Recht zu leben, weil ich da bin.«*

*Weitere Expositions-Sitzungen haben nicht stattgefunden.*

Aus Shapiros frühen Beobachtungen und aus den umfangreichen Erfahrungen, die wir in Behandlungen wie dieser seither gemacht haben, ließen sich 6 Prinzipien mentaler Reorganisation extrahieren und benennen:

# Prinzipien mentaler Reorganisation

- das Prinzip Selbstorganisation
- das bipolare Prinzip
- das emotiozentrische Prinzip
- das Prinzip Körperlichkeit
- das Prinzip Gegenwärtigkeit
- das Prinzip Fokussierung

Also: die mentalen Heilungsprozesse laufen selbstorganisatorisch ab, dazu benötigt es gemäß dem bipolaren Prinzip einen ausreichend starken Ressourcenkontakt. Sowohl das Belastungsmaterial wie die Ressourcen bestehen im Kern aus Emotionen, nicht aus Kognitionen. Jedes Traumaschema und jede Ressource ist im größten Umfang körperlich repräsentiert, der Heilungsvorgang ist deshalb nur vollständig unter Einbezug der Körperrepräsentanzen. Heilung findet immer im Jetzt statt, genau wie eine Operation. Es gibt keine Heilung im Damals. Nur was fokussierbar ist, heilt.

Bei allen Weiterentwicklungen der EMDR-Methode haben sich diese Prinzipien als grundlegend erwiesen. Interessanterweise geht auch die im Kapitel 9 beschriebene Mini-PTBS-Technik auf frühe Anregungen von Shapiro zurück, als sie in den ersten Experimenten begann, mit nicht- traumatischen Alltagsbelastungen bei Nachbarn und Freunden zu arbeiten.

Lassen Sie uns diese 6 Prinzipien in diesem Kapitel eher kurz und im Überblick betrachten. Sie liegen allen späteren Kapiteln zu Grunde.

## 3.2    Das Prinzip Selbstorganisation

Die Geburtsstunde der modernen Traumatherapie bestand aus der Erkenntnis, dass Heilung ein selbstorganisatorischer Vorgang ist.

Francine Shapiro, die Entdeckerin des EMDR, hatte bei sich selbst beobachtet, wie spontan aufgetretene Augenbewegungen ihre eigene emotionale Belastung sehr stark reduziert hatten. Aus Gründen, die wir nicht genau kennen, muss ihr praktisch schlagartig klar gewesen sein, dass sie in diesem Moment einem spontanen Selbstheilungsprozess begegnet war, der selbstorganisatorisch ablief. Es war eine Zustandsveränderung in ihr selbst, die ihr Organismus vollzogen hatte, weil günstige Rahmenbedingungen hierfür vorhanden waren oder besser gesagt, weil Shapiro den Ablauf nicht behindert hatte. Sie hatte zugelassen, was der Organismus selbst tun wollte.

Sie beschreibt (Shapiro 1998 a), dass sie eine sehr starke emotionale Belastung erlebt hat, die spontan durchprozessiert wurde und danach kaum noch fühlbar war. Die feste Überzeugung, dass Selbstheilungssysteme hierzu fähig sind, prägt das gesamte spätere Werk von Shapiro. Sie kannte ihr Ziel. Sie hat zunächst mit Freunden und Bekannten experimentiert, konnte ihre eigene Erfahrung reproduzieren, hat dann sehr rasch mit Schwersttraumatisierten gearbeitet, wobei sich wiederum die hohe Wirksamkeit der selbstorganisatorischen Heilungsprozesse zeigte, auf die sie zufällig gestoßen war (Shapiro 1989, siehe Kapitel 3).

Die Prinzipien der psychischen Reorganisation zeigen sich in Traumatherapien wie unter der Lupe, sie lassen sich aber auch in analytischen Psychotherapien beobachten. Traumatherapie ist deshalb zu einer Art Modellwerkstatt geworden, da hier die selbstorganisatorische Natur seelischer Heilungs- und Neuorganisationsvorgänge besonders evident ist.

Nachdem all dies deutlich geworden ist, lag es nahe, einige Konsequenzen für die Praxis der klinischen Psychotherapie zu ziehen. In der Behandlung der Essstörungen beispielsweise gibt es schon lange eine meist unaufgelöste Ambivalenz der Behandler zwischen Eingreifen und Abwarten. Beides ist mit zahlreichen Problemen verbunden. Der Behandler möchte, dass die Magersüchtige sich verändert und weiß zugleich, dass sein Eingreifen massive Widerstände hervorruft. Die moderne Traumatherapie hat nun einen dritten Weg nahe gelegt: systematisches Fördern der Selbstorganisation. Die Behandlungsergebnisse der Essstörungen haben sich dadurch sehr verbessert. Das Gleiche gilt für die Behandlung dissoziativer Störungen, für selbstverletzendes Verhalten, für die Kindertherapie[2]. Auf all die wird in späteren Kapiteln eingegangen.

Wir haben also Gründe genug, uns mit dem Prinzip Selbstorganisation zu beschäftigen. Ziel dieser Beschäftigung sollte sein, erst die allgemeinen Gesetzmäßigkeiten von Selbstorganisation in unbelebten Systemen zu betrachten, dann herauszuarbeiten, wie sich *biologische Systeme* organisieren und dann zu überprüfen, inwiefern dadurch die doch erstaunlichen Eigenschaften psychischer Selbstheilungssysteme etwas weniger erstaunlich werden.

---

2  Am Rande bemerkt: Ich glaube, dass Kindertherapeuten schon immer selbstorganisatorisch gedacht haben. Sie wissen, dass Kinder von selbst wachsen und nicht gewachsen werden.

## 3.2.1 Die Entstehung der Selbstorganisationsforschung

Das Modell der Selbstorganisation ist faszinierend interdisziplinär und wurde entwickelt im Diskurs insbesondere zwischen Physikern, Mathematikern, Philosophen, Biologen und: Psychotherapeuten.

Der Grund ist Folgender: Alle diese Disziplinen standen vor dem gleichen Problem. Sie konnten das, was sie beobachteten, mit den Newton'schen Gesetzen der Mechanik nicht mehr erklären. Benötigt wurde eine *Theorie komplexer Systeme* (Kratky 1990). Herausgekommen ist das Modell der Selbstorganisation. Es wird gewiss nicht das letzte naturwissenschaftliche Modell sein, was wir entwickeln, scheint aber das Beste zu sein, was wir derzeit haben.

Die Geburtsstunde können wir ungefähr in das Jahr 1905 datieren, als Albert Einstein nach Vorarbeiten insbesondere von Maxwell zwei wegweisende Arbeiten verfasste, in denen beschrieben wurde, dass der Kosmos sich nach anderen Gesetzen organisiert, als man bislang geglaubt hatte. Raum, Zeit und Materie sind nicht konstant, sondern relativ, es sind Funktionszustände, die lediglich in jenem Bereich, in dem wir leben, dem so genannten makroskopischen Bereich, konstant scheinen, es aber nicht sind.

Damit war der Abschied von der linearen Mechanik, die wir in der Schule gelernt haben, eingeleitet und es erfolgte der nächste Schritt: im Mikrokosmos, also der Welt der Atome, haben Max Planck und später Werner Heisenberg die *Quantenmechanik* begründet. Ihre These: Materie organisiert sich selbst und zwar in diskontinuierlichen Energiesprüngen.

Damit können wir zwei Grunderkenntnisse der Selbstorganisationsforschung formulieren:

– komplexe Systeme sind nicht linear, sondern diskontinuierlich. Sie bilden Muster auf verschiedenen Energieniveaus, zwischen denen unter bestimmten Bedingungen Phasenübergänge stattfinden.

– Dieses Prinzip gilt in allen komplexen Systemen: der Makrokosmos des Universums, der Mikrokosmos des Atome, biologische Systeme und, wie wir sehen werden, das psychische Selbstheilungssystem, sind in ihrem innersten Wesen gleich (Isomorphie-Prinzip).

Zwischen 1960 und 1980 hat nun Hermann Haken, Physiker und Mathematiker in Stuttgart, sehr präzise herausgearbeitet, wie sich komplexe Systeme organisieren und zwar in seinen Untersuchungen am Laserlicht (Haken 1981).

Der Laser (Light amplification by stimulated emission of radiation) ist ein physikalisches System. Es zeigt mit großer Klarheit das Wesen der Selbstorganisation: den *Phasenübergang* von Chaos zu Ordnung durch die Anregung einer Schwingung, also durch *Phasenkoppelung*.

Eine normale Lampe, z.B. eine Neonröhre, befindet sich atomar im chaotischen Zustand. Jedes um den Zellkern herumfliegende bzw. herumschwingende Elektron der Leuchtgasatome nimmt im normalen, chaotischen Zustand irgendwann Energie auf und gibt sie irgendwann wieder ab, sodass eine regellose Mischung von Lichtwellen entsteht.

Im psychischen System wäre analog hierzu das zufällige Entstehen von Lösungsideen, von denen sich aber keine durchsetzt. Es entsteht keine Neuorganisation, kein Phasenübergang, keine Musterveränderung.

Erhöht man im Laser nun die Energiezufuhr, also die Stromspannung, so beginnen jene Lichtwellen, die den zur Phasenkoppelung geeigneten Rhythmus haben, die also die Fähigkeiten haben, Ordnung zu schaffen (oder psychologisch: die Fähigkeit, das Problem zu lösen) die anderen Elektronen anzuregen und diese beginnen nun im gleichen Takt mitzuschwingen. Haken sagt dazu: mitzutanzen (Haken 1981, S. 66).

Das Laser-System hat dadurch einen Phasenwechsel vollzogen, indem ihm gleichsam geholfen wurde, seinen stabilen Eigenrhythmus zu finden. Voraussetzung dafür war die Erhöhung der Energie. Die psychische Entsprechung zur Elektrizitätsenergie wäre die Konzentration der emotionalen Energie auf das Bilden eines neuen Musters, also einer Ressource. In der Laser-Physik wie in der Psychotherapie verwendet man hierfür bestimmte Stabilisierungstechniken, mit denen eine Selbstchaotisierung verhindert und die Energie auf den Phasenwechsel konzentriert wird.

Dass der Physiker Haken in seiner Sprache zum Poeten wird und von Tanz redet, scheint in der Sache selbst begründet zu sein. Es zeigt sich immer wieder, dass Ordnungsmuster in komplexen Systemen, seien sie belebt oder unbelebt, auf sehr anrührende Weise von einer Art *Schönheit* sind. Man braucht nur zum Sternenhimmel zu schauen, um das zu sehen. Anders ausgedrückt: Was wir als schön empfinden, die Grundmuster unseres ästhetischen Empfindens, sind allgemein gültige Ordnungsmuster, die sich teilweise mathematisch beschreiben lassen. Die Musik des Kosmos. Auch unsere Psyche hat diese Gesetzmäßigkeiten zu ihrem Bauplan gemacht. Wir können als Frage im Sinn behalten: ist Heilung etwas *Schönes*? Ich meine ja.

Eine interessante Arbeit hierzu ist Heisterkamp (2006). Er beschreibt die *Lebensbewegungen*, die das Ziel haben, eine *Kohäsion* zu erreichen. Stern (2000) beobachtete die emotionalen Muster bei Säuglingen: »Die Muster ähneln mehr einer musikalischen Phrasierung von Gefühlen im Fluss, die sich durchaus nicht durch eine einzelne Note wiedergeben oder gar imaginieren lassen,« und verglich sie mit *Flugbahnen* (S. 85–86).

Auch die Neurobiologie kommt dem Prinzip der Ästhetik näher. Der Hippocampus gilt als jene Hirnstruktur, deren Aufgabe es ist, Kohärenz, also harmonische Organisationsform des psychischen Materials zu erzeugen (Kuhl, 2001).

Der Gedanke der Selbstregulation ist auch in der Geschichte der wissenschaftlichen Psychotherapie früh aufgetaucht. Als einer der ersten nahm C. G. Jung an, dass die menschliche Psyche zur Selbstregulation im Stande sei und sich durch Selbstregulation auch heile (Kast 2006). Auch Wilhelm Reich, ein weiterer der psychoanalytischen Pioniere, war zutiefst überzeugt, der Organismus besitze eine ihm eigene Fähigkeit zur Selbstregulierung (Randolph 2006).

Wir können das Prinzip Selbstorganisation in der Psychotherapie also so formulieren:

Das psychische Heilungssystem ist also ein biologisches System, welches Phasenübergänge von dysfunktionalen zu funktionalen Ordnungsmustern erzeugt, wenn bestimmte Voraussetzungen erfüllt sind. Therapie stellt diese her.

Nun ist es so, dass wir über das psychische Heilungssystem noch nicht allzu viel wissen. Einhundert Jahre nach ihrer wissenschaftlichen Begründung steht die Psychotherapie ganz offenbar nicht am Ende, sondern am Anfang ihrer Entwicklung. Wir dürfen uns dabei zugute halten, bei allem Respekt vor der Physik, dass biologische Systeme unendlich viel komplexer sind als ein Laser und das menschliche Gehirn das komplexeste System, was die Evolution hervorgebracht hat.

Es erscheint mir deshalb sinnvoll, ein ausgewähltes biologisches System zu betrachten, gleichsam als Modell, über welches wir schon mehr wissen, um uns klar zu machen, wie sich biologische Systeme organisieren.

Nehmen wir als Modell das menschliche Gehör.

Man könnte meinen, das menschliche Gehör sei eine Art biologisches Mikrophon, es versuche passiv aufzunehmen, was an Tönen so daher kommt und es sei von durchschnittlicher Leistungsfähigkeit. Man vergleicht sich mit Fledermäusen und mit Füchsen und denkt, dass man dabei nicht besonders gut wegkäme. Nichts davon ist richtig.

Passiv sind nur das Trommelfell und die Mittelohrknöchelchen, das Innenohr dagegen ist ein aktives System. Die so genannte Schnecke im Innenohr hat *sich selbst* – phylogenetisch gedacht – konstruiert wie die Tastatur eines Klaviers. Die so genannte Basilarmembran des Innenohrs hat sich in viele hintereinander liegende, in Schneckenform angeordnete Abschnitte unterteilt. Jeder dieser Abschnitte ist permanent aktiv, ist auf ein eigenes Ton- und Klangmuster spezialisiert und, dies wurde erst kürzlich bekannt, erzeugt diese Klangmuster aktiv. Mit empfindlichen Meßgeräten kann man im Gehörgang die Töne aufnehmen, die das Ohr aussendet. *Das Ohr macht Musik.* Jeder dieser spezialisierten Bereiche im Innenohr wartet nun ständig darauf, seine speziellen Töne, Klänge oder Harmonien aufzunehmen und darauf aktiv zu reagieren. *Das Ohr will Musik hören.* Alles Andere, die permanente Kakophonie chaotischer Schwingungen, wird aktiv verdeckt.

Das Gehör realisiert auf diese Weise ein zentrales Prinzip der Selbstorganisation: die Sinnhaftigkeit. Das Ohr liest aus dem Wirrwarr der Schwingungen aktiv nur bestimmte, sinnvolle Muster heraus, also Töne, Klänge und Harmonien und unterdrückt alles aktiv, was dazu nicht passt. Es realisiert damit in seinem Bauplan und seiner Funktionsweise die mathematischen Regeln der Harmonielehre (Euler 1990).

Das Auge arbeitet übrigens genauso. Es sieht nur, was Sinn macht. Machen Sie die Probe aufs Exempel:

Buchstabensalat
**Ehct ksras! Das ghet wicklirh!**

Gmäeß eneir Sutide eneir eignihcesn Uvinisterät, ist es nchit witihcg, in wiecehr Rneflogheie die Bstachuebn in eneim Wort snid, das ezniige was wcthiig ist, ist, dsas der estre und der leztte Bstabchue an der ritihcegn Pstoiion snid.

Der Rset knan ein ttoaelr Bsinöldn sien, tedztorm knan man ihn onhe Pemoblre lseen. Das ist so, wiel wir nciht jeedn Bstachuebn enzelin leesn, snderon das Wrot als gseatems.

Ehct ksras! Das ghet wicklirh!

*Abb. 4: Buchstabensalat* [3]

Insbesondere die neurobiologische Forschung der letzten Jahre hat es sich zum Ziel gesetzt, das komplexeste aller biologischen Systeme, das menschliche Gehirn, zu untersuchen. Diese faszinierende Forschung verabschiedet Schritt für Schritt vereinfachende Modellvorstellungen und definiert sich konsequent als Theorie komplexer Systeme. Sie beschreibt einerseits Hirnstrukturen anatomisch und objektivisch und sie beschreibt zugleich deren Arbeitsweise geradezu poetisch.

## 3.3 Bipolarität

Das zweite Grundprinzip der modernen Traumatherapie ist die *Bipolarität,* von der jetzt schon wiederholt die Rede war. Heilungsprozesse scheinen nur in Gang zu kommen bei gutem Kontakt zu dem, was man Ressourcen nennen kann.

---

3 Ich danke Bernd Hontschik, der mir den Text überlassen hat

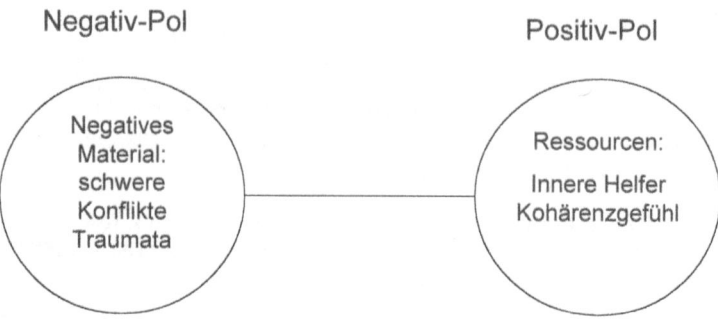

*Abb. 5 : Das bipolare Prinzip der Traumatherapie*

Den negativen Pol bilden das unverarbeitete Belastungsmaterial, bestehend aus schweren Konflikten oder traumatischen Erfahrungen oder, wie meist, einer Mischung aus beidem. Wir finden im Kern des negativen Materials überstarke negative Affekte, fragmentierte Sinneseindrücke, eine zerstörte Zeitordnung und eine zerstörte Symbolisierungsfähigkeit. Die damit verbundenen kognitiven Selbstaspekte sind ebenfalls durchweg negativ. Dieses Material hat sich im so genannten heißen, sprachlosen Gedächnis gleichsam eingebrannt und hat sich niemals mit den natürlichen, gesunden Verarbeitungsressourcen verbinden können, die für Affektmodulation, Zeitordnung und Versprachlichung sorgen können.

Statt dessen ist um dieses Negativ-Material herum gleichsam ein Ring provisorischer Bewältigungstechniken entstanden, die häufig exzessiv praktiziert werden, weil sie immer nur kurzfristig helfen und wegen ihrer engen Verwandtschaft zum belastenden Material den negativen Bereich ständig vergrößern: Dissoziation, Selbstverletzung, Sucht, Essstörung, Depression.

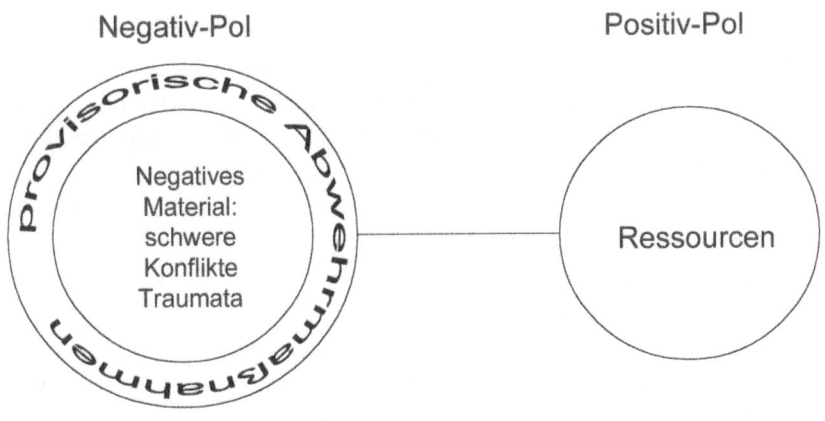

Negativ-Pol          Positiv-Pol

*Abb. 6: Die Entstehung von Negativmustern*

Im positiven Pol finden wir die Ressourcen, die salutogenetischen, zur Selbstorganisation befähigten Persönlichkeitsanteile, kurz gesagt: die Inneren Helfer. Dass diese Inneren Helfer existieren, auch beim kränksten Patienten, ist offensichtlich, sie sind aber desorganisiert.

Es gibt mittlerweile ein gut entwickeltes Repertoire an Techniken zu Ressourcenorganisation, ich erinnere an die Arbeit der Bielefelder Gruppe. Reddemann (2003) betont übrigens, dass sie die meisten imaginativen Übungen, also innere Helfer, von ihren Patientinnen gelernt hat, d.h. auch die Ressourcen entstehen selbstorganisatorisch und sind keine Erfindung von Therapeuten.

Nun ergaben sich folgenreiche Beobachtungen: Wir stießen auf das so genannte *Absorptionsphänomen* (Hofmann 2005, Plassmann 2005). Man beschäftigte sich in der einen Therapiestunde mit Ressourcenorganisation, wollte in der nächsten Stunde das Traumamaterial durcharbeiten und stellte fest, dass es verschwunden war. Hier zeigte sich überdeutlich die bipolare Natur der Heilungsprozesse. Sobald der Ressourcenpol gut organisiert war, nahm das psychische Heilungssystem seine Arbeit wieder auf, es kam zur Spontanauflösung des emotionalen Belastungsmaterials auf natürlichem Wege.

Vom Absorptionsphänomen wird noch viel die Rede sein. Der Absorptionsprozess kommt immer dann in Gang, wenn auf eine spezifische emotionale Belastung fokussiert und in direktem zeitlichem Zusammenhang damit die ebenfalls spezifischen, spontan auftauchenden Ressourcen organisiert werden. Als Absorptionsprozess bezeichnen wir nicht die momentane emotionale Entlastung durch Umfokussierung auf das positive Material, sondern eine anhaltende Reorganisation der emotionalen Belastung, die offenbar durch die bipolare Arbeitsweise angeregt wird und sich dann selbstorganisatorisch und spontan fortsetzt, auch zwischen den einzelnen Therapiestunden. Wir können klinisch beobachten, dass der Absorptionsprozess langsamer abläuft als die Reorganisation des Belastungsmaterials im EMDR-Standard-Protokoll, jedoch nicht weniger wirksam. Die Technik des bipolaren EMDR beruht auf der systematischen Aktivierung des Absorptionsprozesses (siehe Kapitel 8).

Der unschätzbare klinische Vorteil dieser Technik liegt darin, dass man als Therapeutin und Patientin wie mit einem Waagebalken zu jedem Moment der Therapiestunde die Balance zwischen Ressourcen und Belastung beeinflussen kann. Traumatische Überforderungen durch zu starkes emotionales Belastungsmaterial können deshalb sicher und zuverlässig verhindert werden, sodass sich diese Arbeitsweise insbesondere zu Beginn einer Behandlung und bei instabilen Patienten während der gesamten Behandlung empfiehlt.

## 3.4   Emotionale Präsenz

Mit zunehmender klinischer Erfahrung, auch in der genauen Beschäftigung mit Behandlungsmisserfolgen trat das dritte Prinzip der modernen Traumatherapie immer deutlicher hervor: *das Prinzip der emotionalen Präsenz.*

Die moderne Traumatherapie bringt uns einen Wechsel vom logozentrischen zum emotiozentrischen Modell. Emotionen sind anscheinend das zentrale und unverzichtbare Organisationsprinzip aller mentalen Vorgänge, sowohl im Bereich der Traumaschemata wie auch im Bereich der Ressourcen (Roth, 1996). Sie bewerten alles, was erlebt wird, sie steuern das Abspeichern des Erlebten im Gedächtnis und damit das Lernen.

In der Geschichte der Psychotherapie und Psychoanalyse hat es mehrfach Anläufe gegeben, den Emotionen jenen zentralen Platz im psychischen Geschehen zu geben, der ihnen nach heutigen Erkenntnissen zukommt. Freud hat sich nie eindeutig festgelegt in seiner Auffassung von der Natur und Funktion der Emotionen und Affekte (Haas 1997; Henseler 1989; Kast, V. 2006), er hat jedoch eindeutig ein logozentrisches Modell bervorzugt: Im Kern des Traums steht der Traum*gedanke*. Dieses Element des psychoanalytischen Persönlichkeitsmodells hat mir persönlich nie eingeleuchtet, weil es mit meiner klinischen Erfahrung nicht übereinstimmte. Natürlich sind die psychischen Niederschläge von Erfahrungen und Interaktionen häufig von so komplexer Art, dass sie der Komplexität der Sprache nahe kommen und vom Analytiker in bewussten Gedanken und in Folge dessen in Sprache erfasst werden können. Welche subjektiven Komplexe aber auftauchen, wie sie bewertet werden und wie sie in Folge dessen verarbeitet werden, beruhte aber offenbar auf der jeweiligen emotionalen Konnotation. Deshalb beginnt die Wahrnehmung des Therapeuten von den psychischen Vorgängen des Patienten ebenfalls mit Emotionen, sie sind die erste und wichtigste wahrgenommene Information und sie organisieren ihrerseits das Denken und Verhalten im Therapeuten. Hätte man als Therapeut nur den vom Patienten gesprochenen Text zur Verfügung, so wäre man niemals zu Empathie im Stande und es könnte in Folge dessen kein *evidentes Wissen* entstehen über das, was gerade jetzt den Patienten psychisch *bewegt*. Ein körperloses Wesen, welches nichts von der Existenz der Schwerkraft weiß, wäre niemals im Stande zu begreifen, welche Muster, Strudel und Wellen fließendes Wasser bildet.

Unterschiedliche Auffassungen von der Natur der Emotionen haben bereits wesentlich zur Auseinandersetzung zwischen Freud und C. G. Jung beigetragen (Jacobi 2006). Nachhaltigsten Einfluss auf den Wechsel vom logozentrischen zum emotiozentrischen Modell hatte die Neurobiologie und mit ihr im Zusammenhang die moderne Traumatherapie (Damasio 2000).

Der Wechsel vom logozentrischen zu emotiozentrischen Modell hat äußerst weitreichende Konsequenzen. Krank macht offenbar ein unverarbeitbares Übermaß an negativen Emotionen, sie blockieren die mentalen Verarbeitungsprozesse. Oder etwas weniger mechanistisch gedacht: unter dem Einfluss überstarker negativer Emotionen verändert sich der mentale Verarbeitungsprozess qualitativ. Der emotionale Erlebniskomplex wird im Dienst des Selbstschutzes wie ein Fremdkörper abgekapselt, die höheren Verarbeitungsprozesse sind blockiert. So negativ sich dies später auswirken wird, ist diese *traumatische Reaktion* (Fischer, G. & Riedesser, P., 1999) doch im Moment des Geschehens notwendig, um das psychische Überleben in lebensgefährlichen Situationen zu sichern.

Auch der Ressourcenbereich organisiert sich um positive Emotionen, um das Kohärenzgefühl, das Gefühl des Gesundseins. Ressourcen werden nur wirksam, wenn sie gefühlt werden. Emotionale Präsenz ist erforderlich für psychische Reorganisation. Durch die genaue Beachtung dieses Prinzips der emotionalen Präsenz verbessern sich wiederum die Ergebnisse der Ressourcenorganisation und damit die Behandlungsergebnisse erheblich. Wir sehen dann sehr deutlich, wie die psychische Reorganisation des blockierten emotionalen Belastungsmaterials zielstrebig in Richtung auf gesunde emotionale Ordnungsmuster strebt.

Das psychische Heilungssystem ist ein aktives System. Es versucht solche emotionalen Ordnungsmuster zu bevorzugen, die ein harmonisches spannungsfreies Ganzes, also eine Persönlichkeit ergeben.

Damit lässt sich die äußerst auffällige Zielsicherheit von Heilungsprozessen erklären. *Das Heilungssystem fühlt, wo es hin will.* Wir können uns in der Therapie auf den Heilungsinstinkt – den eigenen und den des Patienten – stets verlassen, wie ein Reiter auf sein Pferd. Es findet immer den Stall. Ich finde das sehr beruhigend.

# 3.5  Die Bedeutung der Körperrepräsentanzen

Damit war der Boden bereitet für zwei weitere Entwicklungsschritte: die *Arbeit mit den Körperrepräsentanzen* und die *Arbeit mit dem Gegenwärtigen.* Hiermit beschäftigen sich dieser und der nächste Abschnitt.

Warum sind Körperwahrnehmungen so bedeutsam?

Körperrepräsentanzen sind gleichsam der nächste Verwandte der Emotion. Daher kommt ihre enorme Bedeutung und Wirksamkeit.

Durch die emotiozentrische Arbeitsweise der modernen Traumatherapie wandeln psychosomatische Symptome ihren Charakter. Sie, die sonst den therapeutischen Prozess eher zu erschweren schienen, weil sie sprachlos sind, werden zu Helfern der Therapie, sie werden geradezu unverzichtbar, weil sie den Emotionen so nahe sind.

Man muss kein Neurobiologe sein, um sich Folgendes klar zu machen: Emotionen sind nicht isoliert denkbar. Es genügt nicht, in den Zentren der emotionalen Intelligenz eine Emotion zu haben und diese Emotion mit den zugehörigen Erinnerungsmustern, Sinneseindrücken und Gedanken zu verknüpfen. Heraus käme eine Art psychotischer Impressionismus. Wir würden, wie im Drogenrausch, irgendetwas fühlen und irgendetwas assoziieren, aber ohne, dass sich daraus eine Person, eine Persönlichkeit, kurz ein Selbst organisieren würde (Bauer 2002, Damasio 1997, Damasio 2000). Hierzu braucht es die Körperwahrnehmungen, also die nach Sherrington (1906) so genannte Propriozeption. Sie geben den Emotionen jene Ordnung, die mit der physischen Realität des Menschen übereinstimmt.

Die Zentren emotionaler Intelligenz sind deshalb direkt verbunden mit den Wahrnehmungszentren für Körpergefühle im Hirnstamm und im Hypothalamus. Sie organisieren aus Emotion und Körpergefühl dasjenige, was uns die Gewissheit gibt: das bin ich. Der portugiesische Neurobiologe Antonio Damasio (2000) nennt es das Selbst, genau wie wir Psychotherapeuten (siehe Kapitel 13).

In den Heilungsprozess wollen alle Repräsentanzen des Traumaschemas integriert werden, auch und gerade die Körperrepräsentanzen. Das Körpergedächtnis reproduziert deshalb die überstarke negative emotionale Energie und ihre Begleiterscheinungen und emotionales Belastungsmaterial taucht als Körperrepräsentanz, also als psychosomatisches Symptom auf, weil die Körperrepräsentanz Bestandteil des Traumaschemas war. Klinisch sehen wir beispielsweise schwere chronische Schmerzzustände, chronische Kopfschmerzen, sehr häufig Tinnitus. Sie können aus einer direkten Traumatisierung des Körpers stammen, etwa bei Kriegstraumatisierten oder Unfalltraumatisierten, oder aus traumaassoziierten körperlichen Reaktionen, beispielsweise Muskelverspannungen, es kann sich auch um vegetative Reaktionsmuster handeln, über die keinerlei bewusste Kontrolle besteht, beispielsweise Ödem-Bildung oder es kann sich um Körperhaltungen, Verhaltensmuster handeln, die ebenfalls gleichsam eingebrannt sind im Körpergedächtnis. Wir können sicher damit rechnen, dass zukünftig eine zunehmende Anzahl psychosomatischer Erkrankungen traumatologisch besser verstanden und behandelt werden kann, als bisher.

Klar scheint schon Folgendes:

Organe und Organsysteme sind mit den Zentren der emotionalen Intelligenz aufs Engste vernetzt und wenn sie von emotional belastenden Ereignissen betroffen sind, dann reagieren sie wie Lebewesen, also wie Subjekte, mit einer Antwort, die vom emotional empfundenen Grad der Belastung abhängt.

Ich vermute, dass wir grundsätzlich 3 Reaktionsformen auf Organebene unterscheiden können: den *kohärenten* Zustand, den *chaotischen* Zustand und den *traumatischen* Zustand (siehe auch Kapitel 4).

Fühlt sich das Organ der Belastung, die auf es einwirkt, gewachsen, so reagiert es *kohärent*, seine ihm eigenen Rhythmen sind ungestört und harmonisch. Das Organ macht seine Arbeit, beklagt sich nicht, es fühlt sich wohl, könnte man sagen. Am Herzen sind diese Vorgänge besonders leicht beobachtbar, messbar und natürlich auch am eigenen Leibe wahrnehmbar. Wegweisend war hier die Erkenntnis, dass es nicht nur einen Puls-Rhythmus gibt, sondern mindestens zwei. Die so genannte Herzschlagvariabilität bildet eine Art Metarhythmus, der die Verfassung des Herzens anzeigt (Servan-Schreiber 2004).

CHAOS

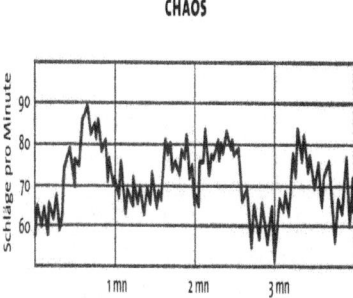

KOHÄRENZ

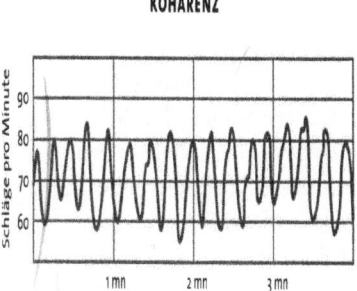

*Abb. 7: Chaos und Kohärenz (aus Servan-Schreiber, 2004)*

Im normalen, also im kohärenten Zustand, finden wir einen langsamen 4–5/min-Rhythmus, der anzeigt, dass es dem Herzen, dem emotionalen System und dem gesamten Organismus gut geht. Überschreitet die emotionale Belastung ein bestimmtes Maß, so wechselt das Herz in den so genannten *chaotischen Zustand.*

Aus der Psychotraumatologie wissen wir nun, dass es bei weiter ansteigender emotionaler Belastung den Übergang in den *traumatischen Zustand* gibt, in dem die Systeme sich im Ausnahmezustand befinden. Potenziell tödliche Affektstärken führen zur katastrophalen Destabilisierung des lebendigen Systems, die Tätigkeit des psychischen Systems ist nur noch auf Überleben ausgerichtet, dazu gehört auch die emotio-

nale Desintegration des Erlebten durch Dissoziation. Aber auf Organebene bleiben die fast tödlichen Affektstärken weiter wirksam, wir
sehen dann traumatische Schockzustände der Organsysteme, z.B. die
hypertensive Krise, die schwere Herzrhythmusstörung, den Migräne-
Anfall, den Asthma-Anfall.

Auch solche *organgebundenen Traumaschemata* frieren ein, sie bleiben zeitstabil über Jahrzehnte. In Triggersituationen mit spezifischer
emotionaler Belastung wird das organgebundene Traumaschema aktiviert. Der kohärente Zustand geht in den chaotischen oder traumatischen über. Eine psychosomatische Erkrankung hat sich gebildet.

Die Scheu der Psychotherapeuten vor Körperrepräsentanzen ist unbegründet. Körperrepräsentanzen sind eine Form des Wahrnehmens
und eine Form des Ausdrückens, ebenso wie Sprechen, Sehen, Hören,
Bewegen etc. Im so genannten Standardprotokoll des EMDR gehört
zur Fokussierung auf das traumatische Material als fester Bestandteil
die Frage nach dem Körpergefühl dazu. Auch Ressourcen, also Elemente des Heilungsschemas, tauchen regelmäßig zuerst als Körperrepräsentanz auf, beispielsweise als tiefer befreiender Atemzug oder als
spontan veränderte Sitzhaltung oder als Veränderung des Blicks, der
seine Starre verliert. Diese körperlich repräsentierten Heilungselemen-
te werden leicht übersehen, doch damit wird die Gelegenheit vergeben,
die Patientin selbst die spontane Aktivität ihres eigenen Heilungsprozesses buchstäblich am eigenen Leibe erleben zu lassen. Natürlich hat
die Welt der Körperrepräsentanzen auch ihre eigene Gesetzmäßigkeit.
Betrachtet man die Arbeit von Körpertherapeuten näher, so wird deutlich, dass der Körper eine besonders intensive Tendenz zur Ganzheit
hat (Rothschild 2002). Während es in Gedanken oder in Bildern möglich ist, strikte Trennungen zu vollziehen, also durch Spaltung, Verleugnung und Dissoziation verschiedene Inhalte dieser Repräsenta-
tionssysteme voneinander getrennt zu halten, ist dies im Körperlichen
nur begrenzt möglich. Niemals löst der Körper seine Kohärenz auf,
alle Organe, alle Körperteile, alle Organsysteme bleiben stets zu einem
Ganzen verbunden, niemals ist das linke Bein an einem anderen Ort als
das rechte. Wahrscheinlich aus diesem Grunde bilden sich in der Körperrepräsentanz sehr rasch und sehr leicht natürliche Integrale aus
Traumaschema und Heilungsschema.

Leider ist die Methodik der Arbeit mit dem Körper aus der akademischen Psychotherapie noch weitgehend ausgeklammert. Solche Techniken gelten eher als esoterisch. Es wird also sicherlich erforderlich sein, körpertherapeutische Methoden zu nutzen, die nicht esoterisch sind, sondern wissenschaftlich fundiert, ausreichend erforscht und in eine wissenschaftlich fundierte Psychotherapie integrierbar. In unserer Klinik arbeiten wir deshalb in zunehmendem Maße mit Cranio-Sakral-Therapie (Upledger 2003), Mototherapie und Psychomotorik (siehe Kapitel 11).

Gerade in der Arbeit mit Körperrepräsentanzen wird klar:

Traumatisierung, sei es im psychischen oder im somatischen System oder in beiden zugleich, geschieht nicht in der Vergangenheit. Sie hat in der Vergangenheit begonnen und wiederholt sich in der Gegenwart und wird in der Gegenwart geheilt.

Das ursprüngliche Traumaschema kommt in die Gegenwart nicht in seiner ursprünglichen Gestalt. Die Annahme, dass es so sei, bildet ein weit verbreitetes Missverständnis. Das ursprüngliche Traumaschema, obwohl es desintegriert und unverarbeitet geblieben ist und ständig in die Gegenwart drängt, ist trotzdem im so genannten traumatischen Prozess (Fischer, G., Riedesser, P., 1999) einer umfangreichen Bearbeitung ausgesetzt, weil der psychische Apparat in seinen Versuchen, Desintegriertes zu integrieren niemals ruht. Wir begegnen deshalb in der Gegenwart dem ursprünglichen Traumaschema nicht nur in der Form des katastrophalen Einbruchs des Damals ins Jetzt, sondern sehr viel häufiger in Gestalt seiner Abkömmlinge. Dies sind kleine psychische Komplexe mit niedrigerem Belastungsgrad, die sich häufig fast unbemerkt in den Alltag der Patientin und der Therapeutin einweben. Sie sind gleichsam das Geröll, welches der psychische Verarbeitungsapparat schon vom Berg des Traumas abgetragen hat. Dieser Verkleinerung und Wiederholung liegt ein reparativer Versuch zu Grunde. Aus dem großen, unverarbeiteten im Damals soll das kleine, verarbeitbare in der Gegenwart geformt werden, durch eine Art psychisches Kauen. Was daraus entsteht, bildet den Bereich der *Mikrotraumatologie*, wie ich es nennen möchte. Hierzu zählen auch die so genannten Mini-PTBS, mit denen wir uns im Kapitel 9 ausführlich beschäftigen werden.

# 3.6 Die Arbeit mit dem Gegenwärtigen

Diese Mikrotraumatologie ist bislang nicht genug beachtet worden. Wir brauchen sie aber, denn mit ihr beginnt die Behandlung. *Traumatische Mikroszenen* finden wir im aktuellen Umgang des Patienten mit sich selbst, also als *Selbsttraumatisierung*, besonders augenfällig beispielsweise im selbstverletzenden Verhalten oder in der magersüchtigen Schädigung der eigenen Weiblichkeit, wir finden sie in den Mini-PTBS (Kapitel 9), wir finden die Mikrotraumata aber auch in der therapeutischen Beziehung. Die Wiederholung alter Traumaschemata in der Gegenwart der therapeutischen Beziehung ist ein allgegenwärtiges Phänomen und es ist interessant zu sehen, wie sich auf dem Gebiet der *Mikrotraumatologie* die Psychoanalyse und die Traumatherapie begegnen, wechselseitig voneinander anregen lassen und integrieren.

Hierfür ein Beispiel.

*Die 52jährige Frau Huber ist Grundschullehrerin. Sie ist seit einigen Tagen zur stationären Psychotherapie in der Klinik. Sie erzählt mir im Erstgespräch, dass sie seit Monaten nicht mehr unterrichtet, sie fühlt sich energielos, schläft kaum. Sie hat Angst vor ihrer disziplinlosen und frechen Klasse. Seit 2 Jahren hat sie zunehmende Kreuzschmerzen, die jede körperliche Belastung verhindern. Man hat ihr deshalb künstlich die Lendenwirbel mit mehreren Schrauben versteift, wie sie sagt. Während sie das als früheres Geschehen berichtet und ich mich gut bei dem Gedanken fühle, dass wir Psychotherapeuten so etwas nie machen würden, schaut sie mich gequält an. Anscheinend leidet sie. Ich frage sie, wie sich ihr Rücken gerade jetzt im Gespräch mit mir anfühlt: Es ist ein Dauerschmerz, der im Gespräch etwas zugenommen hat, es geht gerade noch. Sie sitzt dabei starr aufgerichtet, nichts an ihr bewegt sich frei. Sie erträgt, was ich mit ihr mache, was ich frage und was ich von ihr fordere.*

*Als ich wissen will, ob sie Geschwister hat und was mit ihren Eltern ist, steigt die körperliche Spannung rapid an. Anscheinend quäle ich sie durch Fragen nach einem Thema, über das sie nicht sprechen kann.*

*Ein Mikrotrauma baut sich auf. Ihre Mutter ist pflegebedürftig, so er-fahre ich, sie hat eine Schwester, die aber im Ausland lebt und nicht helfen kann. Ihr Gesicht ist dabei starr, ihr Rumpf ebenso. Alles sagt mir, ohne gesagt zu werden: hör auf.*

*Ich frage sie, ob sich ihre Rückenschmerzen jetzt im weiteren Sprechen mit mir verändert haben: sie sind immer stärker geworden und ich fange einen verzweifelten Blick auf. Mir wird klar, dass sie sich auch gegen weitere unerträgliche Fragen nicht wehren könnte, obwohl sie offenbar im Moment am Limit des Erträglichen an-gelangt ist.*

*Was tun? Eine Deutung des Zusammenhangs zwischen ihrem Mutter-Thema und den Rückenschmerzen? Ich erspare ihr das und sage ihr stattdessen, dass sie meiner Ansicht nach nicht nur in der Schule, sondern auch in der Therapie das Recht hat, Belastungen auf ein erträgliches Maß zu regulieren und frage sie, was jetzt im Moment ihre Belastung und ihren Schmerz reduzieren würde. Sie antwortet nicht sprachlich, sondern körperlich, setzt sich ein wenig anders hin, atmet ein- bis zweimal tiefer durch, löst ihren starren angstvollen Blick von mir und schaut ein wenig im Raum umher, erst zum Fenster, dann zur Tür. Auf meine Frage, wie sich diese kleinen Veränderungen auf ihre Verfassung ausgewirkt haben, sagt sie, es gehe ihr etwas bes-ser. Sie atmet dabei ruhig, lächelt etwas. Ich schlage ihr vor, das Ge-spräch hier zu Ende zu bringen und gebe ihr einen Vorschlag mit. Ich empfehle ihr, so wie in diesem Gespräch mit mir auch in allen künf-tigen Therapiesituationen auf Momente zu achten, in denen die Belas-tung ansteigt und dann jeweils genau zu studieren, was sie braucht, um sich zu schützen.*

*Die Patientin hat diesen Ratschlag befolgt und während der statio-nären Psychotherapie keine weiteren schweren Schmerzzustände mehr entwickelt. Wir haben später erfahren, dass diese Patientin von ihrer Mutter schon als Kind den Auftrag hatte, den Haushalt zu be-sorgen und von ihrem Vater für jedes Versäumnis schwer misshandelt worden ist. Dennoch: im Gespräch mit mir war es nicht der Vater, der sie quälte, sondern ich als Fragender. Hiermit, mit dem Gegenwär-tigen, beginnt die Therapie oder – nach meiner Überzeugung – sie be-ginnt nicht.*

# 3.7 Das Prinzip Fokussierung

EMDR als neuentwickelte Psychotherapiemethode enthielt von Anfang an das *Prinzip der Fokussierung* äußerst klar. Im Traumamaterial wird der schlimmste Moment mit der höchsten emotionalen Belastung aufgesucht, das dazugehörige visuelle Bild des schlimmsten Moments und die negative Kognition.

Trotz dieser eindeutig auf Fokussierung aufbauenden Methodik wird dieses behandlungstechnische Element aber kaum diskutiert und in seiner Grundsätzlichkeit nicht wahrgenommen. Die klinische Erfahrung zeigt aber, dass Heilungsprozesse umso besser in Gang kommen, je klarer die unverarbeitete Situation fokussiert werden konnte. Fokussierung bedeutet das kontrollierte Aktivieren eines *einzelnen* belastenden Erlebnismusters. Bei Ereignissen, die im episodischen Gedächtnis abgelegt sind, bedarf es dazu der Erinnerung an *ein* Ereignis zu *einer* Zeit an *einem* Ort.

Patienten neigen bei der Erzählung ihrer Probleme häufig zur Verallgemeinerung, d.h. sie sprechen von ihren Sichtweisen, nicht von fokussierbaren Ereignissen. Beispielsweise wird eine Patientin erklären: »Immer, wenn ich mit meinem Mann reden möchte, entzieht er sich mir!« Man kann dann beobachten, dass der Versuch der Fokussierung auf einen deutlichen Widerstand stößt. Die Patientin weicht davor aus, eine bestimmte Szene, deren schlimmsten Moment, ihre eigene Emotion in genau diesem Moment, ihr Körpergefühl und ihre negative Kognition wahrzunehmen. Der Grund für den Widerstand liegt nicht in der Schwierigkeit, sich an Details zu erinnern, sondern in der im Zuge der Fokussierung sofort ansteigenden Belastung. Der Fokussierungswiderstand dient deshalb dem Selbstschutz. Die Patienten fürchten zurecht, dass die Belastung zu stark ansteigen könnte. Es ist deshalb notwendig, den Patienten sorgfältig zu erklären, warum Fokussierung notwendig ist und mit den Patienten gemeinsam den Belastungsanstieg zu verfolgen und zu regulieren. Dazu bedarf es wirksamer Regulationstechniken, die der Therapeut kennt und beherrscht und dem Patienten während der Fokussierung zeigen kann. Eine der wirksamsten Regulationstechniken ist die *bipolare Umfokussierung* auf dynamische Ressourcen, die im Moment des Belastungsanstieges spontan auftauchen. Der Therapeut muss natürlich geübt darin sein, diese Spontanressourcen zu erkennen und durch Ressourcenfokussierung zu aktivieren und zu organisieren. Im Kapitel 8.2.2 und 8.2.3 wird dies ausführlich erläutert.

Auch auf Seiten der Therapeuten gibt es wirksame Fokussierungswiderstände. Diese rühren zum Einen ebenso wie beim Patienten aus der Angst vor der direkten Begegnung mit der emotionalen Belastung her. Geben beide Beteiligten dieser *Fokussierungsangst* nach, so entstehen emotionsarme, defokussierte *Konversationen über Probleme*. Sie sind nicht völlig wertlos, sie können beispielsweise das Wissen über Zusammenhänge und Entstehungsgeschichte des Belastungsmaterials durchaus fördern. Sie werden aber nicht zur Reorganisation des Materials führen, weil die Patientin im Untererregungsbereich bleibt, der optimale Bereich des *Window of Tolerance* (siehe Kapiel 8.2.2) wird nicht erreicht. Deshalb kommt es bei dieser Konversation über Probleme nicht zur Reorganisation und Auflösung der emotionalen Belastung und in Folge dessen auch nicht zu einer wesentlichen Verbesserung der Symptomatik. Nach solchen Therapieprozessen, die aus Problemerörterung bestanden haben, berichten die Patienten, dass sie mehr wissen und mehr verstanden haben von jenen Problemen, die sie weiterhin haben.

Obwohl Psychoanalyse ein wunderbares Verfahren ist, den Dingen ihre Tiefe, d.h. ihre Bedeutung und ihre Geschichte wiederzugeben, wird die Notwendigkeit zur Fokussierung in der Psychoanalyse behandlungstechnisch vernachlässigt. Die konkrete Problemklarifikation durch den Patienten (»ich habe mich furchtbar aufgeregt, als Sie gestern so gelangweilt geschaut haben!«) wird vom Analytiker gerne mit einer Defokussierung beantwortet (»Immer, wenn Sie wütend sind, komme ich Ihnen wie Ihr gelangweilter Vater vor«). Auch hier wäre ohne Verletzung der analytischen Abstinenz eine Fokussierung auf den schlimmsten Moment, auf spezifische Trigger, auch auf Emotionen und Körpergefühl im Gegenwartsmoment des Analysestunde möglich. Dies gehört bislang nicht zur Behandlungstechnik der Psychoanalyse.

Wir können festhalten: Die Notwendigkeit zur Fokussierung leitet sich zum Einen aus dem emotiozentrischen Prinzip ab: Fokussierung ist erforderlich, um jenen emotionalen Kontakt zum Traumaschema herzustellen, der für die Anregung der Heilungsprozesse notwendig ist.

Nicht immer steht aber eine erzählbare und fokussierbare Episode zur Verfügung, besonders dann nicht, wenn es sich um kaum verbal, sondern um überwiegend körperlich repräsentiertes Material handelt. Es kann sich um Traumata handeln, die in der präverbalen Zeit entstanden sind oder um Traumaschemata, die stark von dissoziativen Vorgängen verdeckt sind. Die Patientinnen können in diesem Fall die gefühlte Belastung nicht mit einem erinnerbarem Ereignis in Verbindung bringen. Der Fokussierungsprozess richtet sich dann auf das jeweils präsente Element des Belastungsschemas, beispielsweise auf einen in der Therapiestunde auftretenden Kopfschmerz oder Brustdruck, auf gedankliche Verwirrung, plötzliches Einschießen einer unerklärlichen Emotion oder Ähnliches. Immer muss bei der Fokussierung dem Patienten der Grund dieser aktiven Annäherung an das Belastende erklärt und gemeinsam für aktive Belastungsregulation gesorgt werden.

Neben der Notwendigkeit, den optimalen emotionalen Kontakt zum Traumaschema herzustellen, gibt es wahrscheinlich noch einen zweiten Grund für die Nützlichkeit des Fokussierens. Der psychische Apparat bildet in großem Umfang für alles Erlebte Symbole in allen zur Verfügung stehenden Repräsentanzsystemen. Diese Symbolbildung ist eine Art psychische Verdauung, mit der das Gefühlte und Erlebte *aktiv* in neue Gestalten geformt und dabei, dies ist das Wesentliche, verkleinert wird. Es kann sich um eine Darstellung des Traumaschemas in bildhafter Weise handeln, um einen Traum, um ein Symptom oder auch um eine Reinszenierung auf der Alltagsbühne. Alle diese Symbolisierungsvorgänge können als Versuch verstanden werden, das Erlebte, noch Unverarbeitete, in kleinere, gleichsam handlichere Gestalten zu zerlegen. Es ist die vorhandene, funktionsfähige Verarbeitungskapazität der Persönlichkeit, die solche Umformungen, Wiederholungen und damit Verkleinerungen des Belastungsmaterials erzeugt. Dem Fokussierungsvorgang auf *eines* solcher Elemente liegt deshalb ein *ökonomisches Prinzip* zugrunde: es ist *diese eine Sache*, die es zu lösen gilt, nicht die ganze gewaltige, unübersehbare Armee von Problemen. Durch Fokussierung wird also die *Reorganisationsarbeit* signifikant verringert. Daraus ergibt sich die einfache behandlungstechnische Regel: *im Kleinen beginnen*. Das Kleine, gegenwärtig fühlbare Belastungsmaterial hat jene Größe, die der Verarbeitungskapazität des Patienten angemessen ist. Sowohl Patienten wie Therapeuten müssen sich mit dieser Tatsache, dass die Heilungsprozesse im Kleinen beginnen, erst vertraut machen. Dies wird im Kapitel 9 über die Mini-PTBS noch ausführlicher erläutert.

Hierzu ein Fallbeispiel.

*Der 45jährige Herr M. ist Unternehmer, er leitet mit seinem Bruder zusammen ein mittelgroßes Familienunternehmen. Er hat eine schwere körperliche Erkrankung zwar überstanden, war aber traumatischen Erfahrungen von Todesangst ausgesetzt. Sein Versuch, nach dieser Erkrankung, die über ein Jahr zurücklag, in der Firma wieder jene Stärke zu zeigen wie gewohnt, scheiterte katastrophal, sodass er sich schließlich, bevor er sich umgebracht hätte, wie er sagte, in stationäre Psychotherapie begab.*

*In einer bestimmten Therapiestunde sprach er von seiner Angst vor einer am bevorstehenden Wochenende geplanten Familienfeier. Er nahm eine allgemeine Unruhe und Getriebenheit wahr, diffuse Angst, in der Stunde verbunden mit Brustdruck, flacher Atmung, hastigem überstürztem Denken und Sprechen. Er kannte die Arbeitsweise der aktiven und kontrollierten Fokussierung aus den vorangehenden Behandlungsstunden und entschied (auf meine Frage), er fühle sich im Stande, nach dem erwarteten schlimmsten Moment zu suchen. In diesem Fall lag die fokussierte traumatische Episode also in der antizipierten Zukunft.*

*Bei der Suche nach dem schlimmsten Moment, den er erwartete, fiel ihm sein älterer Bruder ein, den er treffen würde und er fing an, mit vielen Worten Geschichten von sich und seinem Bruder zu erzählen, deutlich unter Angst stehend. Ich fragte ihn nach dem aktuell fühlbaren Belastungsgrad, er überprüfte das und entschied sich für eine weitere Fokussierung. Er sah sich nun mit dem Bruder in einem Raum, ohne Ausweg ins Freie und fand als schlimmsten Moment den verächtlichen Gesichtsausdruck des Bruders. In diesem Moment der Fokussierung schwitzte er derart stark, dass ich es in der Stunde riechen konnte, er fühlte (im Jetzt der Therapiestunde) starken Druck auf der Brust und eine hilflose Verwirrung der Gedanken. Eine weitere Fokussierung mit noch ansteigender Belastung wäre nicht nützlich gewesen, die obere Grenze des Toleranzfensters war erreicht. Er bezifferte seinen Belastungsgrad auf der 0–10 Skala mit 8–9. Wir können hier sehen, dass die scheinbar kleine, scheinbar triviale alltägliche Belastungssituation immer noch überreichlich emotionale Belastung enthielt und gerade noch zur Bearbeitung und Auflösung geeignet war.*

*Die Belastungsregulierung über dynamische Ressourcen beginnt nun einfach damit, dass Therapeut und Patient den inneren Fokus ändern, also überprüfen, was jetzt im Moment den Abstand zu diesem Belastungsmaterial verbessern würde. Der Begriff Abstand ist eine räumliche Metapher für emotionalen Abstand, die von den Patienten meist sofort und problemlos verstanden wird.*

*Der Patient atmete einige Male tiefer durch, setzte sich etwas anders hin und schien einen Moment nachdenklich aus dem Fenster zu schauen. Das Auftauchen solcher körperlicher Spontanressourcen ist ein vollkommen selbstorganisatorischer, spontaner und dabei unbewusster Vorgang. Gerade wegen ihrer Beiläufigkeit werden Spontanressourcen aber sowohl von Patient wie Therapeut meist übersehen.*

*Auf meine Frage, wie sich diese kleinen Veränderungen im Moment auf die Verfassung auswirken, dachte er kurz nach, lachte ein wenig, seine Körperhaltung löste sich dabei noch mehr, der Blick verlor das Starre, ebenso die Atmung.*

*Die Wahrnehmung, dass es gerade eben eigene Ressourcen gewesen waren, die in wenigen Minuten zur Belastungsregulation geführt hatten, rief (dies gilt generell, nicht nur bei diesem Patienten) eine weitere mächtige Ressource hervor: den Stolz auf die eigenen Fähigkeiten.*

*An dieser Stelle der Therapiestunde stockte die Fokussierung auf die Spontanressourcen eine kleine Weile, es schien noch etwas zu fehlen, aber weder er noch ich wussten, was es war. Hier bewährt sich Geduld, und ein wenig aufmerksames Abwarten, d.h. Vertrauen darin, dass spontan auftauchen wird, was gebraucht wird. Bei ihm war es in diesem Moment anscheinend das Prinzip Rhythmus. Das Tempo seines Denkens und Sprechens regulierte sich von selbst in einen anderen, langsameren Grundrhythmus und gleichzeitig, ihm völlig unbewusst, vollzog er beim Sprechen mit beiden Händen eine rhythmische Bewegung auf und ab, wie mit einer Schaukel. Natürlich wissen wir nicht, warum gerade in diesem Moment das Element Rhythmus und gerade dieser spezielle Rhythmus auftaucht, können aber annehmen, dass es ein Element des Heilungsschemas ist.*

*Danach gefragt, wie er diesen Spontanrhythmus wahrnimmt, lachte er breit und sagte: »Dieser Rhythmus ist gut. Wissen Sie, was mir gerade einfällt? Ich werde meinen Bruder bitten, unser Gespräch nicht in einem Zimmer zu führen, sondern während wir einen Spaziergang machen.« Er atmete gelöst, strahlte und freute sich an seinem Gedanken. Weitere Ressourcen tauchten nicht auf und waren offenbar auch nicht erforderlich.*

*Es ist letztlich unerheblich, ob er diese Lösung in der zukünftigen Realität genauso praktizieren wird, sondern dass die in der Gegenwart der Therapiestunde fokussierte maximale Belastung sich in der Gegenwart über fokussierte Spontanressourcen aufgelöst hatte. Der Heilungsprozess findet immer in der Gegenwart statt.*

*Nur zur Ergänzung für den Leser: Er berichtete später, dass er geradezu neugierig (eine weitere emotionale Ressource) auf seine Familienfeier gefahren sei und zu seiner Verwunderung feststellte, dass, während er selbst fast sportlich auf seine Bewährungsprobe wartete, der Bruder keinerlei Anstalten machte, ihn wie üblich in die Defensive zu drängen.*

Wir können aus diesen klinischen Beobachtungen im Fokussierungsprozess drei technische Grundregeln für die Induktion von Heilungsprozessen ableiten:
- Die emotionale Belastung muss stets innerhalb des Window of Tolerance bleiben.
- Es sind die kleinen gegenwärtigen Belastungsschemata, an denen sich der Heilungsprozesse regeneriert und neu aufbaut.
- Nur was fokussierbar ist, heilt.

Im Kapitel 13 werden wir diese klinischen Erkenntnisse mit den Befunden der Grundlagenforschung vergleichen, insbesondere mit den Ergebnissen der Neurobiologie und Neurophysiologie. Natürlich muss eine klinisch gewonnene therapeutische Strategie mit dem übereinstimmen, was wir heute über die Arbeitsweise des Gehirns wissen.

# Kapitel 4: Moderne Traumatherapie und Psychoanalyse nähern sich an.

Die Psychoanalyse als Urmutter der Psychotherapie ist, wie man sagen könnte, logozentrisch. Im Mittelpunkt der Persönlichkeit steht der Gedanke, das Wort, der Sekundärprozess. Die moderne Traumatherapie hat hier einen Wechsel vollzogen von diesem logozentrischen zu einem emotiozentrischen Erkrankungs-, letztlich Persönlichkeitsmodell. Die organisierende Kraft der Emotionen ist wesentlich deutlicher geworden, nicht nur in der klinischen Arbeit, sondern auch im lebhaften Diskurs mit der modernen Neurobiologie (LeDoux 2001). Traumabedingte Störungen haben uns gelehrt, dass es überstarke negative Emotionen sind, die zur seelischen Blockade führen. Gerade durch diese Erkenntnis ist die Bewegung in das Verständnis psychosomatischer Symptome geraten. Emotionen haben direkte Verbindung zu den körperlichen Vorgängen, die teilweise mit modernen technischen Hilfsmitteln sehr einfach gemessen werden können, beispielsweise den Wechsel vom kohärenten zum chaotischen Zustand in der Herzschlagvariabilität. Neurobiologisch haben wir gesehen, dass bestimmte Kerne im Hirnstamm genau hierfür sorgen. Sie stellen direkte Verknüpfungen her zwischen Emotionen und körperlichen Reaktionen, beispielsweise in der Amygdala.

Psychosomatische Reaktionen sind deshalb zunächst keine Krankheit, sondern eine natürliche und notwendige Basis der Persönlichkeitsbildung. Nur das, was emotional *und physisch* repräsentiert war, wird zu Persönlichkeit, erst bei Überlastung der Verarbeitungsfähigkeit entsteht Krankheit. Einen rätselhaften Sprung ins Körperliche, wie Freud das 1895 im Entwurf einer Psychologie ausdrückte, kann man heute nicht mehr erkennen, sondern völlig normale Vorgänge, die aber unter ungünstigen Umständen entgleisen können. Wir nähern uns also dem Punkt, den Freud im Abriss der Psychoanalyse 1933 vorhergesagt hat: Neurowissenschaften und Psychologie begegnen, verbinden und ergänzen sich. Die Neurobiologie ist zum stärksten Bündnispartner der Psychotherapeuten geworden. Dass es ein Unbewusstes gibt, dass es durch traumatische Belastungen bewirkte substanzielle und funktionelle Veränderungen der Hirnfunktion gibt, dass auch Organe und Organsysteme Traumareaktionen zeigen, kann heutzutage niemand mehr bestreiten.

Ein starker Impuls, der von der modernen Psychotraumatologie ausging, bezieht sich auf die Heilungsforschung. Man hat in der Traumatherapie seelische Heilungsvorgänge sehr viel klarer gesehen, sehr verdichtet, gleichsam wie im Zeitraffer. Dabei ist deutlicher geworden, dass seelische Heilungsvorgänge offenbar von selbstorganisatorischer Natur sind, seelische Selbstheilungssysteme liegen gleichsam bereit, sind jedoch blockiert und können unter günstigen Bedingungen, für die Therapie sorgt, ihre Arbeit wieder aufnehmen. Seelische Heilung unterscheidet sich anscheinend, wie könnte es auch anders sein, in keiner Weise von allen anderen Heilungsvorgängen, zu denen der Organismus im Stande ist.

Die enorme Häufigkeit traumatisch bedingten emotionalen Belastungsmaterials wurde zunächst klinisch beobachtet, vor allem in der Borderline-Forschung und es wurde klar, dass Borderline-Patienten permanent frühe Gewalt- und Vernachlässigungserfahrungen reproduzieren, ohne sie auf diese Weise jemals bewältigen zu können. Auch die Borderlinestörung ist also, wie alle psychogenen Erkrankungen, ein Selbstheilungsversuch, eine Lösung, die nicht löst.

Gesicherte Erkenntnisse über die Häufigkeit krankmachenden traumatisch bedingten Erlebnismaterials werden ständig besser. Ein Meilenstein war die ACE-Studie (Felitti 1998, 2002).

Die Adverse Childhood Experiences (ACE)-Studie ist eine ausführliche Verlaufsuntersuchung an über 17000 erwachsenen Amerikanern. Es wird der aktuelle Gesundheitszustand zu belastenden Kindheitsfaktoren in Beziehung gesetzt, die im Mittel ein halbes Jahrhundert früher geschehen waren. Ein wichtiges Ergebnis der Untersuchung ist, dass belastende Kindheitserfahrungen häufig sind, obwohl sie im Allgemeinen verborgen und unerkannt bleiben; dennoch haben sie auch fünfzig Jahre später tiefgreifende Folgen. Die negativen psychosozialen Erfahrungen haben sich mittlerweile in eine Erkrankung umgewandelt: in Essstörungen, Süchte, Depressionen, Suicidversuche, Diabetes, Herzerkrankungen. Die Arbeitsfähigkeit und Leistungsfähigkeit im Beruf verschlechterten sich signifikant mit jeder Erhöhung der Kindheitsbelastung.

Die Autoren resümieren: »Unsere Ergebnisse belegen eindeutig, dass psychosoziale Belastungsfaktoren in der Kindheit häufig zerstörerisch sind und lebenslange Folgewirkungen besitzen. Sie sind der wichtigste Faktor, der Gesundheit und Wohlbefinden unserer Nation bestimmt.« (Felitti 2002, S. 367).

### Die ACE-Studie:
Kindheitsbelastungen bei 17.000 Mittelschicht-Amerikanern, je nach Häufigkeit 0 bis 8 Punkte

- wiederholter körperlicher Missbrauch
- wiederholter emotionaler Missbrauch
- sexueller Missbrauch
- ein Haushaltsmitglied war im Gefängnis
- die Mutter erfuhr körperliche Gewalt
- ein Familienmitglied war alkohol- oder drogenkrank
- ein Familienmitglied war chronisch depressiv, seelisch krank oder suizidal
- zumindest ein biologischer Elternteil wurde in der Kindheit verloren, unabhängig von der dazu führenden Ursache

### ACE-Werte und Rauchen

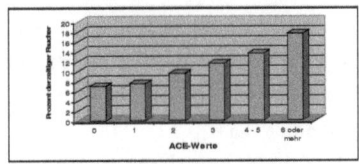

### ACE-Werte und intravenöser Drogengebrauch

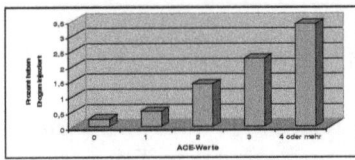

### ACE-Werte und Suizidversuche

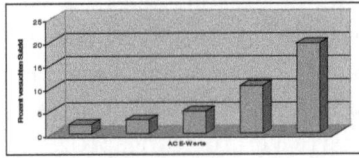

*Abb. 8: die Felitti-Studie*

Im Kern der krankmachenden Erlebniskomplexe stehen, so zeigt es sich, stets überstarke negative Emotionen, die nur notdürftig eingekapselt sind, ohne sich je auflösen zu können. Das Einkapseln erfordert permanenten Energieaufwand. Die Patienten gehen deshalb allen Triggern aus dem Weg, die an die negativen Emotionen rühren könnten, sie stehen unter permanenter Erregungsspannung, dem so genannten Hyperarousal, gleichwohl dringt dieses negative emotionale Material in die Gegenwart ein, es kommt zu Nachhallerinnerungen (Flashbacks), Alpträumen, Affektdurchbrüchen, Panikattacken und den im vorherigen Kapitel besprochenen Formen der Mikrotraumatologie.

Die traumatische Situation ist eine Situation der Schutzlosigkeit, in der das natürliche Vertrauen in die Welt der Mitmenschen und in die Fähigkeiten der eigenen Person schwer verletzt worden sind, eine Situation die zum Leben nicht geeignet ist. Jeder kann in eine solche Situation kommen, sei es im Straßenverkehr, bei einer Naturkatastrophe oder als Opfer krimineller Gewalt. Auch medizinische Situationen können von dieser Art sein, etwa wenn ein Patient während einer Operation unbemerkt aus der Narkose erwacht, was wiederholt berichtet wurde.

Diese unverarbeiteten negativen Emotionen bilden den Belastungspol.

Er enthält einen oder mehrere traumatische Komplexe, so genannte Traumaschemata oder schwere unaufgelöste Konflikte oder wie meist eine Mischung aus beidem. Dieses Belastungsmaterial kann von einem einmaligen Ereignis herrühren, man spricht dann von Monotrauma (Typ 1 nach Terr, 1991) oder von vielen traumatischen Ereignissen, man spricht vom komplexen Trauma (Typ 2 nach Terr, 1991).

Traumatisches emotionales Material überflutet und lähmt die Verarbeitungsressourcen der Person. Dieser Zustand chronifiziert, das traumatische Material dringt unkontrolliert in die körperliche und psychische Existenz des Patienten ein. Von einem traumatherapeutischen Behandlungsinstrument müssen wir deshalb erwarten, dass es stattdessen kontrollierte Verarbeitungsprozesse ermöglicht.

Wie verbinden sich nun die Verfahren der modernen Traumatherapie mit dem psychoanalytischen Modell?

Zum Einen fällt auf, wie psychodynamisch die Traumatherapie zu denken beginnt. Für die Ätiologie aktueller Krankheit, so wurde auch Traumatherapeuten völlig klar, sind alte, nicht integrierte Erlebniskomplexe verantwortlich. Eine Heilung ist nicht möglich, ohne die Integration dieses alten eingekapselten psychischen Materials. Hier sind sich Psychotraumatologie und Psychoanalyse sehr nahe. In den jüngsten Publikationen Shapiros (2003) wird auch das Krankheitsmodell über die reine Traumaätiologie hinaus erweitert. Ein traumatisches Ereignis wird dynamisch definiert über »andauernd negative Auswirkungen auf Mentalisierungsprozesse«.

Vollkommene Einigkeit herrscht in Bezug auf die Existenz und Bedeutung unbewusster Prozesse. Der unbewusste Anteil psychischer Prozesse wird übereinstimmend als der größere und ausschlaggebendere angesehen. Die Psychotraumatologie steht hier in Übereinstimmung mit den Erkenntnissen der Neurobiologie, die völlig klargestellt hat, dass die Tätigkeit der Zentren der emotionalen Intelligenz primär unbewusst ist. Erst bei ansteigender Erregung werden zunächst Körperrepräsentanzen, dann Emotionen und erst dann bewusste Wahrnehmung mit der Möglichkeit sprachlicher Artikulation auftauchen (Spitzer, 2006).

Ein wesentlicher Unterschied der Krankheitsmodelle liegt nach wie vor im Stellenwert der Emotionen. Psychotraumatologie erkennt die Emotionen als organisierende Kraft des psychischen Materials, sowohl im Bereich des krankmachenden Belastungsmaterials wie auch im positiven Bereich der verarbeitungs- und heilungskompetenten Komplexe, während die Psychoanalyse im Kern des gesunden Ichs eher das Bewusstsein und die Sprache sieht. Dies wurde im vorangegangenen Kapitel ausführlich erörtert.

Die Psychotraumatolgie hat in Folge dessen erheblich weniger Probleme mit psychosomatischen Symptomen als die Psychoanalyse. Es ist in Traumatherapien vollkommen evident, dass starke emotionale Erregung fast immer zunächst körperlich auftaucht. Blockiertes emotionales Material wird in der Therapie häufig zunächst in körperlicher Repräsentanz wahrgenommen und behandelt, also als Muskelverspannung und vegetative Erregung wie im vorgestellten Fallbeispiel. Wenn wir Verbindung zu den emotionalen Prozessen unserer

Patienten aufnehmen, dann werden körperliche Repräsentanzen wie beispielsweise Muskelverspannungen, Atemstörungen, Schwindel, Tinnitus, Herzrhythmusstörungen zu völlig natürlichen Erscheinungsformen emotionaler Belastung. Der Sprung ins Körperliche ist nicht mehr geheimnisvoll. Alles Psychische ist in seinen Ursprüngen immer körperlich.

Mittlerweile ist neurobiologisch nachgewiesen, dass der Mensch auf eine Wahrnehmung *zuerst* körperlich reagiert, noch bevor Emotionen entstehen und lange bevor Bewusstsein entsteht (Damasio 2003).

Für mich sehr eindrucksvoll ist die Erfahrung, wie häufig Körperflashbacks sind. Organe reagieren offenbar nicht anders als der psychische Apparat. In kritischen, zum Leben nicht geeigneten Situationen, treten auch in den Organen und Organsystemen Reaktionsformen auf, die wir als Traumaschema interpretieren können, beispielsweise Muskelverspannungen, Tinnitus, Hörsturz, Herzrhythmusstörung. Diese körperlichen Reaktionen entstehen ebenso wie die psychischen Reaktionen in der traumatischen Situation, sie bleiben als Reaktionsschema gespeichert, verändern sich über die Zeit nicht und können ebenso wie psychisches Material aktiviert werden und wiederholen sich dann in der Gegenwart. Ich vermute, dass wir, wie im Kapitel 3.6 ausgeführt, drei Reaktionsformen auf Organebene unterscheiden können, den *kohärenten Zustand*, den *chaotischen* und den *traumatischen Zustand* (siehe auch Servan-Schreiber 2004). Der kohärente Zustand ist der Gesunde, das Organ ist im Funktionsoptimum, es fühlt sich gleichsam wohl. In Bezug auf das Herz lässt sich dies am Kohärenzrhythmus ablesen, eine langsame überlagerte Schwingung der Herzfrequenzvariabilität. In diesem kohärenten, gesunden Zustand wirkt das jeweilige Organ auch positiv zurück auf mit ihm verbundene andere Organsysteme. Dies ist nachgewiesen für die Wechselwirkung zwischen emotionalem System und Herzfrequenzvariabilität. Beide bilden nahezu eine Einheit.

Mit dem *chaotischen* Zustand reagiert das Organ auf mittelstarke Belastungen. Im Herzen lässt sich dies am chaotischen Rhythmusmuster der Herzschlagvariabilität ablesen. Mit dem *traumatischen Zustand* antwortet das Organ oder das Organsystem auf höchste

Belastungsstärken mit Primitivreaktionen. Vielleicht können wir epileptische Anfälle und andere Anfallsformen so interpretieren.

Die Kenntnis dieser organbezogenen Reaktionsmuster ist von großer Bedeutung. In jeder einzelnen Behandlungsstunde nehmen wir den Belastungsgrad des Patienten wahrscheinlich über solche vegetativen und organischen Reaktionen wahr und orientieren uns daran, häufig ohne es bewusst zu bemerken. In der Arbeit mit psychosomatisch Kranken erzählt uns das kranke Organ oder Organsystem mit seinen Reaktionsformen eine Traumageschichte, die wir mit der Zeit verstehen und auflösen. In der Arbeit mit Patienten, die nicht sprechen können, beispielsweise Patienten im Wachkoma oder Kindern, sind die Reaktionsmuster der Organe und Organsysteme manchmal die einzige Sprache, in der noch Kommunikation möglich ist.

Über die enorm hohe Bedeutung des Unbewussten besteht zwischen Psychoanalyse und Psychotraumatologie Einigkeit. In Bezug auf Bedeutung und Funktion von Emotionen und Körperrepräsentanzen ist eine deutliche Annäherung im Gang. Wie sind nun die Entwicklungen im Kerngebiet der Psychoanalyse, der Arbeit mit der Übertragung?

Übertragung ist einerseits ein allgemeiner Vorgang, der sich in jedem Moment und jeder Situation ereignet. Weil wir niemals *genau* das Gleiche ein zweites Mal erleben, sucht der psychische Apparat des Menschen ständig nach *Ähnlichkeiten*. Jedes Erkennen ist stets ein Wiedererkennen aufgrund von Ähnlichkeiten. Niemals wird *exakt* dasselbe ein zweites Mal erlebt. Dies gilt für den Säugling so gut wie für den Erwachsenen. Deshalb ist aktuelles Erleben stets zum Einen ein *Wiedererkennen* früherer, bereits einmal erlebter Muster und *Neuerkennen* dessen, was jetzt anders ist als damals. Das Wiedererkennen und das Fühlen, Denken und Handeln gemäß alter Muster ist der von der Psychoanalyse als *Übertragung* bezeichnete Vorgang.

Ursprünglich hat Freud das Auftreten von Übertragung als Störung des psychoanalytischen Prozesses gesehen. Er war heftig schockiert darüber, dass seine ersten Patientinnen jene infantile Verliebtheit, an der sie litten, auf ihn als Analytiker *übertrugen*. Zugleich, so wurde deutlich, lag in der Übertragung auch ein Heilungsversuch. Die Übertragung des alten, krankmachenden psychischen Materials auf die Analytikerin eröffnet die Möglichkeit, diesen Vorgang mit den Mittel der *Übertragungsdeutung* bewusst zu machen und durchzuarbeiten. Die Psychoanalyse hat aber ihre Ambivalenz, ob Übertragung ein störender oder ein kreativer Vorgang sei, nie überwunden. Diese Frage lässt sich auch nicht durch ein Entweder-Oder klären. Es scheint viel mehr so zu sein, dass Übertragung, wenn mit ihr gearbeitet werden kann, kreativ ist, wenn sie zur Blockierung der psychischen Reorganisationsprozesse führt, so ist sie störend. Welchen Wert für die Heilungsprozesse Übertragung hat, hängt also davon ab, ob Übertragung kontrollierbar, dosierbar und damit therapeutisch nutzbar wird. Die gesamte psychoanalytische Methodik ist hierauf ausgerichtet. Der Patient soll einerseits durch Regression in der psychoanalytischen Situation zum alten, krankmachenden Material Zugang finden, gleichzeitig soll er die so genannte *therapeutische Ich-Spaltung* aufrecht erhalten, also die notwendige innere Distanz zu jenem Material. Der Analytiker seinerseits sorgt durch seine *Abstinenz* und *Neutralität* dafür, dass sein eigener intellektueller und emotionaler Abstand zum unbewussten Material niemals verloren geht. Dadurch ist dem Psychoanalytiker die *Übertragungsdeutung* möglich, die dem Patienten wiederum das Bewusstwerden und Durcharbeiten, also Reorganisieren und Integrieren des unbewussten krankmachenden Materials ermöglicht.

Wir können also sicher damit rechnen, dass in jeder therapeutischen Situation Übertragungsprozesse stattfinden. Wir können aber beobachten, dass die *Begabung zur Übertragung* sehr unterschiedlich ausgeprägt ist. Immer gilt: Auch Übertragung ist ein Versuch des Patienten, dem Therapeuten seine Geschichte zu erzählen. Wenn wir also nach der Methodik der modernen Traumatherapie, so wie sie in diesem Buch über die stationäre Behandlung dargestellt ist, arbeiten, dann werden unsere Patienten ihr *Belastungsmaterial* ebenfalls in individuell unterschiedlich starkem Ausmaß auf uns als Therapeutinnen und Therapeuten *übertragen*. In neueren Arbeiten zur Behandlungstechnik des EMDR wird hierauf ausdrücklich hingewiesen (Parnell 2003).

Grundsätzlich gilt, dass wir, mit welcher Behandlungsmethodik auch immer, stets mit dem *präsentesten Teil* des Belastungsmaterials beginnen, seien es Bilder, seien es Körperrepresentanzen oder sei es eben auch Übertragung. Ich schlage vor, solches traumatisches Material, was durch die therapeutische Situation selbst aktiviert wird, als *intratherapeutisches Material* zu bezeichnen. Das EMDR als Methode steht dann vor der Aufgabe, hierfür EMDR-spezifische Behandlungstechniken zu entwickeln. Hierauf wird im Kapitel 8 (8.3 Expositionsphase) näher eingegangen.

# Kapitel 5: Das 4-Phasen-Modell der stationären Psychotherapie

Dieses Kapitel stellt die Grundlagen des 4-Phasen-Modells dar, im Kapitel 8 wird die therapeutische Praxis im Einzelnen aufgeführt.

Jeder Heilungsprozess benötigt zunächst einen therapeutischen Rahmen. Wir verwenden das traumatherapeutische 3-Phasen-Modell, welches noch von Janet (1889) stammt und ergänzen es um die Ressourcenorganisation und kommen somit zum 4-Phasen-Modell der stationären Psychotherapie.

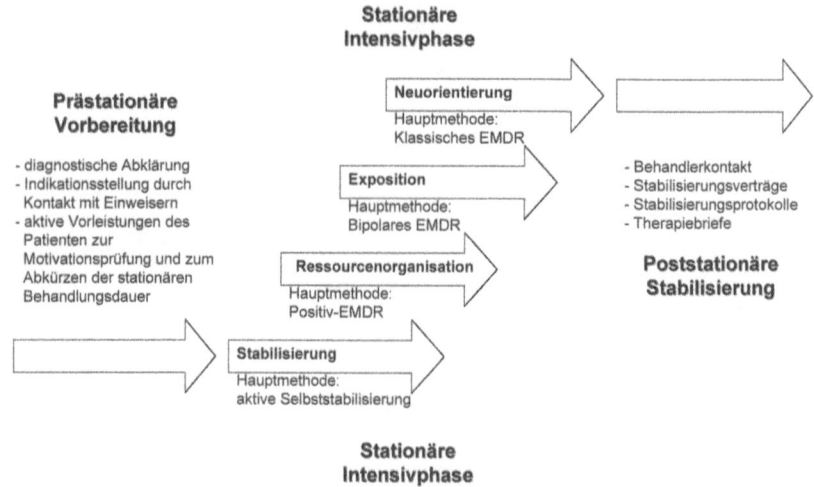

*Abb. 9: Therapieprozesse 1*

Vorgeschaltet ist die prästationäre Vorbereitung, nachgeschaltet die poststationäre Stabilisierung.

Dieser allgemeine Therapierahmen hat sich mittlerweile als Grundstruktur stationärer Psychotherapie sehr bewährt, er leitet sich aus den selbstorganisatorischen Grundprinzipien der Psychotherapie ab.

Die Patientinnen zeigen uns, was das psychische Selbstheilungssystem braucht, wir lernen davon und organisieren einen dafür förderlichen Rahmen. Daraus sind Schritt für Schritt die Elemente der einzelnen Behandlungsphasen entstanden.

Im selbstorganisatorischen Prozessmodell bilden diese vier Phasen den entwicklungsförderlichen Rahmen für das Selbstheilungspotential der Patientinnen und Patienten, etwa nach diesem Schema:

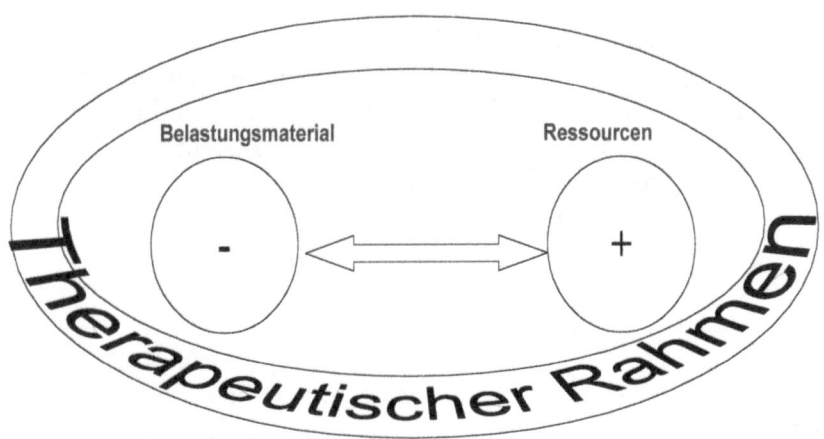

*Abb. 10: das selbstorganisatorische Prozessmodell*

Wir sind mittlerweile dazu übergegangen, den Patienten die Systematik der 4 Behandlungsphasen sehr sorgfältig zu erläutern. Dies hat mehrere Vorteile: zum Einen ist es einfach eine Sache der Fairness, das eigene Expertenwissen offen zu legen. Zum Zweiten wird den Patienten natürlich auch eine Entscheidung abverlangt, ob sie sich nach dieser Strategie an die Heilungsarbeit machen wollen und zum Dritten ist für jeden Behandlungserfolg ein aktiver Einsatz der Patienten notwendig, also müssen die Patienten auch wissen, worauf genau zu welchem Zeitpunkt sie ihre Energie konzentrieren. Allgemeine Forderungen, der Patient müsse »motiviert sein zur Psychotherapie« oder müsse »mitarbeiten«, genügen nicht. Die Patientinnen benötigen ein explizites Prozesswissen.

In den folgenden Abschnitten werden die vier Therapiephasen deshalb zunächst in ihren Grundlagen vorgestellt, im Kapitel 8 wird die Behandlungsmethodik im Einzelnen dargestellt.

Anzumerken bleibt noch, dass diese vier Phasen den therapeutischen Rahmen für die stationäre Psychotherapie als Ganzes bilden. Natürlich unterscheidet sich der therapeutische Prozess als Ganzes vom therapeutischen Prozess einer einzelnen Behandlungsstunde. Innerhalb des überindividuellen Gesamtrahmens kann individuell in der einzelnen Behandlungsstunde die Balance zwischen Belastungsmaterial und Ressourcen ihren ganz eigenen, momentanen Rhythmus finden. Immer aber gelten die Prinzipien des Heilungsprozesses, die in den vorangegangenen Kapiteln dargestellt worden sind: Das Ausmaß von Stabilität und verfügbaren Ressourcen definiert das Maß an Exposition, was möglich ist.

## 5.1   Die Stabilisierungsphase

Sie besteht aus zwei methodischen Schwerpunkten: der *aktiven Selbststabilisierung* und der *Kontrolle des emotionalen Belastungsmaterials.*

Machen wir uns noch einmal das Grundprinzip klar.

Es sind blockierte emotionale Energien, deren Summe das *Belastungsmaterial* bildet. Im EMDR spricht man vom Traumanetzwerk, gewoben aus einzelnen Belastungsknoten. Der Begriff Belastungsmaterial ist praktikabel, Belastung beschreibt die gefühlte emotionale Blockade, der Ausdruck ist deshalb auch Patienten sofort plausibel. Der etwas technische Begriff *Material* ist durchaus bewusst gewählt. Er abstrahiert das Konkrete, das Material muss also im Diskurs mit dem Patienten nicht über seine Inhalte definiert werden, auf diese Weise wird die notwendige kognitive Distanz möglich.

Diesem Belastungsmaterial steht etwas Positives gegenüber, es wird meist als Ressource bezeichnet, ein zungenbrecherischer, nicht selbsterklärender Begriff. Ich neige dazu, vom *Heilungssystem* zu sprechen. Es hat ebenfalls Netzwerkstruktur.

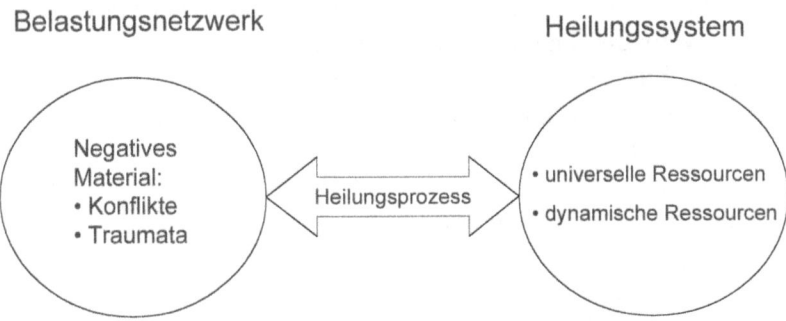

*Abb. 11: die Balance zwischen Traumaschemata und Heilungssystem*

Zwischen beidem, dem Belastungsmaterial und dem Heilungssystem wird, das ist unser Ziel, der *Heilungsprozess* ablaufen. Dazu wird es nur dann kommen, wenn das Heilungssystem gut organisiert und ausreichend stark ist. Das desorganisierte und chronisch geschwächte Heilungssystem des Patienten hat aber nicht die Energie, den Heilungsprozess zu aktivieren. In der Sprache der Selbstorganisation würden wir sagen: die Patientinnen investieren ihre Energie zum wesentlichen Teil bislang in ein krankhaftes, dysfunktionales Muster. Gleichzeitig entstehen zwar permanent Bestrebungen positiver Art, d.h. Ressourcen sind kurzfristig präsent, sie führen aber nicht zur Reorganisation, zum Phasenübergang. Deshalb muss die eigene vorhandene Energie konzentriert werden. Die wirksamsten Schwächungsfaktoren müssen identifiziert und ausgeschaltet werden, das Heilungssystem muss reorganisiert werden. Dies ist Gegenstand der anfänglichen Stabilisierungsphase.

Mit welcher Vision tun wir das?

Man könnte als Therapeut versuchen, eigene Energie aufzuwenden, um – wie ein Motor? – die Patienten zu irgendetwas und irgendwohin zu bewegen. Dieses Modell der *Fremdorganisation* ist das Geläufige. Die Patienten beginnen die Stabilisierungsphase der Therapie mit der Erwartung, passiv stabilisiert zu werden. Der Therapeut soll etwas tun, damit die Patientin sich beispielsweise nicht mehr selbstverletzt. Wenn der Therapeut das könnte, so wäre nichts dagegen einzuwenden. Die Erfahrung lehrt jedoch, wie schwach die Kräfte des Therapeuten sind verglichen mit der Kraft des Patienten, sein Symptom zu verteidigen. Wir zeigen also den Patienten, wie sie Verbindung bekommen zu ihren eigenen, bereitliegenden Stabilisierungsressourcen. Dies ist *aktive Selbststabilisierung*.

## 5.1.1 Aktive Selbststabilisierung

Der Einstieg in die *aktive Selbststabilisierung* erfordert eine begriffliche Unterscheidung. Das emotionale Belastungsmaterial im Kern der Erkrankung hat Kompensationsmechanismen auf den Plan gerufen: *primäre Krankheitsphänomene* und *sekundäre Krankheitsphänomene*.

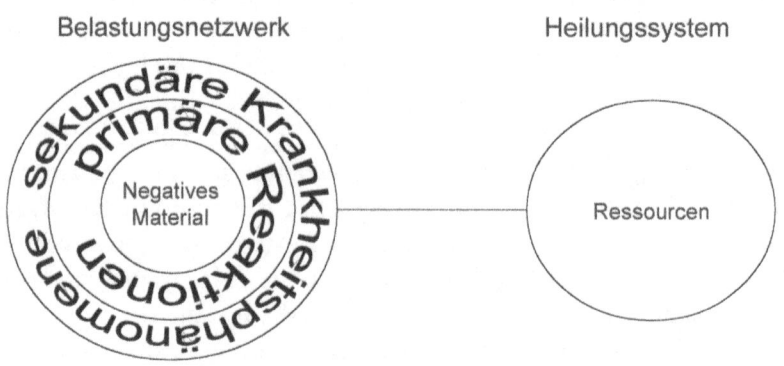

*Abb. 12: primäre und sekundäre Krankheitsphänomene*

Die primären Sofortreaktionen sind sehr basale Strategien, die das Überleben des Individuums bei unerträglicher emotionaler Belastung sichern sollen: Dissoziation des Erlebten, Fragmentierung der Eindrücke, Dekontextualisierung des Erlebten, also blockierte Verknüpfung mit vorhandenen Erfahrungen, Blockierung der Symbolisierungs- und Versprachlichungsfunktionen. All dies sind Elemente der primären traumatischen Reaktion. Der psychische Verarbeitungsapparat hat keine anderen Möglichkeiten, als das überstarke, nicht verarbeitbare Material gleichsam in einen extraterritorialen Raum auszukapseln. Trotz aller negativer Folgen, die dieser Mechanismus hat, ist es doch eine aktive Selbstschutzstrategie des Organismus, über den es allerdings keine bewusste Kontrolle gibt.

Ganz anders die sekundären Reaktionen. Sie sind der fortwährende Versuch der gesunden Persönlichkeit, Kontrolle über das emotionale Belastungsmaterial zu bekommen. Die dabei entwickelten Fähigkeiten sind stets Mischwesen, eine Art Zwitter aus Trauma und Ressource. Beispielsweise ist die Fähigkeit anorektischer Patientinnen, das eigene Gewicht zu kontrollieren, hochentwickelt und die Fähigkeit ist zugleich eine Form der Selbsttraumatisierung, die zur Zerstörung der eigenen Weiblichkeit und der eigenen Entwicklung führt.

Sekundärphänomene unterliegen einer starken bewussten Kontrolle, sie werden aktiviert und deaktiviert abhängig von den situativen Begebenheiten und den aktuellen Zielen der Person. Trotz ihrer Zwitternatur zwischen Ressource und Trauma sind sie eine Form der Kreativität. Sie sind Schöpfungen des gesunden Teils der Person, Lösungsversuche, die allerdings nicht lösen, sondern selbst zum Problem geworden sind.

Für die Sekundärphänomene können wir Kontrollfähigkeit voraussetzen, für die Primärphänomene nicht. Ein Beispiel:

*Die 30jährige Frau M. kommt mit der Diagnose einer dissoziativen Identitätstörung. Sie ist deshalb berentet. Sie leidet an einer umfangreichen Symptomatik von Dissoziation, selbstverletzendem Verhalten, schwersten Störungen des Tag-Nacht-Rhythmus. Sie hält sich nächtelang hintereinander wach und ist infolge dessen am Tage in einem rauschartigen, fast halluzinatorischen Zustand. Sie übt mithilfe dieser*

*Symptomatik starke Kontrolle und Macht auf Mitpatientinnen aus, versucht deren Verhalten zu steuern, gibt umfangreiche Anweisungen heraus, wie mit ihr umgegangen werden müsse und wie nicht. Die zielgerichtete Nutzung der Symptomatik bestätigt die Annahme, dass hierüber eine Kontrollfähigkeit besteht, also sowohl über dissoziatives Umschalten zwischen verschiedenen Persönlichkeitsanteilen wie über selbstverletzendes Verhalten und auch über die Regulation des Schlafverhaltens.*

*Nach einer 3wöchigen Stabilisierungsphase hat sie die gesamte Symptomatik unter Kontrolle, mit viel Anstrengung, aber erfolgreich. Sie sagt, es sei in keiner Behandlung vorher von ihr erwartet worden, dass sie diese Dinge unter Kontrolle bekommt, sie hätte es auch nicht für möglich gehalten, fühle sich aber so stabil, wie seit sehr langer Zeit nicht mehr. Die Anstrengung habe sich gelohnt.*

*In einer Visite ist mit dieser Patientin, die über ein Ensemble von mehreren Dutzend Innenpersönlichkeiten verfügt, ein vollkommen geordneter Dialog über die weitere Behandlungsplanung möglich. Geordnet heißt, sie ist kognitiv und emotional präsent, zu keinem Moment überfordert oder dissoziiert.*

*Sie fragt in dieser Visite, ob sie bei aller Skepsis gegenüber Medikamenten etwas zum Schlafen bekommen könne. Nun beginnt in der Visite ein kurzer Dialog zwischen mir und dem anwesenden Oberarzt, welches Medikament geeignet sei. Im selben Moment fällt mir auf, dass die Patientin verwirrt scheint, sie schlägt vor, die Diskussion abzubrechen und im Einzelgespräch mit dem Therapeuten fortzuführen. Wahrscheinlich, so klärt sich später, haben hier zwei Männer darüber gesprochen, was sie mit ihr machen werden. Dies ist Bestandteil ihres Traumaschemas. Sie geriet hier in den Grenzbereich der Belastbarkeit und wäre bei weiter ansteigender emotionaler Belastung etwa durch Weiterführung des Dialogs zwischen mir und dem Oberarzt in den Bereich der primären Krankheitsphänomene geraten, die sie nicht mehr unter Kontrolle gehabt hätte. Sie hat aber ihre mittlerweile vorhandenen Stabilisierungsfähigkeiten unmittelbar eingesetzt, indem sie die belastende Situation benannt und beendet hat. Sie hat sich damit aktiv für Stabilisierung und gegen Symptomatik entschieden. Selbstverständlich sind wir ihrem Vorschlag ohne Diskussion und Zögern gefolgt.*

Die *aktive Selbststabilisierung* beginnt mit jenem Sekundärphänomen, welches die stärkste selbsttraumatisierende und entwicklungsblockierende Wirkung hat. Wir nennen es *Negativmuster* Die Patientinnen übernehmen Verantwortung, dieses Negativ-Muster unter Nutzung ihrer vorhandenen Ressourcen zu kontrollieren und zu beenden.

Es ist gut, hier erneut kurz inne zu halten: Warum ist es so wichtig, dass die Patientinnen die Selbsttraumatisierung durch selbst praktizierte Negativmuster beenden?

Jedes dieser Negativ-Muster, wie Dissoziation, Selbstverletzung, Anorexie, bulimisches Verhalten, Zwangsrituale, Sucht, pathologische Sexualität, Dissozialität vergrößert jenen Persönlichkeitsbereich, der unter dem Einfluss des Traumaschemas steht. Stellen Sie sich ein Boot vor, Leck geschlagen und halbvoll Wasser, Sie kommen als Lotse an Bord (- die Therapie beginnt -) und der Steuermann ist damit beschäftigt, Wasser *in* das Boot zu schöpfen. Dieser Steuermann muss als Erstes damit aufhören, Wasser ins Schiff zu schöpfen. Die aktive Selbststabilisierung beginnt deshalb mit einer Entscheidung für oder gegen Stabilisierung, die wir nachdrücklich fordern müssen.

## 5.1.2 Aktive Selbstregulation emotionaler Belastung

Der kontrollierte Umgang mit emotionalem Belastungsmaterial ist das zweite selbstorganisatorische Element der Stabilisierungsphase. Es kommt zu einer typischen Richtungsumkehr. Die Patientinnen lernen in der Therapiestunde, die emotionale Belastung aktiv aufzusuchen, nicht mit dem Ziel sich zu quälen, sondern mit dem Ziel, ein Gefühl für das zu bekommen, was geheilt werden muss. Es ist vielleicht so, wie ein Spürhund die Witterung des Täters aufnimmt, aktiv suchend.

Das emotionale Belastungslimit dabei zu beachten ist von größter Bedeutung. Fast alle Patienten versuchen, über ihre Belastungsgrenze zu gehen und traumatisieren sich im Glauben, der Weg zur Heilung führe durch die Hölle. Dies ist nicht der Fall. Was wir brauchen, ist kontrollierte Fokussierung und die Fähigkeit zur Musterunterbrechung und Nutzung bereits vorhandener Ressourcen (siehe Kapitel 8).

Ziel ist nicht die maximale, sondern die optimale Annäherung. Die Belastungsgrenze ist dabei definiert als jener Punkt, an dem die Belastung den Heilungsprozess nicht mehr anregt, sondern blockiert, also der Punkt, an dem eine Retraumatisierung eintreten würde. Die Patienten lernen innerhalb kürzester Zeit, diese Belastungsgrenze zu erkennen und zu respektieren. Dies hat außerordentlich entlastende Wirkung. Die Patientinnen wissen: zu keinem Zeitpunkt der Therapie wird es zur Retraumatisierung kommen. Im Kapitel 8 wird dies ausführlich dargestellt.

## 5.2 Die Phase der Ressourcenorganisation

Im Prozess der Ressourcenorganisation müssen wir uns zunächst von der Vorstellung verabschieden, wir als Therapeuten seien die Ressource, wir seien das heilsame Prinzip. Wir sind es nicht. Wir stellen aber günstige Bedingungen her für das Wirksam-Werden der vorhanden Ressourcen. Hierzu ist in der klinischen Psychotherapie zunächst ein großes Repertoire unspezifischer Ressourcen entstanden. Bewährt sind imaginative Verfahren wie z.B. die Arbeit mit dem sicheren Ort, den inneren Helfern, die Arbeit mit den bekannten Distanzierungsmethoden wie Bildschirmtechnik und Ähnliches. Shapiro hat die Lichtstromtechnik beschrieben, alle Patienten lieben diese Übung. Äußerst wirksam ist das von Shapiro in das EMDR eingeführte Finden des individuellen heilungsförderlichen Rhythmus', sei es mit Augenbewegungen oder auf anderem Wege, beispielsweise mit taktilen bilateralen Stimulationen.

In der Arbeit mit diesen *universellen Ressourcen* werden die Patienten, die Therapeuten ebenso, zunehmend kreativer, die Ressourcen werden dadurch individueller, problemspezifischer und dabei erheblich wirksamer. Dies ist methodisch der Übergang von den universellen zu den *dynamischen Ressourcen.*

Dynamische Ressourcenorganisation bedeutet, jene Kraftquellen aufzugreifen und zu unterstützen, die spontan vom psychischen Selbstheilungssystem in Kontakt mit dem emotionalen Belastungsmaterial erzeugt werden. Man kann dies insbesondere bei der Arbeit mit bipolarem EMDR sehr gut beobachten und nutzen, aber auch in jeder anderen Therapieform, da es sich um natürliche Phänomene handelt.

Die »positive Kognition« im EMDR-Standardprotokoll durch Shapiro war die Erstbeschreibung einer dynamischen Ressource (Shapiro 1998). Bipolares EMDR (Plassmann 2005) ist eine Weiterentwicklung des bekannten EMDR-Standardprotokolls, welches systematisch dynamische Ressourcen nutzt.

Im Arbeiten mit dynamischen, also spontan auftauchenden Ressourcen, ist der Kreativität des Therapeuten und der Patientinnen keine Grenze gesetzt. Alles was stärker macht, ist gut. Die Spontanressourcen tauchen meist zuerst in der Dimension der Körperrepräsentanzen auf, also als Körperhaltung, veränderte Atmung, veränderte Mimik. Dies wird unterstützt durch Fokussierung auf die Körperwahrnehmungen, auf damit assoziierte Situationen mit intensivem Ressourcenkontakt und die dazugehörige positive Kognition.

Die mittlerweile in die EMDR-Ausbildung integrierte so genannte *Absorptionstechnik* (Hofmann, 2005) ist eine sehr praktikable Standardisierung der dynamischen Ressourcenorganisation.

Sorgfältige Ressourcenorganisation bringt die Patientinnen mit ihren eigenen Kraftquellen in Verbindung. Allein deren Wahrnehmung, das Gefühl, dass es ein Heilungssystem gibt, hat enormen positiven Einfluss auf die Patientinnen, die sich praktisch alle im Zustand der Hilf- und Hoffnungslosigkeit ihrem emotionalen Belastungsmaterial gegenüber befunden haben. Zu unserer Überraschung, wir hatten das nicht erwartet, kommen durch sorgfältige dynamische Ressourcenorganisation erstaunlich intensive Selbstheilungsprozesse in Gang. Der natürliche Verarbeitungsprozess scheint gleichsam seine Arbeit wieder aufzunehmen. Erhebliche Teile der eigentlichen Expositionsphase werden dadurch überflüssig, weil die emotionale Belastung so stark absinkt, dass sie von den Patientinnen nicht mehr als krankmachend empfunden wird. Im Kapitel 8 wird dies eingehend besprochen.

# 5.3 Expositionsphase

In der Expositionsphase arbeiten wir mit emotionalem Belastungsmaterial, welches sich in der Ressourcenorganisation nicht spontan aufgelöst hat. Bei Patientinnen mit Essstörungen stoßen wir beunruhigend häufig auf konkrete Erfahrungen von innerfamiliären sexuellen Übergriffen. Die zugehörigen Emotionen sind ebenfalls stark körperlich repräsentiert als Ekel vor dem eigenen Körper, meist lokalisiert im Bauchbereich oder als Erfahrung des Selbstverlustes mit Dissoziation vom eigenen Körper und Verlust der Körperwahrnehmungen.

In noch tieferen Schichten finden sich bei Magersüchtigen erstaunlich häufig infantile Erfahrungen körperlich repräsentierter Todesangst als traumatischem Kernaffekt, reaktiviert in der Pubertät, bei Bulimiepatientinnen eine unerträgliche emotionale Leere. Die Begegnung mit diesem emotionalen Material, welches von großer Heftigkeit ist, muss sehr sorgfältig dosiert werden. Das bipolare EMDR erlaubt dies durch seine oszillierende Arbeitsweise zwischen Traumamaterial und Ressourcen. Im Ressourcenbereich finden wir die Elemente des psychischen Selbstheilungssystems, sie sind vorhanden aber desorganisiert.

Die Patientinnen können nach erfolgreicher Stabilisierung und Ressourcenorganisation frei entscheiden, ob sie an diesem Traumamaterial mit einer der Expositionsmethoden arbeiten wollen, was meist der Fall ist. Methodisch kann mit bipolarem EMDR gearbeitet werden, was ich persönlich bevorzuge, oder mit dem EMDR-Standardprotokoll für Exposition (Shapiro 1998) und mit der Mini-PTBS-Technik (Kapitel 9).

Fallbeispiel

*Die 62jährige Frau S. ist als Hochschullehrerin tätig, sie liebt ihren Beruf, insbesondere die Lehrveranstaltungen, den Umgang mit den jungen Menschen.*

*Als sie ahnte, dass die Anorexie ihrer Tochter vielleicht daher rührt, dass die Tochter ebenso wie sie selbst vom Vater sexuell missbraucht wurde, entwickelte sie eine heftige Symptomatik. Dieser Zusammenhang wurde mir allerdings erst später klar.*

*Sie hat massive Schwierigkeiten mit dem Gedächtnis. Sie vergisst in ihren Seminaren Begriffe, sie vergisst Namen von Studenten, sie verwechselt beim Schreiben an der Tafel Buchstaben, sie fährt ständig mit dem Auto an der richtigen Autobahnabfahrt vorbei, sie vergisst Termine, sie fliegt zu einer Konferenz im Ausland zum falschen Zeitpunkt, sie kann Sätze nicht zu Ende sprechen, weil die Worte verschwunden sind. Sie weiß bei alledem intuitiv sicher, dass es kein Hirnabbau ist, dies ist auch neurologisch bestätigt, sondern, dass ihr Gedächtnis irgendwie verrückt spielt, sie weiß nicht, warum. Die Symptome sind begleitet von schweren Schlafstörungen, Kopfschmerzen, Schweißausbrüchen.*

*Sie war als Professorin nicht mehr arbeitsfähig, wir haben sie zur stationären Psychotherapie aufgenommen.*

*Im ersten ausführlichen Gespräch mit mir hat sie diese Problematik geschildert. Sie ist eine mittelgroße kräftig gebaute Frau, hellwach und voll Energie, fühlbar schwer leidend. An mir selbst fiel mir auf, dass ich ihr Problem zwar gehört, aber nicht verstanden habe. Ich hatte einige vage Ahnungen, ich merkte einen diskreten Spannungsanstieg beim Sprechen über ihren Ehemann, ansonsten konnte ich das emotionale Belastungsmaterial, welches die Symptomatik auslöste, an keiner Stelle des Sprechens über Ihr Leben und über ihre Lebensgeschichte fühlen. Erst später wurde mir klar, dass eben dies die Funktion des Symptoms ist: Emotionalen Kontakt zum Belastungsmaterial verhindern, Erinnerung verhindern.*

*Sie blieb aus beruflichen Gründen nicht lange in der Klinik, ich hatte am Ende dieser stationären Psychotherapie nicht viel mehr verstanden als an deren Anfang. Die Patientin beschrieb, fast zu meiner Überraschung, dass ihre Symptomatik sehr stark zurückgegangen sei, ebenso die vegetativen Reaktionen, kurzum eine erfolgreiche Stabilisierung. Sehr deutlich fühlbar in meinem letzten Gespräch mit ihr war: sie hatte Mut gefasst. Sie sprach von ihrer starken Berührtheit durch die Lebensgeschichten von Mitpatientinnen. Nach einer bestimmten Gruppensitzung habe bei ihr ein heftigster positiver Aufruhr eingesetzt mit der Gewissheit: Wenn diese andere Patientin es kann, kann ich es auch. Darüber hinaus sei sie mit ihrer Liebe zur Natur, lange vergessen, wieder in starke Berührung gekommen und habe mit allen Sinnen das Grün, die Farben, die Gerüche genossen. Ich meine, man sollte niemals den Fehler machen, solchen Kontakt mit positiven Kraftquellen zu übergehen oder sogar als Schönfärberei abtun. Ich halte das Gegenteil für richtig. Ich habe der Patientin meine Überzeugung geschildert, dass sie hier der wiederbeginnenden Tätigkeit ihres Heilungssystems begegnet ist. Sie hatte alle Gelegenheiten zur Ressourcenorganisation genutzt.*

*Dann am Ende dieses Abschlussgesprächs ein seltsamer intensiver Moment. Sie wollte etwas von mir, ich wusste nicht was. Es ging um weitere Behandlung. Alles was überlegt wurde, ein zweiter stationärer Aufenthalt, ambulante Weiterbehandlung, gelegentliche ambulante Therapiestunden nach Absprache, all das war es noch nicht. Dies sind Momente der Selbstorganisation, eine neue Idee will entstehen. Ich leiste mir mittlerweile die Freiheit und auch die Zeit, solchen »Now-Moments« (Stern 2005) Raum zu geben bis die Idee, die ich noch nicht kenne, geboren sein wird. Ich unterstütze das allenfalls mit der Frage: »Was meinen Sie, was könnte passen?«.*

*Dann kam gegen einen gewissen Widerstand, ich glaube, sie schämte sich, die Idee: Kann sie aus dem Ausland anreisen, um am Nachmittag und am Morgen darauf je eine Therapiestunde zu haben? Ich wusste, die Idee war gut und so wurde es vereinbart. Aus solchen Erfahrungen weiß ich mittlerweile, dass das Heilungssystem der Patienten intensiv an der Konstruktion des therapeutischen Rahmens mitwirkt und mitwirken möchte (siehe Kapitel 7). Ich gebe dem zunehmend Raum, definiere es als Bestandteil des Heilungsprozesses und gebe deshalb meinen Patienten mittlerweile hier volle Freiheit. Einige kommen wöchentlich, einige in wechselnden Abständen, einige im Abstand von Monaten, andere, insbesondere von weither, quartieren sich für einige Tage hier ein mit täglichen Stunden. Niemand hat Schwierigkeiten damit, vielleicht vom ersten Mal abgesehen, dem eigenen Heilungsprozess den passenden richtigen Rahmen zu geben.*

*Zurück zu Frau S.*

*Sie hielt nach der Entlassung brieflich Kontakt mit mir, ich erfuhr, dass sie wieder voll berufstätig war, ihre Symptome waren vorhanden, aber geringer, ihre emotionale Einstellung auf die Symptome hatte sich stark verändert. So etwas wie eine entschlossene Neugier war ent-*

74

*standen. Einige Monate nach der stationären Therapie kam sie wie vereinbart zur ersten Doppelstunde. Sie hatte sich verfahren, kam etwas zu spät, wirkte angestrengt, kurzum: die therapeutische Situation selbst löste emotionale Belastung aus und sie begann in Folge dessen die Stunde auch mit Gedanken über emotionales Belastungsmaterial. Dabei immer wieder das Element: »Mein Verstand setzt aus, es ist wie ein Alptraum.« Dann, ohne dass ich danach fragte, eine zentrale negative Kognition: »Ich schaffe es nicht.« Der SUD, also der Belastungsgrad, war mit 8 (auf der Skala von 1–10) extrem hoch. Man bekommt auch ohne diese Maßzahl mit der Zeit ein gutes Gefühl, wann Patienten in der Stunde am Limit sind. Sie war es. Ich schlug ihr also vor, es mit der Belastungsfokussierung dabei bewenden zu lassen und dem Raum zu geben, was sie hierfür stärker macht. Was praktisch immer zu beobachten ist, geschah auch bei ihr: sie setzte sich auf, lehnte sich etwas zurück, atmete freier. »Atmen ist gut,« sagte sie. »Mein Hirn kriegt Sauerstoff«. Möglicherweise, so vermute ich, handelt es sich dabei um mehr als Symbolik. Es wäre möglich, dass sie im getriggerten Zustand kaum atmet und so einen Sauerstoffmangel, der ihr unbewusst bleibt, erzeugt. Ich fragte sie im Sinne der dynamischen Ressourcenorganisation, wohin sie diese gute Atmung führt. Gleich tauchten Bilder auf, Schwingen wäre gut, oder nein besser, schweben. Ihr sicherer Ort? Sie liegt in einer Hängematte in ihrem Wintergarten unter den Blättern ihrer Pflanzen im hellen Licht. Diese kurze Kontaktaufnahme mit den dynamischen Ressourcen fand ohne EMDR-Unterstützung statt, den Intensitätsgrad des Ressourcenkontaktes bestimmte sie auf der VoC-Skala (von 1–7) mit 6,5, also sehr intensiv. Der Restbelastungsgrad lag bei nur 2, an der Grenze des Fühlbaren.*

*Die Fähigkeit des psychischen Heilungssystems, in einer wie hier vielleicht 5–6 Minuten dauernden Ressourcenorganisation dem Belastungsmaterial einen Gegenpol zu bilden, ist für mich immer aufs Neue erstaunlich.*

*In der nächsten Stunde am anderen Morgen erfuhr ich, dass sie gut geschlafen hatte, sich voller Energie fühlte und die Stunde nutzen wollte, um sich mit einer emotionalen Altlast zu befassen, der sie, wie sie vermute, jetzt gewachsen sei. Es ging um die jahrelangen sexuellen Angriffe ihres Vaters auf sie als 10- bis 14jährige, seine Praxis, sie in je-*

dem sich bietenden Moment genital zu berühren, sie machte einige Andeutungen von perversen Praktiken oraler Sexualität mit dem Kind. Dabei waren Körperflashbacks in der Stunde zu beobachten, sie saß extrem starr, atmete flach, seltsame unwillkürliche Schluckbewegungen traten auf, der Belastungsgrad sehr hoch. Wie so oft tauchte ohne mein Zutun eine Spontanressource auf. »Ich glaube,« so sagte sie »wenn ich wüsste, wann was passiert ist, wenn ich die Eckdaten hätte, das wäre gut für mich«. Ich schlug ihr eine Sequenz von Positiv-EMDR vor, um all dem, was in ihrem Heilungssystem bereit liegt, Raum zu geben. Durch langsame Augenbewegungen unterstützt ging sie von dem positiven Gefühl, Ordnung in die Geschichte zu bringen aus, sie unterbrach den Prozess mehrfach für kurze Pausen, sie war verwundert über die Intensität von Bildern, die auftauchten, ganz ohne ihr Zutun. Sie sah sich erst an ihrem Schreibtisch, dann, noch besser, an ihrem Schreibtisch im Wintergarten, dann sah sie sich dort auf ihre Weise im hellen Licht ihre Geschichte aufschreiben. Hier beendete sie ihren Positiv-EMDR-Prozess. Sie schien zufrieden mit sich und dieser Heilungsvision und machte gleich selbst die Probe aufs Exempel, dachte an das Belastungsmaterial, den schlimmsten Moment in der Stunde, mit ekelhaften Körpergefühlen. Sie sagte in völliger Ruhe: »da ist keine Belastung, der SUD ist 0«, und erst in diesem Moment tauchte die positive Kognition auf, »Es ist vorbei. Das war damals.« Und sie verabschiedete sich freundlich von mir.

Mich lassen solche Prozesse, die man nur begleitet und sonst nichts dazu beiträgt, doch manchmal ein wenig verblüfft zurück.

Sie hat ihren Plan übrigens umgesetzt, ich bekam einige Monate später einen mehrseitigen äußerst differenzierten und konkreten Bericht über ihre Missbrauchserfahrungen. Wofür wird sie den nächsten Therapieblock verwenden? Ich weiß es nicht. Die Kunst liegt im Lassen, nicht im Tun.

# 5.4    Die Neuorientierungsphase

Die Neuorientierungsphase macht den Therapeuten im Vergleich zu den drei vorangehenden Abschnitten relativ am wenigsten Schwierigkeiten. Auch in diesem Therapieabschnitt, der in der Regel die letzten 1–3 Wochen der stationären Psychotherapie beansprucht, gelten allerdings ebenfalls jene Prinzipien, die den Heilungsprozess charakterisieren. Es zeigt sich deshalb, wie erfolgreich die Patientinnen während der vorangegangen stationären Psychotherapie die Identifikation von Belastungsmaterial, den Umgang damit, die Selbstregulation und die Nutzung ihrer kreativen Ressourcen verstanden, erlernt und geübt haben. Patientinnen können hier (ebenso wie man es in der Terminalphase von Psychoanalysen beobachtet) versucht sein, im Denken an jene Aufgaben, vor denen sie in ihrem Alltag stehen werden, wieder ihre Negativmuster zu aktivieren oder sie könnten sich bei der Reorganisation ihres Alltags auf solche Probleme konzentrieren, die derzeit mit den zur Verfügung stehenden inneren und äußeren Mitteln noch nicht gelöst werden können. Bei genauerer Betrachtung spiegelt also die Neuorientierungsphase in ihrer Binnenstruktur genau den gleichen mehrphasigen Ablauf, der die gesamte stationäre Psychotherapie geordnet hat, jetzt nur in Anwendung auf jenes spezifische Material, was sich im bevorstehenden Alltag identifizieren lässt.

Für die Auflösung von antizipiertem Alltags-Belastungsmaterial kann sehr gut die Mini-PTBS-Technik (siehe Kapitel 9) verwendet werden.

Eine gut verlaufende Neuorientierungsphase wird daran erkennbar, dass die Balance zwischen Ressourcen und antizipierten Belastungen stets zu Gunsten der Ressourcen ausfällt, das heißt, es gibt eine für den Patienten verfügbare Fähigkeit zur Kreativität.

Bestandteil der Neuorientierungsphase ist auch die aktive Konstruktion des weiterführenden therapeutischen Rahmens. Die Patientinnen werden sich darüber klar, was sie künftig zum Gesundwerden und Gesundbleiben benötigen, welchen Beitrag die ambulante Psychotherapie, eventuell die stationäre Intervalltherapie und die poststationäre Stabilisierungsarbeit leisten können. Dies wird in Kapitel 8 näher ausgeführt.

# Kapitel 6: Brauchen essgestörte Patientinnen Traumatherapie?

Bei diesem Entwicklungsstand der modernen Traumatherapie lag es auf der Hand zu überlegen, bei welchen Erkrankungen selbstorganisatorische Heilungsprozesse gefördert werden können. Wir haben die Anorexie- und Bulimiebehandlung daraufhin überprüft.

Die Behandlungsergebnisse, insbesondere in der Magersuchtbehandlung sind bekannterweise unbefriedigend.

Die multizentrische Essstörungsstudie (Kächele 1999, Kordy u. a. 2002) hat die Ergebnisse der stationären Essstörungstherapie in Deutschland sowie im europäischen Überblick ermittelt.

Die Ergebnisse einiger ausgewählter deutscher Kliniken mit psychodynamischem Konzept sind hier dargestellt:

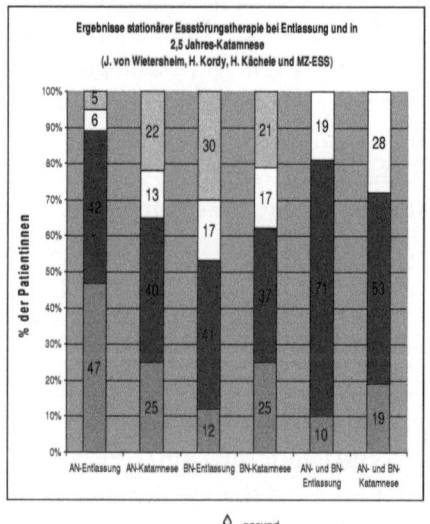

*Abb. 13: Ergebnisse stationärer Essstörungstherapie in Deutschland*

Ermittelt wurden etwa 11 % erfolgreiche stationäre Behandlungen bei Magersucht, etwa 46 % bei Bulimie. Es wird evident, dass wir und die Patientinnen mit solchen Ergebnissen nicht zufrieden sein konnten.

Ein zweiter Grund, die Essstörungsbehandlung neu zu konzipieren, war die Tatsache, dass mit großer Häufigkeit makro- und mikrotraumatisches Material in der Lebensgeschichte der Patientinnen und Ihrer Familien vorkommt.

In der *soziokulturellen Dimension* ist klar, dass Essstörungen nur dort auftreten, wo Frauen dünn sein sollen. Dieser Zusammenhang ist sehr eindeutig. Sobald in einem vorher abgeschirmten Land das westliche Frauenbild eindringt, breiten sich sofort die Essstörungen aus. Vermutlich enthält das westliche Frauenbild die Vorstellung der sexuell attraktiven *Kindfrau*, der ewig 13jährigen. Kulturen, in denen das Mütterliche hoch bewertet ist, kennen dieses Frauenbild nicht und sie kennen infolge dessen auch keine Essstörungen. Die weitere Vertiefung in diesen soziokulturellen Aspekt wird notwendigerweise zu sehr selbstkritischen, auch zu industriekritischen Erkenntnissen führen. Für Diätlebensmittel wird mittlerweile in den Vereinigten Staaten mehr ausgegeben als für den gesamten Bildungssektor.

Die *Makrotraumen* sind laute, alarmierende Ereignisse, beispielsweise sexueller Missbrauch. Es ist gut, hierüber Bescheid zu wissen und ein Bewusstsein für die Bedeutung in der Entstehung von Essstörungen zu haben. Die Untersuchung der Makrotraumata hat in den letzten Jahren erhebliche Fortschritte gemacht. Wir haben eine enorme Häufigkeit sexueller Missbrauchserfahrungen bei den essgestörten Mädchen gesehen, die Häufigkeit liegt wahrscheinlich bei etwa 25–30 % (Köpp, W. und Jacobi, G. E. 2000) und damit 4mal höher als im allgemeinen Durchschnitt. Die Erkrankung hat in diesen Fällen auch den Sinn, Missbrauchstraumata zu verdecken, das eigene Bewusstsein und auch Täter und Mitwisser in der Familie vor der Erkenntnis zu schützen.

Nicht nur die *Makrotraumen* wie Objektverlust, erlittene Gewalt, sexueller Missbrauch haben diese Wirkung, sondern auch die *Mikrotraumen*, in Gestalt kumulativer Verletzungen der kindlichen Schutz- und Entwicklungsbedürfnisse. Sie sind weniger laut, weniger offensichtlich, sie sind auch weniger bewusst, sie sind aber nicht weniger wirksam. Sie bewirken nicht die einmalige große Erschütterung der Person, sondern eher eine permanente Vergiftung.

Ein magersüchtiges Mädchen wächst beispielsweise in folgender Situation auf: Beide Eltern haben eine traumatische Erfahrung in Bezug auf ihre eigene psychosexuelle Entwicklung, von der sie nicht sprechen und an die sie nicht denken wollen, die nur mühsam vernarbt ist und die durch die Entwicklung der Tochter wieder aufbricht. Bei den Vätern sehen wir oft eine psychosexuelle Daueradoleszenz. Sie dürfen sich nie wirklich aus der Rolle der Söhne lösen, sie bleiben Söhne ihrer Frauen. Die Tochter nimmt beim Vater das eher verspielte, sehr oft erotisierte, in der Identität als Vater immer unsichere Interesse war. Auffälligerweise sind übrigens sehr viele unserer Magersuchtpatientinnen schöne junge Frauen, oder könnten es sein, wenn sie nicht Skelette wären. Gerade sie scheinen die Selbstunsicherheit der Eltern herauszufordern.

Die Mutter hat ihre eigene Pubertät ebenfalls als bedrohlich erlebt, gefährlich für ihre wichtigsten Beziehungen in der Familie. Sie hat diesen Konflikt nie gelöst, die Entwicklung der Tochter erlebt sie als Bedrohung. Diese Tochter, für die sich der Vater auf diese besondere, verspielte und verklemmte Weise interessiert, könnte die Stabilität der ganzen Familie bedrohen. Bewusst will sie gute Mutter sein, unbewusst möchte sie am liebsten die Zeit anhalten und die Entwicklung zum Stillstand bringen, ihre eigene weiterhin und die der Tochter ebenfalls. Mit ihren ausgedehnten Kontrollbedürfnissen verbindet sie beides, sie sorgt sich und sie beherrscht. Die Magersucht wird in der Regel ausgelöst durch, je nach Familienstil, subtile oder brutale Eingriffe in die Persönlichkeit der Patientinnen mit dem Ziel, ihre Entwicklung zur jungen Frau zu stoppen.

Eine häufige Variante subtiler Eingriffe ist die emotionale Verstoßung, die exakt mit Pubertätsbeginn einsetzt. Die Mütter brechen mit Beginn der Pubertät die emotionale Bindung an die Tochter ab, die ca. 12–13jährige Tochter bekommt zu fühlen, gesagt wird es nicht, dass sie nun auf sich allein gestellt ist. Anstelle der Bindung tritt nun Kontrolle. Versucht sie tatsächlich, sich von der Mutter zu lösen und nähert sich dem Vater an, so bekommt sie allerdings offene Feindseligkeit zu spüren.

Die Tochter ist sehr ehrgeizig, sehr pflichtbewusst, sie möchte die Familie nicht gefährden und sie möchte sich doch entwickeln. Was tun? Sie entwickelt sich, in dem sie sich nicht entwickelt, sie gibt der Familie den Entwicklungsstillstand, aber sie verbittet sich jede Einmischung, sie macht das selbst. Den nur vage wahrgenommenen und niemals offen ausgesprochenen Ängsten der Familie opfert das Mädchen seine Entwicklung oder besser, sie ändert ihre Entwicklungsrichtung: von Aufwärts nach Abwärts. Die Magersucht ist erfunden. Das Mädchen ist in Sachen Magersucht nun so fleißig und konsequent, wie vorher in der Schule.

Bindungstheoretisch gesehen kippt mit der Magersucht die Beziehung des Mädchens insbesondere zur Mutter aus einem überwiegend sicher gebundenen Modus in einen überwiegend unsicher gebundenen. Das Entwickeln der Magersucht ändert daran nichts, sondern weitet diesen Modus auch auf alle übrigen Beziehungen aus, insbesondere die therapeutische.

Angesichts der erschütternden Missbrauchs- und Verstoßungsschicksale, die wir bei unseren Patientinnen erleben, mag eine leise Sympathie mit der Magersucht aufkommen. Wir sehen dann allerdings die Mädchen mit ca. 16–17 Jahren, die noch nie eine Periode hatten, 32 kg wiegen, an schweren Organschäden leiden, die Schule abgebrochen haben und schon lange nicht mehr wissen, was Lebendigkeit ist. Sie sind offensichtlich psychisch, körperlich und sozial Invaliden. Hier findet die Sympathie mit der Krankheit, die irgendwann einmal eine Helferin gewesen sein mag, ihre Grenze. Sie wird zur Selbsttraumatisierung.

Wir konnten deshalb hoffen, dass die Umstellung auf ein adaptiertes traumatherapeutisches Vorgehen die Behandlungsergebnisse verbessern würde.

Ein Beispiel:

*Die 13jährige Maria hatte eine typische Bulimiesymptomatik. Sie erbrach mehrfach täglich nach Fressanfällen. Sie ist für ihr Alter ein auffallend großes und weit entwickeltes Mädchen. Sie hat eine eigentümliche Weise zu schauen, der Blick wirkt stets wie leicht verhangen, es scheint eine zweite Innenwelt zu geben, die einen Teil der Aufmerksamkeit abzieht. Wir kennen dieses Phänomen mittlerweile von zahlreichen Patienten, es weist auf chronische blande Dissoziation hin. Ein Teil des Ichs ist ständig abwesend.*

*In der anfänglichen Stabilisierungsphase der Therapie verstrickte sich die Patientin zunächst an allen Fronten in Kämpfe. Sie erbrach täglich, rauchte heimlich, blieb abends länger als erlaubt in der Stadt, fing mit ihrer Mutter am Telefon Streit an, überwarf sich mit ihren Freundinnen und wirkte bei alledem unglücklich hilflos.*

*Im Gespräch mit mir war sie deprimiert und wütend, erklärte sich zur vollendeten Versagerin, an allen Fronten geschlagen und ins Abseits verstoßen. Ich sagte ihr, dass sie mir ihren 13 Jahren noch nicht viel Erfahrung im Kämpfen haben könne und bot ihr an, sie zu beraten. Ich schlug ihr vor, sich als erstes voll auf ihre Therapie zu konzentrieren, das Bulimieproblem zu lösen und sich danach weitere Beratung für den nächsten Schritt zu holen. Sie könne sich meinen Vorschlag noch überlegen. Das sei nicht erforderlich, erwiderte sie, ihre Entscheidung sei klar, sie werde sich von der Bulimie verabschieden, die Entscheidung sei überfällig gewesen.*

*Ich erinnere daran, dass dieses Mädchen 13 Jahre alt ist, von einer Entschlossenheit und Willensstärke, die beeindrucken kann. Diese Entscheidung markierte den letzten Bulimietag in ihrer Therapie, möglicherweise, ich vermute es, in ihrem Leben.*

*In den folgenden Wochen begann sie, ihrer Therapeutin von einem großen Kummer zu erzählen. Es habe in ihrem 10. Lebensjahr eine Vergewaltigung gegeben durch ihren damals 15jährigen Freund und es habe da etwas mit ihrem Bruder gegeben, was schlimm war, noch schlimmer sei, dass die Mutter sich taub stelle. Eine Familiensitzung stand bevor, sie sah den bekannten Ablauf voraus: oberflächliches Scheininteresse der Mutter, dann abwiegeln, wegreden, weghören. Sie war verzweifelt, sie wollte den Kampf um ihr Recht, um die Anerkennung und Hilfe ihrer Mutter verloren geben, sich aufgeben. Ich riet ihr, sich auf diesen Kampf zu konzentrieren, sich nicht geschlagen zu geben, sondern in der EMDR-Therapiegruppe die Familiensitzung vorzubereiten. Wieder hat mich der Mut und die Entschlossenheit dieses Mädchens beeindruckt.*

*Sie exponierte sich in der Gruppe dem sexuellen Missbrauch durch ihren Bruder und dem ablehnenden Misstrauen ihrer Mutter. Ihre negative Kognition war: Ich werde nicht gesehen, also ein Trauma im Sicherheits- und Bindungssystem. Sie organisierte mit der Innere-Helfer-Technik ihre Ressourcen und stand die Familiensitzung erfolgreich durch, wenn es für sie auch, wie sie sagte, Schwerstarbeit war, nicht aufzugeben.*

*Ihre Mutter war im positiven Sinne sehr verstört, so kenne sie ihre Tochter nicht, sie begann aufzumerken.*

*Die Expositionsphase dieser Therapie hatte nunmehr begonnen. Nach erfolgreicher Stabilisierung – es gibt keine Bulimie mehr – und nach erfolgreicher Ressourcenverankerung ist die Versuchung groß, und zwar auf Patienten- und Therapeutenseite, die Therapie abzukürzen und sich mit dem Erreichten zufrieden zu geben. Ich warne davor.*

*Im Fall der 13jährigen Maria war die Hoffnung, dieses belastende Material durchzuarbeiten und in die Vergangenheit zu schicken, die zentrale Motivation, die ihr die Kraft gegeben hat, sich für Therapie und gegen Krankheit zu entscheiden, sie darf hierum nicht betrogen werden.*

*Der nächste Schritt war eine EMDR-Sitzung in Anwesenheit der Mutter. Dieses Setting stammt aus der Kindertherapie. Die Eltern werden zum Zeugen und Teilnehmer des Prozesses. Sie erleben das Trauma und dessen Verarbeitung in voller Ernsthaftigkeit und Intensität hautnah mit und entsprechen damit auch einer tiefen Sehnsucht des Kindes nach Mitteilung. Dies geht nicht ohne Erschütterungen ab, so auch in diesem Fall.*

*Die Patientin entschied sich in der EMDR-Sitzung für die Arbeit an der traumatischen Erfahrung des sexuellen Übergriffs durch ihren Bruder in der Zeit, als ein Partner der Mutter, von dem diese sich später wieder getrennt hat, mit in der Wohnung lebte. Während des Prozessierens tauchten Erinnerungen an kinderpornografische Szenen vor laufender Videokamera auf, anscheinend arrangiert von jenem Partner der Mutter. Auffallend an Maras Bericht war eine fast fotografische Detailtreue, mit der die Erinnerungen festgehalten worden waren. Es hat sich, so könnte man sagen, ein »innerer Zeuge« gebildet, der auf den*

*Tag gewartet hat, an dem er berichten kann. Die Mutter war zutiefst berührt und erschüttert, konfrontiert mit ihrem Nicht-Wissen-Wollen, schweren Schuldgefühlen und zugleich einer empathischen Verbindung zur Tochter, an deren Fehlen beide jahrelang gelitten hatten. Die Mutter ging den Hinweisen sofort und entschlossen nach und fand volle Bestätigung. Nicht nur die Patientin, sondern beide Geschwister, einschließlich des Bruders, sind Missbrauchsopfer. Beide Kinder waren kinderpornografisch ausgebeutet worden. Dies entspricht einer Erfahrung, die wir wiederholt machen. Missbrauch unter Kindern erzählt eine Geschichte und zwar solange, bis sie verstanden wird. In den folgenden Sitzungen konnte deshalb der Bruder mit einbezogen werden.*

Methodisch bilden diese Sitzungen bereits das Ende der Expositionsphase und den Übergang zur Verarbeitungs- und Neuorientierungsphase. Das Trauma als Stein in der Seele hat seinen Platz räumen müssen und schafft Freiheit für all das, was das Leben dieses jungen Mädchens ausmachen wird.

Ich fasse zusammen:

Die Umstellung der Essstörungsstherapie auf ein traumatherapeutisches Konzept beruht auf zwei wesentlichen Elementen: der *aktiven Selbststabilisierung* und der *psychischen Reorganisation durch EMDR.*

Aktive Selbststabilisierung beruht auf der Erkenntnis, dass im Krankheitsverlauf erhebliche Kontrollfähigkeiten über die Symptomatik erworben wurden, die genutzt werden können.

Die bipolare Technik des EMDR, wie in dem Fallbeispiel, beruht auf der systematischen Stimulierung des Absorptionsphänomens.

Beide Techniken wurden eingeführt vor dem Hintergrund der Annahme, dass Heilungsprozesse grundsätzlich selbstorganisatorisch vor sich gehen, Aufgabe des Therapeuten und des Krankenhauses ist es nicht, Heilung zu bewirken, sondern bereits vorhandene Heilungsressourcen auf eine systematische Weise zu reorganisieren.

Wir wissen mittlerweile, dass sich durch die Einführung dieser beiden Methoden die Behandlungsergebnisse der stationären Essstörungstherapie drastisch verbessert haben. Die Ergebnisse werden in Kapitel 12 im Einzelnen berichtet.

# Kapitel 7: Was ist eigentlich ein Krankenhaus?

Was für eine überflüssige Frage, möchte man meinen. Ein Krankenhaus ist eben der Ort, wo man den Kranken hinbringt, wenn er nicht mehr zu Hause bleiben kann. Dies wäre eine pragmatische Definition. Mit welcher Idee dies geschieht, welche Aufgabe das Krankenhaus übernimmt, sollte man sich aber bewusst machen. Krankenhäuser sind heute nicht mehr wie zu Beginn des europäischen Krankenhauswesens Orte der reinen Aufbewahrung und Pflege oder Orte der Absonderung der Kranken von den Gesunden, sondern Krankenhäuser haben einen Heilungsauftrag und natürlich bedarf es eines Modells von Heilung, um einen Heilungsauftrag realisieren zu können.

Legen wir das selbstorganisatorische Modell zugrunde, so hat das Krankenhaus die Aufgabe, einen Wachstumsprozess zu fördern, der im Individuum blockiert ist. Das Krankenhaus stellt wachstumsförderliche Bedingungen bereit, die anderswo nicht möglich sind.

Ein Gleichnis mag diesen Grundgedanken verdeutlichen. Gewächshäuser für Pflanzen haben eine ähnliche Funktion. Die Pflanze benötigt eine bestimmte Temperatur, Luftfeuchtigkeit und Bodenbeschaffenheit, sonst wächst sie nicht und zwar deshalb, weil sie (auf Pflanzenart) irgendwie weiß, was sie braucht. Findet sie diese Bedingungen nicht vor, so wächst sie gemäß ihrer Pflanzenklugheit nicht, sie stagniert, weil sie weiß, dass Wachstum nicht möglich ist.

Jeder lebende Organismus braucht also eine wachstumsförderliche Umgebung. Sie bildet, so können wir dies grundsätzlich nennen, einen *Rahmen.* Innerhalb dieses Rahmens geschieht dann Wachstum als selbstorganisatorische Aktivität des lebenden Organismus, sei es eine Pflanze oder ein Mensch. Das Krankenhaus als Rahmen stellt sich zur Verfügung, es selbst benötigt den Patienten nicht, sondern kann sich selbst regulieren.

Um im Bilde zu bleiben, hätte dann ein Krankenhaus die Funktion eines Gewächshauses für Menschen. Nun sind Gärtner keine Grundlagenforscher und werden wenig Zeit darauf verwenden, ihr Tun modelltheoretisch abzubilden. Sie sind zufrieden, wenn die Tomaten gedeihen. Diese Bescheidenheit ist nicht die schlechteste Haltung, ein Gärtner wird sich immer bewusst sein, dass die Lebensenergie in der Pflanze sitzt und nicht im Gärtner. In der Medizin ist die Versuchung zur Selbstüberschätzung größer. Der Arzt möchte gerne glauben, dass er es sei, der Krankheit stoppt oder Gesundheit erzeugt oder Tod verhindert. Es mag so sein, dass unsere ärztliche Aktivität in vielen Fällen eine Wachstumsaktivität im Organismus anregt, es kommt dann zur Besserung oder zu Heilung. In vielen anderen Fällen wird es aber umgekehrt sein, die Aktivität des Arztes blockiert die natürlichen Heilungsprozesse, die eigentlich stattfinden wollen. Der Arzt und Therapeut braucht also Informationen darüber, wie ein heilungsförderlicher Rahmen für eine bestimmte Krankheit, ein bestimmtes Individuum zu einer bestimmten Zeit beschaffen sein muss. Aufgabe des Arztes und Therapeuten ist es, einen heilungsförderlichen Rahmen so zu schaffen, dass jene Heilungsprozesse beginnen, die gleichsam darauf gewartet haben, den Entwicklungsraum bekommen, den sie brauchen. Dies wäre eine dem Prinzip Selbstorganisation entsprechende Definition ärztlicher Tätigkeit.

Aus dieser Tätigkeit der Konstruktion des heilungskompetenten Rahmens bezieht der Arzt, der Therapeut seine Legitimation und Autorität, aus nichts sonst. Auch die Ansprüche, die der Arzt berechtigt ist zu stellen, resultieren hieraus.

Das Herstellen des wachstumsfördernden Rahmens scheint dabei keineswegs eine nur dem Therapeuten vorbehaltene Tätigkeit. Sehr wahrscheinlich ist jedes Lebewesen ständig aktiv, seine natürliche Umwelt so umzugestalten, dass sie zum Leben geeignet wird. Anders ausgedrückt: in jedem Menschen scheint ein Wissen zu existieren, was die eigenen Wachstums- und Heilungsprozesse benötigen. Man ist als Arzt und Therapeut gut beraten, mit diesem Instinkt des Patienten Kontakt aufzunehmen und sich mit ihm zu verbünden.

Hier nur ein kleines Beispiel. Neben der Tätigkeit im Krankenhaus führe ich auch ambulante Behandlungen durch, weniger um Geld zu verdienen, mehr aus Interesse für den jeweiligen Fall. Die Unabhängigkeit von den Honoraren ist ein Stück Freiheit, was mir zu Erfahrungen verholfen hat, die anderswo weniger gut möglich gewesen wären.[4]

In den ambulanten Behandlungen bin ich dazu übergegangen, die Patienten in die Gestaltung ihres Therapierahmens einzubeziehen, manchmal auch geradewegs zu fordern, dass sie den Therapierahmen für ihre eigenen Heilungsprozesse passend machen und nicht nur den üblichen Gepflogenheiten folgen.

Jede Therapiestunde endet also mit der Aufforderung, den Abstand zur nächsten Stunde so zu bestimmen, dass der Heilungsprozess bis dahin weiterlaufen kann. Nun zeigte sich zweierlei: Zum einen sind die Patienten praktisch immer mit großer Sicherheit im Stande, den passenden Abstand zur nächsten Stunde zu bestimmen, d.h. das Wissen ist vorhanden. Zum zweiten sind die individuellen Unterschiede enorm, jede Therapie oder besser gesagt jeder Therapieabschnitt hat seinen eigenen Rhythmus, der zwischen drei bis fünf Sitzungen pro Woche und Abständen von mehreren Wochen variieren kann. Wenn der richtige Abstand gefunden ist, so läuft der Heilungsprozess zwischen den Stunden weiter. Erkennbar wird das unter anderem an der Kontinuität der Arbeit an bestimmten Themen. Die Patientin ist wenige Augenblicke nach Beginn der Therapiestunde im Prozess, knüpft an die letzte Stunde an, sei es auch vor Wochen gewesen, sie hat sich vor der Stunde schon auf innere Schwerpunktthemen fokussiert und überlässt sich dann dem Geschehen der Stunde.

Aktiv steuernd greife ich in die Konstruktion des Rahmens nur dann ein, wenn ein Patient offensichtlich die Notwendigkeiten, die der eigene Heilungsprozess braucht, missachtet und den Rahmen falsch konstruiert, sei es mit einem Zuviel oder mit einem Zuwenig. Ich fordere dann dazu auf, dass Nötige zu veranlassen, entweder zwischen den Stunden für mehr Kontinuität zu sorgen oder die

---

4  Ein Praxisinhaber muss 35–40 Wochenstunden verplanen, weil die Einnahmen sonst nicht ausreichen für Unkosten und Lebensunterhalt. Daraus folgt die Notwendigkeit, Patienten regelmäßig und zu festen Zeiten zu bestellen, beispielsweise wöchentlich für jeweils 50 Min. Man vergisst dann allerdings mit der Zeit, woher diese Rahmensetzung stammt. Sie dient dem Therapeuten.

Stundenfrequenz an den derzeitigen Eigenrhythmus des Prozesses anzupassen.

In diesem Verfahren der *aktiven Rahmenkonstruktionen* erlernen die Patienten sehr schnell, sich selbst und ihren Heilungsprozessen zu vertrauen. Die Behandlungen enden oft damit, dass die Patientin noch einige Zeit Briefe schreibt und darüber berichtet, was sie nun – ohne mich – an Erfahrungen gemacht und an Entwicklungen geleistet hat. Sie behandelt sich nun selbst.

Eine zweite Erfahrung in der aktiven Konstruktion des Therapierahmens betraf die Stundendauer. Die übliche Dauer (die »Stundenmiete«) geht noch auf Sigmund Freud, d.h. auf den Anfang des 20. Jh. zurück, aus der vollen Stunden ist mittlerweile nach Kassenarztrecht eine knappe Stunde, d.h. exakt 50 Minuten geworden. Mein Eindruck war allerdings, ich teile diesen Eindruck mit zahlreichen Traumatherapeutinnen- und therapeuten, dass die Patienten bei emotional stark besetztem Material eine Stundendauer von 70 bis 90 Minuten bevorzugen. Nach dieser Zeitspanne systematischen Arbeitens am emotionalen Material stellt sich in der Regel beim Patienten und auch beim Therapeuten ein Gefühl getaner Arbeit ein, welches auf einer natürlichen Distanz zum emotionalen Material beruht. Es entsteht ein Bedürfnis nach Loslösung vom Belastungsmaterial und ein Bedürfnis nach Ressourcenkontakt. Nach Rossi (1991) könnte dieses Zeitmaß der 90 Minutensitzung auf natürlichen Grundrhythmen beruhen.

Organisatorisch kann diesem Bedürfnis am besten dadurch Rechnung getragen werden, dass Patienten, die im 90-Minuten-Rhythmus arbeiten, am Ende des Tages einbestellt werden. Das Kassenarztrecht setzt der Möglichkeit, mit ausreichend langen Sitzungen zu arbeiten, allerdings enge Grenzen. [5]

---

5  Die Herrschaft der Gesundheitsbürokratie über den therapeutischen Rahmen wirkt sich auch anderswo negativ aus. Ein psychotherapeutisches Krankenhaus ist – das ist ein Grundgedanke dieses Buches – ein zur Heilung geeigneter Rahmen. Wenn Gesundheitsbürokraten hierauf zuviel Einfluss bekommen, so werden sie das Krankenhaus natürlich umgestalten zu einem Etwas, welches dazu da ist, dass es den Bürokraten gut geht. Beispielsweise kann es für die Gesundheitsverwaltungen gut sein,

Ich beschließe dieses Kapitel mit einem theoretischen Exkurs.

Das Prinzip von Individuum und wachstumsförderlichem Rahmen finden wir überall dort, wo Wachstum stattfindet. Anders ausgedrückt: Wachstum findet nur dort statt, wo ein wachstumsförderlicher Rahmen existiert. Der Rahmen ist selbst etwas Lebendiges und etwas Aktives. Der Rahmen kann sich selbst regulieren, ist also im Bereich seines »Rahmen – Seins« gesund und stellt diese Fähigkeit dem, was wachsen möchte, zur Verfügung. Urbild eines solchen wachstumsförderlichen Zusammenspiels ist das Kind im Leib seiner Mutter. Und weil die Mutter auch selbst lebender und wachsender Organismus ist, braucht auch sie für sich natürlich ebenfalls eine wachstumsfördernde Umgebung.

Gregory Bateson (1987) hat als erster völlig klar formuliert: Individuum und Umwelt bilden eine Einheit des Überlebens. Wir können das nun weiterdenken. Alle Individuen brauchen Umwelten, sie bilden sich aktiv Umwelten und sind selbst Umwelt für andere. Diese Erkenntnis hat weitreichende Konsequenzen beispielsweise für den Umgang der Gesellschaft mit ihren Kindern.

Man sollte sich mit wissenschaftlicher Nüchternheit klar machen, welchen entwicklungsförderlichen Rahmen Kinder für ihr Wachstum brauchen und sich mit der selben Nüchternheit klar machen, was davon sie tatsächlich bekommen und was nicht. Dann wird man wissen, wie gesund diese Gesellschaft sein kann. Zweifellos gibt es nichts Teureres als traumatisierte Kinder, die zu kranken, in ihrem Wachstumspotential gestörten Erwachsenen werden und ihr Traumata an die eigenen Kinder weitergeben. Dies hat Fellitti (2002) in seiner großen Studie an traumatisierten Kindern mit eindrucksvoller Klarheit beschrieben (siehe auch Kapitel 4).

Damit kommen wir nun zum Hauptkapitel dieses Buches.

---

wenn die stationäre Behandlungszeit möglichst kurz und möglichst für alle Patienten gleich ist. Die Gründe, warum Bürokratien so denken, brauchen hier nicht weiter zu interessieren. Sie denken in diesem Jahr so und im nächsten Jahr wieder anders, was sie aber immer versuchen ist, das Krankenhaus für die eigenen bürokratischen Bedürfnisse passend zu machen. Ein Krankenhaus braucht deshalb heutzutage auch einiges an Zivilcourage, um sich gegen solche Entmündigungen zu behaupten.

# Kapitel 8: Zur Methodik der stationären Psychotherapie

Wie im letzten Kapitel ausgeführt, beginnt die Psychotherapie mit der *Konstruktion des therapeutischen Rahmens.* Dieser Rahmen muss kompetent sein, jene Heilungsprozesse zu fördern, die *im Patienten* selbstorganisatorisch ablaufen und neue Ordnungsmuster erzeugen werden. Die Funktion des therapeutischen Rahmens ist es, selbstorganisatorische Sabilisierungs- und Heilungsprozesse zu fördern.

Hierzu ist sowohl vonseiten der Klinik wie auch vonseiten der Patientinnen permanenter Arbeitsaufwand notwendig. Im normalen Leben ist es nicht anders. Jedes Individuum ist ständig damit beschäftigt, einen für sich selbst entwicklungsförderlichen Rahmen aufzubauen, sei es der Beruf, der Freundeskreis, die Wohnung. Aufgabe in der Gesellschaft ist es, Rahmenbedingungen zu schaffen, die für Individuum und Gesamtgesellschaft entwicklungsförderlich sind. Die Behandlung des Kranken im Krankenhaus ist von diesem Gesamtgeschehen nicht grundsätzlich verschieden, sondern nur ein Spezialfall insofern, als das Krankenhaus nicht nur entwicklungsförderlich, sondern eben auch heilungsförderlich sein muss. Es ist gut, sich hierüber im Klaren zu sein.

Psychotherapie ist deshalb eine Kunst, aber kein Mysterium. Der Aufbau des psychotherapeutischen Rahmens erfolgt sehr nüchtern, wie ein Hausbau. Als Bauplan zu Grunde liegt das derzeitige Wissen über Heilungsprozesse.

Die Patienten betreten diesen Rahmen und wirken aktiv an ihm mit, nicht erst mit dem Tag der Krankenhausaufnahme, sondern bereits prästationär.

## 8.1 Die prästationäre Stabilisierung

Man könnte, wie es in weiten Teilen der somatischen Medizin gehandhabt wird, Patienten, denen es entsprechend schlecht geht, ohne weitere Vorbereitungen zur stationären Psychotherapie aufnehmen. Man hätte dann Patienten, die am Aufbau des therapeutischen Rahmens bis zum Zeitpunkt der Krankenhausaufnahme nicht mitgewirkt haben und auch nichts darüber wissen, was diese Mitwirkung von ihnen verlangt.

Wir verfahren in unserer Klinik anders. In der prästationären Stabilisierungsphase werden vom Patienten einige aktive Leistungen verlangt, die den prästationären Eigenanteil an der Konstruktion des therapeutischen Rahmens bilden.

## 8.1.1  Die Anamnesebögen

Jede Patientin, die zur stationären Psychotherapie angemeldet ist, füllt zunächst den per Post versandten Anamnesebogen aus und schickt ihn an die Klinik zurück, genauer gesagt an mich als ärztlichen Leiter persönlich. Wer diesen Anamnesbogen nicht zurückschickt, wird nicht stationär aufgenommen, wer sich beim Ausfüllen offensichtlich keine Mühe gibt oder das Ausfüllen anderen überlassen hat, bekommt ein neues Exemplar, um dies zu ändern.

Der Grund liegt auf der Hand. Wer sich schon diesen einfachen Anforderungen verweigert, wird auch bei allen späteren in die Eigenverantwortung fallenden Aktivitäten passiv bleiben. Das äußerst einfache Instrument des Anamnesebogens differenziert also sehr zuverlässig zwischen Patientinnen, die sich aktiv an die Heilungsarbeit machen wollen und solchen, die passiv bleiben. [6]

Die Anamnesebögen existieren in vier Versionen.

– für Kinder bis 12 Jahren, dieser Fragebogen enthält auch einen von den Eltern auszufüllenden Teil.

– für Jugendliche zwischen 13 und 15 Jahren, hier machen die Eltern ihre Angaben in einem separaten Fragebogen, um die persönliche Sphäre des Jugendlichen auf angemessene Weise zu respektieren.

– für Jugendliche und Erwachsene ab 16 Jahren

---

6  Natürlich kann es außer Motivationsmangel auch ganz andere Gründe geben, den Anamnesebogen nicht zurück zu schicken, beispielsweise eine Besserung des Zustands, die kurzfristige Aufnahme in einem anderen Krankenhaus, berufliche oder andere Zwänge, die eine stationäre Psychotherapie derzeit nicht zulassen und Ähnliches.

–  für Patienten im Setting der Intervalltherapie, die erneut aufgenommen werden sollen.

Die Fragebögen werden fortlaufend angepasst, um den stationären Therapierahmen und die Mitwirkung des Patienten daran genau abzubilden.

## 8.1.2 Aktive Selbststabilisierung in der prästationären Phase

Aktive Selbststabilisierung bedeutet wie im Kapitel 3 ausgeführt, dass die Patienten die wichtigsten Formen der Selbsttraumatisierung erkennen und dann die *vorhandene* Kontrollfähigkeit nutzen, um die Selbsttraumatisierung zu stoppen. Diese Kontrollfähigkeiten sind sehr ausgeprägt und werden in aller Regel völlig unterschätzt, sowohl von Patienten wie von Behandlern. Bei bestimmten Formen der Selbsttraumatisierung ist aber die aktive Selbststabilisierung schon vor der stationären Aufnahme notwendig, um den Therapierahmen schon vor der Aufnahme in wesentlichen Teilen herzustellen.

Die Patientinnen übernehmen Verantwortung für das Herstellen jener notwendigen Stabilität, die sie im stationären Therapieprozess brauchen werden, sei es bei selbstverletzendem Verhalten, bei Drogen- oder Alkoholmissbrauch, ebenso bei Magersüchtigen, die sich durch ihr magersüchtiges Verhalten in einen kritischen Grenzbereich körperlicher Instabilität gebracht haben.[7]

Um die Patientinnen in die aktive Selbststabilisierung schon prästationär einzubinden, ist natürlich auf Seiten der stationären Behandler die Gewissheit erforderlich, dass solche Kontrollfähigkeiten existieren.

Nachdem wir im stationären Rahmen gesehen hatten, dass nahezu alle Patientinnen im Stande waren, aufgrund einer klaren Entscheidung und mithilfe einer verbindlichen Vereinbarung, beispielsweise

---

7  Dies ist etwa bei einem BMI unter 13 der Fall, bei einer Frau von 1,70 m Größe also weniger als 37,6 kg.

selbstverletzendes Verhalten zu kontrollieren, haben wir diese Entscheidung zur aktiven Selbststabilisierung in Form von Selbstverletzungskontrolle bereits prästationär eingefordert. Die Patientinnen werden gebeten, vor der stationären Aufnahme eine selbstverletzungsfreie Karenzzeit von in der Regel vier Wochen einzuhalten und die Klinik zu benachrichtigen, wenn sie dieses Ziel erreicht haben.

Zu einer Verzögerung der stationären Aufnahme kommt es dadurch nicht, da die Wartezeit auf einen freien stationären Behandlungsplatz ohnehin mindestens in dieser Größenordnung liegt.

Der eigene Beitrag zur prästationären Stabilisierung wird mit den Patienten per Briefkorrespondenz vereinbart, die Patienten stimmen dem schriftlich explizit zu und machen sich dann an die Arbeit. Auf diese Weise wird ein verbindlicher Kontakt hergestellt, der Therapierahmen wird aufgebaut und die Wartezeit auf die stationäre Aufnahme äußerst sinnvoll genutzt.

Manchmal wundern sich Kollegen über diesen Aufwand. Die Sorge ist unbegründet. Das Verfahren erspart Arbeit. Patienten unvorbereitet aufzunehmen, erzeugt ganz unnötig viele Behandlungsabbrüche, die dadurch entstehen, dass die Voraussetzungen für eine erfolgreiche stationäre Psychotherapie noch nicht bestanden haben.

Patienten, die sich für die prästationäre Selbststabilisierung entscheiden, erreichen ihr Ziel in der Regel auch und werden deshalb mit der erforderlichen Stabilität in Bezug auf selbstverletzendes Verhalten, Alkohol oder Drogenmissbrauch und autodestruktive Praktiken im Rahmen von Essstörungen aufgenommen.

Fragt man bei Aufnahme genau nach, *wie* die Patientinnen diese Selbststabilisierung realisiert haben, so zeigt sich, dass die Patientinnen ihre Techniken genau kannten, mit denen sie selbsttraumatisierende Muster vorbereiten, einleiten und durchführen. Bei selbstverletzendem Verhalten beispielsweise ziehen sich die Patientinnen sehr häufig ins abgedunkelte Zimmer zurück, triggern sich mit bestimmter negativer Musik, haben im Zimmer bereits die bevorzugten Selbstverletzungswerkzeuge bereitliegen und sorgen dafür, dass sie in dieser Zeit voraussichtlich nicht gestört werden. All dies zeigt den aktiven Eigenanteil, der genau so gut zur Durchführung wie auch zur Beendigung genutzt werden kann.

Im Rahmen der prästationären aktiven Selbststabilisierung beenden die Patientinnen teils erleichtert, teils bedauernd ihre Selbsttraumatisierungstechniken und aktivieren stattdessen jenes Ressourcenrepertoire, von dem sie ebenfalls wussten. Bei selbstverletzendem Verhalten ist dies in aller Regel Kontaktaufnahme, körperliche und geistige Aktivität, Beschäftigung mit sinnvollen Dingen, Sport. Patientinnen, die zur aktiven Selbststabilisierung prästationär nicht bereit sind, erleben meist einen sehr hohen Krankheitsgewinn, sie haben solche Negativmuster einzusetzen gelernt, sei es im Rahmen von pathologischer Familiendynamik oder auch im Rahmen von stagnierenden Behandlungsbeziehungen. Patientinnen, die tatsächlich krankheitsbedingt über die notwendige Kontrollfähigkeit nicht verfügen, können in die stationäre Psychotherapie noch nicht aufgenommen werden. Sie sollten stattdessen beispielsweise in einer offenen psychiatrischen Station ihre Fähigkeiten zur Selbststeuerung aufbauen.

Das Ziel der prästationären Stabilisierung liegt nicht in der Auswahl leichterer Fälle. In die stationäre Psychotherapie können auch Patientinnen und Patienten mit schwersten Störungen aufgenommen werden, aber nur unter der Voraussetzung, das sie im Stande und bereit sind, ihre Ressourcen mit vollem Einsatz zu nutzen und am Aufbau des therapeutischen Rahmens mitzuwirken.

## 8.2 Die vier Phasen der stationären Psychotherapie

### 8.2.1 Die Stabilisierungsphase

Die Stabilisierungsphase beginnt als *aktive Selbststabilisierung*. Wir müssen uns also darüber klar werden, wie weit die Fähigkeiten der Patienten reichen. Dazu einige grundsätzliche Überlegungen.

Posttraumatische Belastungsstörungen (PTBS) sind wohldefinierte Krankheitsbilder. Eine übermäßige, den seelischen Apparat überfordernde und in Folge dessen verletzende emotionale Belastung wird mit Reaktionen beantwortet, die recht gut mit unvollständiger

Wundheilung vergleichbar sind. Die Verletzung heilt nicht aus, stattdessen bildet sich gleichsam eine offene, chronisch schmerzende psychische Wunde.

Es ist äußerst sinnvoll, bei diesen seelischen Verletzungsvorgängen zu unterscheiden zwischen *primären Krankheitsphänomenen*, die *sofort* im Moment der seelischen Verletzung ablaufen und *sekundären Krankheitsphänomenen*, die als unvollständige Heilungsversuche *später* ablaufen.

Die Unterscheidung ist deshalb so wichtig, weil der Mensch über die sekundären Krankheitsphänomene erhebliche Kontroll- und Entscheidungsfähigkeit hat, über die primären Vorgänge hingegen nicht.

Zu den sekundären Krankheitsphänomenen zählt all das, was wir klinisch als Krankheitsbilder oder Symptome sehen: Essstörungen, selbstverletzendes Verhalten, phobisches Vermeidungsverhalten, Süchte und vieles mehr.

Missachtet man diesen wichtigen Unterschied (sei es als Patientin oder als Therapeutin), dann glaubt man, die *gesamte* Traumareaktion sei vollständig unbeeinflussbar. Damit wird die Chance vertan, die eben doch vorhandene Kontrollfähigkeit zu nutzen. Wie wir im Kapitel über die Stabilisierungsarbeit gesehen haben, ermöglicht die systematische Nutzung der Kontrollfähigkeit über sekundäre Krankheitsphänomene rasche und ermutigende Fortschritte.

Patienten wissen erfahrungsgemäß von der Existenz dieser Kontrollfähigkeit, sie konnten sie aber nicht nutzen, weil ihnen der systematische Stabilisierungsrahmen gefehlt hatte. Es war, wie wenn ein sportlich unerfahrener Mensch ohne Wissen vom Trainigsaufbau versuchen würde, seine Fähigkeiten zu steigern, indem er sich ständig zu anspruchsvollen Wettbewerben anmeldet, die aber über seinem Limit liegen.

Auch Therapeuten sind oft schwer von den beim Patienten vorhandenen Kontrollfähigkeiten über sekundäres Krankheitsmaterial zu überzeugen. Dies beruht auch darauf, dass nicht genau genug beobachtet wird. Die Kontroll- und Entscheidungsfähigkeit über sekundäres Krankheitsmaterial ist kein theoretisches Konstrukt, sondern kann jederzeit klinisch beobachtet werden. Magersüchtige steuern beispielsweise ihr Gewicht exakt gemäß ihren jeweiligen

Zielen. Wollen sie aus der Klinik entlassen werden, so nehmen sie ab, wollen sie in der Klinik bleiben, so nehmen sie zu, genau in jenem Ausmaß, für welches sie sich entschieden haben. Selbstverletzungspatientinnen praktizieren das Selbstverletzen nach immer gleichen, genau eingehaltenen Abläufen, niemals vollkommen unkontrolliert.

Ein weiteres zu wenig beachtetes Phänomen sind die *Aussparungen* (Plassmann 2002), dies sind Lebensbereiche, die von den Patienten krankheitsfrei gehalten werden. Die verbreitetste und gerade deshalb regelmäßig übersehene Auslassung ist das Autofahren. Das Praktizieren von Negativmustern hätte im Straßenverkehr ausschließlich schwere Nachteile, würde zu Unfällen führen oder wenigstens zum Führerscheinverlust. Würde ein Patient vor den Straßenverkehrsbehörden darauf pochen, dass der Straßenverkehr mit bestimmten Triggern verbunden sei, deshalb sei die gegenwärtige Situation am Steuer mit einer früheren verwechselt worden, und in Folge dessen hätte der Patient Gas gegeben, was damals richtig gewesen sei, statt gebremst, was es jetzt gebraucht hätte, so würde das von den Behörden als Erklärung womöglich verstanden, würde aber weder die Bestrafung noch den Führerscheinverlust verhindern. Im Straßenverkehr, dies ist das besondere an diesem Lebensbereich, werden bestimmte Fähigkeiten aus gutem Grund ohne jede Einschränkung gefordert. Es gibt keinen Patientenbonus am Steuer. In Folge dessen wird beobachtbar, in welchem Ausmaß Menschen im Stande sind, Fähigkeiten zur Selbstregulation einzusetzen. Anders ausgedrückt: Der Wunsch, ein Auto fahren zu können, aktiviert äußerst wirkungsvoll vorhandene Ressourcen.

Macht man sich dieses Vorhandensein von ungenutzten Spontanressourcen klar, so stellt sich die Frage, welchen Weg wir im Heilungsprozess also gehen wollen. Beginnen wir mit dem *Möglichen* oder dem *noch Unmöglichen?* Meine persönliche Antwort ist klar: Mit dem Möglichen.

Wir müssen bei dieser Frage ein wenig verweilen, weil sie enorm viel von den grundlegenden Vorstellungen von Psychotherapeuten über Heilungsprozesse enthält.

Machen wir uns die Ausgangssituation klar. Die Patientinnen haben auf unverarbeitbares starkes emotionales Belastungsmaterial in vielfältiger, nicht zur Auflösung führender Weise reagiert, beispielsweise mit einer Essstörung. Sie ist eine stereotype Reaktion auf eine komplexe, individuell sehr verschiedene Belastungssituation. Dass die Essstörung in der Gegenwart mit großem Energieaufwand aufrecht erhalten wird, beruht zum Einen darauf, dass das emotionale Belastungsmaterial auch in der Gegenwart noch als negative Energie wirksam ist, aber auch darauf, dass die Essstörung als Reaktionsmuster eine sich selbst unterhaltende Eigengesetzlichkeit besitzt. Die Anstrengung der magersüchtigen Patientinnen ist offensichtlich. Sie hungern äußerst diszipliniert, sie konzentrieren sich geistig auf das Hungerziel, sie absolvieren zusätzliche Bewegungsprogramme. Der Energieaufwand, den die Patientin in eine fortgeschrittene Magersucht investiert, dürfte der jeder anderen Höchstleistung entsprechen.

Die Magersucht als Ganzes bildet ein so genanntes *Negativmuster* (Plassmann 2004). Es ist aus dem Versuch entstanden, eine schwere lang andauernde emotionale Belastung abzuschwächen. In seinem Ursprung ist jedes Negativmuster reparativ gemeint und gerät dann außer Kontrolle, weil das Ziel, emotionale Belastung zu verringern, nicht mehr gelingt. Die Bezeichnung *Negativmuster* erscheint mir deshalb gerechtfertigt, weil die Magersucht die Energie der Persönlichkeit aufzehrt und die Persönlichkeit massiv verändert, reduziert. Die Person der Magersüchtigen wird von der Magersucht beherrscht. Andere Lösungen als Magersucht können weder gedacht noch gefühlt werden. Der gesunde, kreative Bereich der Person wird kontinuierlich schwächer.

In dieser Situation ist das Krankmachende nicht mehr das primäre ursprüngliche emotionale Belastungsmaterial, sondern etwas Sekundäres, beispielsweise Magersucht. Solche Reaktionsmuster nennen wir *Negativmuster*. Der Ausdruck enthält keine moralische Bewertung, sondern eine klinische. Das Negativmuster bindet die Energie der Patientin, es ist mit zahlreichen für die Persönlichkeit und die Gesundheit negativen Konsequenzen verbunden. Der Ausdruck *Muster* beschreibt, dass sich hier (selbstorganisatorisch gedacht) etwas wie ein Muster stabilisiert hat und damit die Entstehung alternativer Entwicklungsmuster behindert. Das Negativmuster fängt seinerseits an, das Denken, Fühlen und Handeln zu organisieren. Eine Magersüchtige beispielsweise kann unter dem Einfluss der Magersucht fast nur noch magersüchtig denken, fühlen und handeln, das Muster Magersucht ist zum Organisator ihrer Persönlichkeit geworden. Die geläufige klinische Formulierung: *die Patientin ist magersüchtig* enthält einiges an Weisheit. Die Magersucht als Muster ist zur pathologischen Identität der Patientin geworden. Dieser Aspekt wird häufig übersehen, hat aber große klinische Konsequenzen.

Natürlich enthält die Magersucht weiterhin trotz ihrer eigengesetzlichen Verselbstständigung immer noch Teile des ursprünglichen Belastungsmaterials, also des Traumaschemas. Im Geiste der humanistischen Psychotherapie kann eine Therapeutin deshalb entscheiden, in Negativmustern hauptsächlich das Positive zu sehen, etwa den Versuch, auf eine Notlage aufmerksam zu machen. Dieser Ansatz wird dann scheitern, wenn darüber das Destruktive, Entwicklungsblockierende, letztlich der Täteranteil der Patientin verleugnet wird.

Negativmuster sind *sekundäre Krankheitsphänomene* (s. Kapitel 2.2). Sie sind aus einer Situation heraus entstanden, in der die Patientin sich emotional so belastet fühlte, dass sie zwingend darauf angewiesen war, rasch wirksame Lösungsversuche zu entwickeln.

Es hat außerordentlich befreiende Wirkung auf die Patienten, ihnen diesen Zusammenhang zu erklären. Schuld und Schamgefühle relativieren sich stark. Mit der Erkenntnis, dass das Negativmuster etwas Selbstgefundenes, Selbsterfundenes und Selbstgeschaffenes ist, ist auch die Gewissheit der Kontrollfähigkeit verbunden, denn letztlich haben die Patienten im Krankheitsverlauf einen großen Teil ihrer gesunden Fähigkeiten in das Negativmuster investiert. Ich halte es für einen schweren Fehler, solche sekundären Phänomene mit den primären Phänomenen gleich zu setzen und beispielsweise selbstverletzendes Verhalten als vollkommen unkontrollierbar oder als für die Selbstregulation unverzichtbar, gleichsam als lebensnotwendig anzusehen. Solche Sichtweisen, die sich auch mit der klinischen Beobachtung in keiner Weise decken, führen nur dazu, dass die Patientinnen ihre Selbststeuerungsfähigkeiten ignorieren und im Negativmuster verhaftet bleiben. Dies bietet keinerlei Vorteil, sondern führt zur Stagnation der Entwicklung.

Besonders häufig sehen wir in der Klinik folgende Negativmuster :
- Magersucht
- Bulimie
- Selbstverletzendes Verhalten
- Sucht (Alkohol, Drogen)
- Zwänge
- pathologische Sexualität
- Kriminalität
- Depressives Verhalten

Natürlich führt die Beschäftigung des Therapeuten mit jedem dieser Negativmuster auch zu lebhaften Übertragungsprozessen. Die unbewussten Fantasien und Emotionen, die Geschichte der Störung wird in der Übertragung auf den Therapeuten zur Gegenwart. Im psychoanalytischen Heilungsprozess kann diese Übertragung genutzt werden, um Prozesse des Durcharbeitens durch Deuten, Bewusstwerden und kreative Ich-Aktivität zu fördern. Bei der Entscheidung des Therapeuten, wie mit einem Negativmuster umgegangen wird, sollten aber nicht die Präferenzen der jeweiligen Ausbildungsschule den Ausschlag geben, sondern klinische Notwendigkeiten. Erste Anforderung an den therapeutischen Rahmen ist, die negative Auswirkung der Negativmuster soweit zu begrenzen, dass ein *Arbeitsbündnis* zu Stande kommt, die kreativen Fähigkeiten der Patientenpersönlichkeit sich verbessern und sich alternative Fähigkeiten des Denkens, Fühlens, Kommunizierens und Handelns bilden, die nicht unter dem Einfluss des Negativmusters stehen. Zusätzlich spielt in der Klinik noch ein Aspekt eine Rolle, der in der ambulanten Psychotherapie vernachlässigt werden kann: die Mitpatientinnen und -patienten müssen vor der retraumatisierenden Wirkung der Negativmuster in ausreichendem Maß geschützt werden. Selbstverletzendes Verhalten beispielsweise ist jedesmal eine Gewalthandlung, die in Mitpatienten zwangsläufig eigene Gewaltmuster triggert. Die emotionale Regulationsfähigkeit der Mitpatientinnen ist überfordert, sie reagieren ebenfalls mit einem Gewaltmuster, meist wiederum mit selbstverletzendem Verhalten oder mit anderen autodestruktiven Mustern. So können Gewaltendemien entstehen. Eine stationäre Einheit muss deshalb in ausreichendem Maße dafür sorgen, dass sie *ein gewaltfreier Raum* ist und muss dies mit Nachdruck verteidigen.

Die Stabilisierungsphase beginnt deshalb damit, dass die Patientin eine bewusste und verbindliche *Entscheidung* gegen ihr derzeit dominierendes Negativmuster trifft und auf dem Wege der *aktiven Selbststabilisierung* das Negativmuster, sei es eine Form der Essstörung, selbstverletzendes Verhalten, Formen der Sucht oder Anderes, zu kontrollieren und zu begrenzen lernt. Die Arbeit am primären emotionalen Belastungsmaterial, also dem Traumaschema, ist nicht Gegenstand der Stabilisierungsphase.

Die gut gemeinte und verbreitete Vorstellung mancher Behandler, dass die Patienten lernen müssten, sich mit ihren Problemen zu beschäftigen, sich ihren Problemen zu stellen etc., führt sehr leicht zu einer Einseitigkeit in der inneren Fokussierung. Die meiste Aufmerksamkeit, die meiste Energie und die meiste Zeit des Tages werden dann dem negativen Material gewidmet, während die gesunden, zur Musterunterbrechung und zur Kreativität kompetenten Fähigkeiten der Persönlichkeit des Patienten als selbstverständlich vorausgesetzt und jedenfalls nicht systematisch organisiert und genutzt werden. Das Verfahren der *aktiven Selbststabilisierung* bedarf einer Rahmensetzung, die dazu führt, das der Patient seine *vorhandenen* Ressourcen nutzt, um die Stabilisierungsarbeit zu leisten. Diese vorhandenen, für die aktive Selbststabilisierung nutzbaren Ressourcen werden allgemein unterschätzt, sowohl von den Patienten wie von ihren Behandlern.

### 8.2.1.1 DIE STABILISIERUNGSPHASE DER MAGERSUCHT

Aktive Stabilisierung beruht auf dem bipolaren Modell der modernen Traumatherapie. Zu Beginn der Umstellung auf diese Arbeitsweise ist es sowohl bei Patienten wie auch Therapeuten erforderlich, das Vertrauen in die vorhandenen Ressourcen wieder zu erlernen. Bei magersüchtigen Patientinnen sind, was gerne übersehen wird, einzelne Fähigkeiten der Person maximal entwickelt: Disziplin,

Willensstärke, Zielstrebigkeit. Diese Fähigkeiten waren zum Aufbau der Magersucht erforderlich. Die Fähigkeit zur Kontrolle des Körpergewichtes ist perfekt entwickelt. Die Patientin hat nahezu ihre gesamte Energie in das Training dieser Fähigkeit investiert. Natürlich herrscht im Bereich der Ressourcen eine gewisse Monokultur. Nur bestimmte Fähigkeiten sind hypertrophiert, andere weitgehend verschwunden, beispielsweise Lebensfreude, Neugier, Genuss, Bindungsfähigkeit. Sie werden erst lange später im Heilungsprozess langsam wieder auftauchen.

In der Magersuchtbehandlung gehört zur aktiven Selbststabilisierung ein definierter Therapierahmen. Er besteht aus einem knappen Regelkodex, der von der Patientin verlangt, eine verbindliche Entscheidung zu treffen, ob sie ihre *vorhandenen* Ressourcen dafür einsetzt, Stabilisierungsziele statt Magersuchtsziele zu verfolgen. Auch die Fähigkeit der magersüchtigen Patientinnen zur aktiven Selbststabilisierung hat uns überrascht. Die Quote der Therapieverweigerer war von Anfang an niedrig und ist kontinuierlich weiter gesunken.

Hauptziel der anfänglichen Stabilisierungsphase in der Magersuchttherapie ist, dafür Sorge zu tragen, dass die Entscheidung der Patientin für oder gegen die magersüchtige Lebensform stattfindet. Wir verwenden hierfür ein spezielles Therapieprotokoll, welches ganz auf dieses Ziel ausgerichtet ist. Wir mischen uns in keiner Weise in diese Entscheidung ein, strukturieren durch geeignete Rahmensetzung die Stabilisierungsphase aber so, dass die Entscheidung mit Sicherheit fällt. Diese Entscheidung, das lehrt uns die Traumatherapie, fällt nicht in einem oder wenigen Schritten, sondern fraktioniert und kontinuierlich. Es ist wie der Flug eines Vogels. Ein Flügelschlag reicht nicht, um aufzusteigen, um zu fliegen. Wem das zu anstrengend ist, muss magersüchtig bleiben.

Um in dieser Weise der Stabilisierungsphase den therpaeutischen Rahmen zu setzen, bedarf es auch einer Entscheidung beim Therapeuten. Wir müssen völlig sicher sein, dass die Patientinnen zu dieser Entscheidung fähig sind.

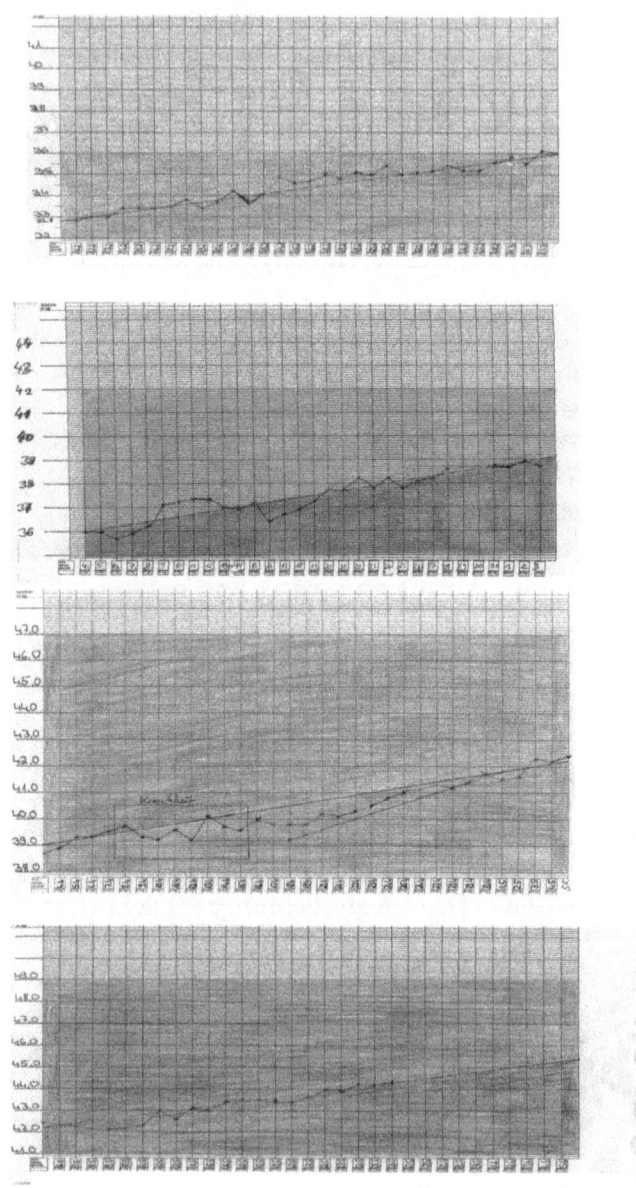

*Abb. 14–17: Magersuchtprotokolle*

Die hier abgebildeten vier Original-Protokolle entstammen der Behandlung der 21jährigen Frau A. Sie kam mit 31,5 kg zur Aufnahme, entsprechend einem BMI von 11,5, also im hochgradig kritischen Bereich. Wie die Protokolle zeigen, hielt sie sich über die gesamte Therapiedauer hinweg mit geringsten Abweichungen an die vom Stabilisierungsprotokoll definierte Heilungslinie. Das Gewicht liegt nach einiger Zeit bei 45 kg, entsprechend einem BMI von 17. Die Patientinnen führen diese Protokolle selbst und übernehmen, was das wesentlichste ist, volle Verantwortung für diesen Teil ihres Heilungsverlaufs.

Diese Protokolle bilden keineswegs nur den Gewichtsverlauf ab, viel wichtiger ist, dass sie einen Entscheidungsprozess abbilden. Die Patientinnen entscheiden sich in dem therapeutisch gesetzten Rahmen während der gesamten Stabilisierungsphase mehrfach täglich zwischen der magersüchtigen und der gesunden Lebensorganisation. Sie stärken ihren Ressourcenpol.

Der therapeutische Rahmen der aktiven Selbststabilisierung der Magersucht besteht aus einem knappen Regelsystem, welches von den Patientinnen nur verlangt, sich für oder gegen die magersüchtige Selbsttraumatisierung zu entscheiden.

---

**Stabilisierungsvertrag bei Magersucht**

– Jeder Tag oberhalb der Erfolgslinie im grünen Bereich ist ein guter Tag. Ich werde mich dafür mit etwas belohnen, was mir Freude macht.

– Jeder Tag unterhalb der Erfolgslinie im roten Bereich ist ein schlechter Tag, den ich bis auf Therapien und Mahlzeiten in Zimmerklausur verbringe.

– Wenn ich 7 Tage hintereinander im roten Bereich war, habe ich mich entschieden, bis auf weiteres magersüchtig zu bleiben, die Behandlung wird beendet.

– Bei einem BMI von 18 bin ich am vereinbarten Ziel.

---

Die Erfolgslinie besteht, wie in den abgebildeten Protokollen erkennbar, aus einem Diagramm, in dem auf der Waagerechten die Tage des Monats und auf der Senkrechten das Gewicht abgebildet ist. Die Gewichtslinie ergibt sich durch Gewichtssteigerungen von 100 g pro Tag.

Die Akzeptanz dieses Stabilisierungsprotokolls ist gut, fast 90 % der Patientinnen entscheiden sich bei Behandlungsbeginn dafür. Es trägt dem Autonomiebedürfnis der Patientinnen Rechnung, es fordert lediglich eine Entscheidung und greift ansonsten nicht in die Selbstbestimmung ein. Äußerer Druck oder Kontrolle vonseiten der Therapeuten findet weder bei der Entscheidung noch bei der Umsetzung statt, ebensowenig Gegendruck vonseiten der Patientinnen in Gestalt unendlicher Debatten oder kunstvoller Tricks.

Mit Beginn der aktiven Selbststabilisierung stellen die Patientinnen ihre Esspraktiken um. Sie nehmen an allen Mahlzeiten teil, was und wieviel sie essen, liegt vollständig in ihrer eigenen Entscheidung. Zusätzliche kontrollierende Maßnahmen oder Diätberatung sind weder erforderlich noch nützlich.

Die Patientinnen begegnen natürlich in dieser Stabilisierungsphase bereits in vielfältiger Weise den Inhalten des negativen Pols, also jenen emotionalen Belastungen, auf die sie mit der Magersucht reagiert hatten. Diese Dinge beginnen langsam Gestalt anzunehmen. Wir fordern in der Stabilisierungsphase jedoch noch keine problemlösende Arbeit hieran. Die Stabilisierungsphase dient ausschließlich der Organisation des positiven Ressourcenpols im Umgang mit dem Negativmuster Anorexie und im Umgang mit alltäglichen emotionalen Belastungen.

Die Stabilisierungsphase der Magersuchtbehandlung ist eine vergleichsweise ruhige Zeit. Die Patientin hat beschlossen, ihre Entwicklungslinie wieder nach oben zu führen, sie hat nach einigen Wochen der Stabilisierungsphase fast normales Gewicht, sie isst regelmäßig, sie fühlt sich viel wohler, beschäftigt sich mit Dingen, die völlig normal sind, hat in der Klinik Freundinnen gefunden. Es gibt wieder ein Leben außerhalb der Magersucht.

Damit werden weitere Therapie Schritte möglich. Sobald sich die Entscheidung der Patientinnen gegen die Magersucht und für eine kontinuierliche ungestörte Entwicklung stabilisiert hat und sie gelernt hat, emotionale Belastungen zu regulieren, folgt die Ressourcen-verankerung z.B. mit einem speziellen Positiv-EMDR-Protokoll, auf das wir noch im Detail zu sprechen kommen werden.

Bei den magersüchtigen Patientinnen verändert sich die Persön-lichkeit in den ersten Wochen der aktiven Selbststabilisierung wenig. Die Patientin bleibt diszipliniert, willensstark und extrem zielorien-tiert, dabei aber einsam, mit wenig emotionaler Bindung. Nach eini-gen Wochen entstehen langsam Formen des Lebendigseins wieder neu, die verkümmert gewesen waren: spielerische Freude an Bewe-gung, Neugier auf Alltägliches, ein Energiegefühl. Die Patientinnen registrieren dies sehr genau, erwähnen es aber meist nicht, weil ih-nen diese Elemente ihres eigenen Heilungsschemas im Selbstbild noch fremd vorkommen. Alle Patientinnen nehmen während ihrer stationären Stabilisierungsphase selbstverständlich am gesamten psychotherapeutischen Rahmen teil, der die Stabilisierungsarbeit begleitet und unterstützt.

Die Gruppendynamik einer auf bestimmte Krankheitsbilder spe-zialisierten Klinik unterstützt den Stabilisierungprozess. Die Patien-tin sieht, dass alle anderen magersüchtigen Patientinnen am gemein-samen Stabilisierungsziel arbeiten. Alle machen Fortschritte und sie möchte nicht zurückbleiben. Es kommt infolge dessen zur Gruppen-bindung, zur gegenseitigen Identifikation und manchmal auch zu einer Art *Stabilisierungskonkurrenz*.

Die aktive Selbststabilisierung der Magersucht hat auch Grenzen. Bei einem BMI unter etwa 13 (BMI 13 entspricht bei einer Patientin von 1,70 m 37.6 kg) scheint die Fähigkeit der Patientinnen zur aktiven Selbststabilisierung rapid abzunehmen. Der Ressourcenkontakt wird schwächer, die Patientin ist nahezu völlig von ihrer Magersucht be-herrscht und kann die Stabilisierungsarbeit nicht aus eigener Kraft leisten. Es werden deshalb medizinische Maßnahmen notwendig, d.h. die Verlegung in ein internistisches Krankenhaus.

## 8.2.1.2 STABILISIERUNGSPHASE BEI BULIMIE

Bindungstheoretisch gesehen, beobachten wir bei essgestörten Patientinnen zwei unterschiedliche Muster: Bulimische Patientinnen wirken unsicher verstrickt, anorektische Patientinnen scheinen eher unsicher distanziert.

Die bulimischen Patientinnen setzen Beziehung mit Anpassung gleich. Ihr enormes, fast verschlingendes Bedürfnis nach Bindung zwingt sie, so glauben sie, zur Anpassung an jede Erwartung. Sie müssen alles nehmen, annehmen, aufnehmen, was ihnen an Bindung angeboten wird. Bindung heißt für sie, sich dem Bedürfnis anderer anzuschließen. Als Person mit eigenem Bedürfnis und eigenem Recht, so glauben sie, müssen sie verschwinden. Das Grundgefühl ist: ich mache mit, jemand macht etwas mit mir.

Beziehung führt deshalb nie zur Sättigung, immer bleibt ein schales, leeres Gefühl zurück, was die Patientinnen kaum ertragen. Sie fürchten es, es ist der Wahrnehmungsrest des Hungers, den sie nicht fühlen dürfen. Die Patientinnen wirken, wie wenn sie nie gestillt worden wären, sondern sich schon für den Wunsch danach schämen müssten, wahrscheinlich ist es wirklich so gewesen.

Die Pubertät bringt diese Entwicklung in eine kritische Phase: Die Familie fordert Selbstständigkeit, die Freundinnen gehen eigene Wege, eigene Partnerschaften werden nach »bulimischen« Muster eingegangen, sie führen nicht zum Entwicklungsschub, sondern zum Anpassungsschub. Der schale, namenlose Hunger wird kritisch unerträglich. Die Bulimie ist die Lösung. Sie bietet ein Surrogat von Sättigung, ein Surrogat von Verschmelzung mit verfügbaren Objekten, nämlich den Nahrungsmitteln, das Surrogat einer eigenen Welt in den heimlich gelebten Fress- und Kotzritualen.

Der Kollaps dieser bulimischen Notkonstruktion ist der Punkt, an dem sich die Patientinnen zur Therapie entscheiden.

Bulimische Patientinnen beschreiben übereinstimmend, dass am Anfang der Erkrankung die emotionale Belastung auf einem unerträglichen Gefühl der Bindungslosigkeit nach außen und auch zu sich selbst bestand. Sie fühlten sich unsicher, unerträglich leer, irgendwie wie nicht vorhanden und auf eine in Worten kaum beschreibbare

Weise bedürftig. Wir kennen die genaue Geschichte des Zustands noch nicht und wissen zu wenig darüber, welche Mangelzustände die Patientin im Verlauf ihres Lebens, vielleicht auch pränatal, erlebt haben könnte. In den Familien zeigt sich eher ein Mangel an Bindung, auch konkret ein Mangel an emotionaler Bindung der Patientin an ihre Mutter. Auslösend für die Bulimie ist häufig eine unausgesprochen erwartete Autonomieforderung. Der Patientin wird gewissermaßen die Kindheit gekündigt. Mütter haben dann allergrößtes Interesse daran, dass die Patientin ihre schulische Ausbildung absolviert, nicht weiter vom Elternhaus abhängig ist und nicht mehr zu Hause wohnt. Typischerweise findet dies im Alter von 16 Jahren statt. Die Patientin möchte alles dafür tun, dass sie gemocht wird und alles vermeiden, was zu weiterer Unsicherheit und zu Bindungsverlust führen könnte. Sie investiert ihre Energie in Anpassung, nicht in Persönlichkeitsentwicklung. Die Bulimie wird nun zur scheinbaren Helferin in dieser Not und trägt viele Züge einer Sucht. Im Fressanfall kann die Patientin ihrem überwältigenden Verlangen nach Sättigung nachgeben, im Moment des Fressanfalls ist sie frei von Skrupeln, Schuldgefühl und Selbstvorwurf. Der Fressanfall und seine Folgen passen aber nicht ins Selbstbild und auch nicht in die soziale Rolle des unkomplizierten, normalen Mädchens. Nach dem Fressanfall setzen deshalb sofort starke Gefühle von Schuld und Ekel ein, die möglicherweise alte Wurzeln haben. Wir wissen hierüber noch zu wenig. Es wäre denkbar, dass ein Kind schon in der Stillsituation Ekel vor sich selbst gefühlt hat, vielleicht auch einen Ekel der Mutter vor der natürlichen maßlosen Gier des Kindes gefühlt hat.

Nach dem bulimischen Fressanfall hat die Patientin jedenfalls aus solchen negativen Gefühlen heraus das extrem starke Bedürfnis, alles eben Geschehene ungeschehen zu machen. Das Erbrechen scheint die Lösung, natürlich auch für das Ziel, trotz Fressanfällen eine unauffällige eher kindliche Figur zu behalten.

Anlass für die Entscheidung zur stationären Psychotherapie ist nach dem Bericht der Patientinnen die Wahrnehmung, dass die Bulimie all das, was sie bessern sollte, verschlimmert, sie ist zum Negativmuster geworden. Die Patientinnen fühlen sich auf dem Tiefpunkt der Bulimie vollkommen leer, ohne Bindung zu sich selbst und was sie von sich selbst fühlen, ist negativ. Der Kampf gegen die Bulimie ist hunderte von Malen verloren gegangen, alle guten Vorsätze, die Fressanfälle zu stoppen, haben versagt.

Die aktive Selbststabilisierung der Bulimie besteht aus drei Teilen:
– dem Beendigen der Selbst- und Krankheitsverleugnung,
– dem Aufbau einer normalen Mahlzeitenstruktur und
– der aktiven Musterunterbrechung bei bulimischem Suchtdruck.

Das *Beenden der Selbst- und Krankheitsverleugnung* ergibt sich durch die stationäre Aufnahme im Wesentlichen von selbst. Die Patientinnen sprechen mit ihren Therapeuten und Mitpatientinnen offen darüber, dass sie unter Bulimie leiden, sie gehen nach wenigen Tagen dazu über, alle Aktivitätsformen ihres Bulimimusters zu benennen und mit Therapeuten und Mitpatientinnen zu teilen. Dies hat weitreichende Auswirkungen. Sie fühlen erstmals seit langem, dass sie so sein können, wie sie sind, ohne jene Lüge, die zum Leben zu gehören schien. Es kommt auf diesem Wege zur intensiven Bindung an die Gruppe der bulimischen Mitpatientinnen und an die Gesamtpatientengruppe. Einige wenige Patientinnen, (diejenigen mit der am stärksten ausgeprägten Suchtpersönlichkeit), scheitern an dieser Selbstoffenbarung. Sie *scheinen* Bindung an den therapeutischen Rahmen und an die Mitpatientinnen aufzubauen, setzten aber die süchtige Verleugnung fort und praktizieren heimlich Bulimiemuster weiter. Das Scheitern schon an diesem ersten Stabilisierungsschritt sagt mit großer Sicherheit einen Therapiemisserfolg voraus.

Das zweite Element der aktiven Selbststabilisierung ist *ein regelmäßiger normaler Mahlzeitenrhythmus*. Dieses Element wird häufig unterschätzt. Die Patientinnen versuchen ihre Fressanfälle nicht nur durch Erbechen ungeschehen zu machen, sondern auch durch die Auflösung des normalen Mahlzeitenrhythmus. Sie gehen ohne Frühstück in den Tag, essen nichts zu Mittag und nehmen sich vor, am Abend nur eine kleine maßvolle Portion zu sich zu nehmen. Dies ist nicht menschenmöglich. Es kommt zum erneuten Fressanfall, der wiederum mit Erbrechen und mit ausgelassenen Mahlzeiten beantwortet wird. Mit Beginn der stationären Psychotherapie legen sich die Patientinnen deshalb verbindlich darauf fest, drei Haupt- und drei

Zwischenmahlzeiten zu sich zu nehmen. Nahezu alle Patientinnen berichten übereinstimmend, dass hierdurch der bulimische Suchtdruck schlagartig zurückging, beim Essen Gefühle von Genuss und Sattheit auftauchten und im Denken Freiräume entstanden für Inhalte, die nichts mit Essen zu tun haben.

Das dritte Element der aktiven Selbststabilisierung bei Bulimie ist die *Unterbrechung des Anfallsmusters bei bulimischem Suchtdruck*. Auf der Basis der ersten zwei Stabilisierungsschritte haben die Patientinnen hiermit eher wenig Schwierigkeiten. Sie nehmen den bulimischen Suchtdruck bewusst wahr, verleugnen ihn nicht, sondern teilen sich darüber mit. Die meist praktizierten Formen der Musterunterbrechung sind Kontaktaufnahme zu Mitpatientinnen, gemeinsame Aktionen, körperliche Aktivität. Für alle drei Elemente der aktiven Selbststabilisierung werden *vorhandene* Ressourcen verwendet. Dass die aktive Selbststabilisierung mit vorhandenen Ressourcen jetzt gelingt, und vor der stationären Psychotherapie misslungen war, liegt daran, dass die Patientinnen nun ihre Energie auf genau definierte Ziele, nämlich die Inhalte der Stabilisierungsphase konzentrieren und sich nicht in gleichzeitigen Versuchen der Exposition, also der Auflösung von emotionalem Belastungsmaterial, verlieren.

Die aktive Selbststabilisierung der Bulimie wird in ihren wichtigsten Inhalten in einem so knapp wie möglich gehaltenen Regelkodex schriftlich vereinbart, der den therapeutischen Rahmen definiert.

Die Fortschritte der aktiven Selbststabilisierung werden von der Patientin in einem Protokoll dokumentiert, welches sie täglich in einer Gruppenbesprechung aller bulimischen Patientinnen diskutiert. Dieses Protokoll bedient sich einiger symbolischer Elemente, beispielsweise des »roten Tages« und des »grünen Tages« und des »schwarzen Tages«.

Nach einigen Wochen berichten die Patientinnen übereinstimmend, wie stolz sie auf sich selbst sind, da sie an dem, was sie jetzt innerhalb der aktiven Selbststabilisierung erreicht haben, vorher vielfältig verzweifelt waren.

Im Zuge der Bulimiestabilisierung verändert sich die emotionale Verfassung der Patientinnen erheblich. Die Bulimie als Negativmuster hatte sie emotional entleert, körperlich geschwächt und einen großen

Teil der psychischen Energien gebunden. All dies fällt nun weitgehend weg. Die Patientinnen fühlen ihren Stolz auf die eigene Stabilisierungsleistung und sie spüren ihre Neugier und Lebensfreude. Im spezifischen Bereich des Essens wird wieder normaler Appetit, normale Sattheit erlebt, im kognitiven Bereich ist das Denken nicht mehr vom Essen beherrscht, damit wird die Schwerpunktsetzung auf den zweiten Bestandteil der Stabilisierungsphase, die *Regulation emotionaler Belastungen* möglich (siehe Kapitel 8.3.4).

### 8.2.1.3 STABILISIERUNG BEI SELBSTVERLETZENDEM VERHALTEN

Selbstverletzendes Verhalten wird allgemein als etwas nicht Kontrollierbares angesehen, es wird also den primären Krankheitsphänomenen zugeordnet. Dem widersprechen allerdings zahlreiche klinische Beobachtungen, die eher wenig Beachtung finden. Psychotherapiepatienten kontrollieren beispielsweise immer den Ort, an dem sie ihre Selbstverletzungen praktizieren. Niemals geschieht dies in der Therapiestunde. In der Therapiestunde entsteht vielleicht der Gedanke, nach der Therapiestunde entsteht erst der Plan, danach die Entscheidung, später die Umsetzung am hierfür bevorzugten Ort. Bei primären Krankheitsphänomenen, wie einem Asthma- oder Migräneanfall beispielsweise, wäre dies nicht möglich. Selbstverletzendes Verhalten ist auch stets eingebettet in eine Beziehungs- und Gruppendynamik, es gibt Selbstverletzungsepidemien innerhalb und außerhalb von Kliniken.

All dies spricht dafür, dass es sich bei selbstverletzendem Verhalten um ein sekundäres, somit auch kontrollierbares Krankheitsphänomen handelt. Die Notwendigkeit, diese Kontrollfähigkeit auch zu nutzen, ergibt sich aus der offensichtlichen selbsttraumatisierenden Wirkung selbstverletzenden Verhaltens. Dem Körper wird Gewalt angetan. Die Auswirkungen auf die Stabilität der Patientinnen sind fatal. Gerade keimende Stabilität oder beginnende Entwicklung wird durch jede neue Selbsttraumatisierung dieser Art gestoppt.

Therapeutinnen und Therapeuten, die mit der Praxis der aktiven Selbststabilisierung wenig Erfahrung haben, tun sich schwer damit, den Ressourcen der Patientinnen zu vertrauen. Auch uns erging es anfangs so. Wir hatten im Verlauf des Jahres 2003 erkannt, dass es notwendig ist, den stationären Therapieraum gewaltfrei zu halten. Wir haben den Patientinnen erklärt, dass uns stationäre Psychotherapie, die zum seelischen Wachstum geeignet sein soll, nur in einem selbstverletzungsfreien Raum möglich ist und dass alle Patientinnen, die glauben, auf ihr Selbstverletzen nicht verzichten zu können, die stationäre Therapie solange unterbrechen, bis sie es können.

Ebenso wie in der Behandlung der Esstörungen wird die aktive Selbststabilisierung bei selbstverletzendem Verhalten mit einem einfachen Regelsystem unterstützt, auf welches die Patientinnen sich in Form eines Therapievertrages festlegen. Diese Festlegung führt dazu, dass die Patientinnen ihre vorhandenen Ressourcen nutzen, um die natürlich weiterhin vorhandenen Selbstverletzungsimpulse zu stoppen.

---

### *Therapievertrag bei selbstverletzendem Verhalten:*

§ 1 Mit dieser Vereinbarung lege ich mich darauf fest zu klären, ob mir ein gewaltfreier Umgang mit mir selbst und damit eine Fortsetzung der Therapie möglich ist.

§ 2 Sollte es nach Abschluss dieses Vertrages zu Selbstverletzungen kommen, so gilt Folgendes:
Nach der ersten Selbstverletzung halte ich eine 4wöchige Ruhephase ohne Selbstverletzung ein, nach der zweiten Selbstverletzung eine 6wöchige Ruhephase. Danach entscheide ich mich für ein endgültig selbstverletzungsfreies Leben oder beende die Therapie.

§ 3 Sollte es innerhalb einer Ruhephase zu einer erneuten Selbstverletzung kommen, so habe ich mich gegen Heilung entschieden, der Aufenthalt wird beendet. Ich habe dann die Möglichkeit, nach einer dreimonatigen, selbstverletzungsfreien Zeit in die Klinik zurückzukehren.

---

*Abb. 18: Therapievertrag bei selbstverletzendem Verhalten*

Aufgrund dieser Setzung treffen alle Patientinnen seither eine Entscheidung, ob sie selbstverletzendes Verhalten praktizieren wollen oder nicht. An vorhandenen Ressourcen steht einiges zur Verfügung, viel mehr, als Patientinnen und Therapeutinnen zunächst wahrnehmen.

Bei Patienten mit selbstverletzendem Verhalten hat sich naturgemäß eine ausgeprägte Fähigkeit zur Härte gegen sich selbst entwickelt. Sie sind nicht nur gewaltbereit, sie sind auch bereit, etwas auszuhalten, wenn es nötig ist. Sobald Patientinnen ihre Entscheidung, selbstverletzendes Verhalten komplett einzustellen, eindeutig getroffen haben, sind sie im Stande, auch Situationen mit hoher emotionaler Belastung durchzustehen. Sie entscheiden sich dann, dies auszuhalten, ohne sich selbst zu verletzen und entwickeln in kürzester Zeit zusätzliche Ressourcen, meist von sehr einfacher, naheliegender aber hoch wirksamer Art. Sie schaffen ihre Selbstverletzungsarsenale ab, statt sich in ihrem Zimmer zu isolieren, führen sie Gespräche, statt im Zimmer die Vorhänge zuzuziehen, machen sie einen Spaziergang und statt Gedanken voll Hass zu denken, malen sie ein Bild. Sie beginnen, auf dieses Bild nicht wie sonst Blut, Kreuze, Grabsteine und andere Symbole von Gewalt zu malen, sondern Symbole ihrer Ressourcen.

Die Abbruchquote wegen Rückfällen ist sehr niedrig, obwohl die Klinik weiterhin unverändert Patienten mit allen Schweregraden selbstverletzenden Verhaltens stationär aufnimmt. Die Ergebnisse sind im Kapitel 12 dargestellt.

Im Zuge der stark verbesserten Kontrollfähigkeit der Patientinnen über selbstverletzendes Verhalten verändert sich auch die Balance zwischen Ressourcen und Belastungsbereich nachhaltig. Jedes selbstverletzende Verhalten, so beschreiben es die Patientinnen übereinstimmend, hatte vor der stationären Aufnahme nur noch sehr kurz, in der Größenordnung von 20 bis 30 Minuten zur emotionalen Entlastung geführt. Eine Patientin drückte dies sehr klar so aus: Es hilft nur solange, wie es weh tut. Die negativen Auswirkungen waren aber erheblich gewesen, nicht nur auf den verletzten Körper sondern vor allem auf das Selbstwertsystem. Nach jeder Selbstverletzung folgen starke negative Kognitionen über die eigene Person, die den Selbstwert von Mal zu Mal weiter schwächen. Eine weitere sehr negative Auswirkung ist der Verlust alternativer, kreativer Denk- und Handlungsweisen. Die Patientinnen können auf emotionale Belastungen nur noch stereotyp mit selbstverletzendem Verhalten reagieren. All dies ändert sich im Zuge der aktiven Selbststabilisierung. Erfahrungsgemäß halten Impulse zum selbstverletzenden Verhalten allenfalls 30 bis 60 Minuten an, wenn die Patientin vorhandene Ressourcen nutzt, statt dem Selbstverletzungsimpuls nachzugeben. Die Patientinnen fühlen sich danach besser, sie sind stolz auf sich, häufig sehr erstaunt, wie relativ einfach die Unterbrechung des negativen Musters gewesen ist. Nach einigen Wochen der Selbstverletzungsfreiheit haben sich neue Routinen gebildet, Selbstverletzungsgedanken treten nur noch selten und ohne Kraft auf.

Die Stabilisierungsphase bei selbstverletzendem Verhalten wird durch die Gruppendynamik der Klinik unterstützt. Das hier dargestellte Verfahren der aktiven Selbststabilisierung hat zur faktischen Selbstverletzungsfreiheit der Klinik geführt, die Klinik ist zum gewaltfreien Raum geworden. Dadurch entfällt auch die wechselseitige Traumatisierung der Patientinnen untereinander, die bislang auf jede Gewalthandlung einer Mitpatientin mit eigenen Gewaltimpulsen reagiert hatten.

Nachdem wir klinisch sehr viele solcher Stabilisierungsverläufe gesehen haben, wurde auch klarer, warum die Patientinnen ihre Ressourcen bislang nicht genutzt hatten. Sehr häufig ist selbstverletzendes Verhalten ein körperlicher Bericht über verletzende Ereignisse, die nicht gesprochen werden dürfen, aber dennoch erzählt werden sollen. Das selbstverletzende Verhalten nur zu beenden hätte bedeutet, dass die Geschichte, die erzählt und durchgearbeitet werden möchte, nie erzählt wird. Durch die systematische Trennung zwischen Stabilisierung, Ressourcenorganisation und Exposition wissen die Patientinnen aber, dass systematische Stabilisierung notwendige Voraussetzung ist für Exposition, also für Erzählen, Reorganisieren und Abschließen.

### 8.2.1.4 Regulation emotionaler Belastung als zweiter Teil der Stabilisierungsphase

Während der stationären Psychotherapie begegnen die Patienten unausweichlich emotionalem Belastungsmaterial, also schwächeren und stärkeren Abkömmlingen jenes Traumaschemas, zu dessen Kontrolle sie ihre Essstörung, Selbstverletzungen, Dissoziationen, Zwänge, Süchte und alle anderen Negativmuster entwickelt hatten.

Die Aktivierung dieses Materials hat zahllose Gelegenheiten, in therapeutischen Sitzungen, in freien Gesprächen der Patienten untereinander, in Kontakten mit Angehörigen. Die Aktivierung der emotionalen Traumaschemata hat nur insofern einen passiven Teil, als dass die Patientin durch äußere Anlässe an ihr eigenes Traumaschema erinnert wird. Die Triggerung hat aber auch einen sehr großen aktiven Anteil durch selbst vollzogene Fokussierung auf das Traumaschema bis weit in den retraumatisierenden Belastungsbereich hinein. Die Gründe für die Selbsttriggerung sind vielfältig, nicht zuletzt die Annahme der Patientin, sie müsste es tun, es werde von ihr erwartet, es sei für die Heilung erforderlich.

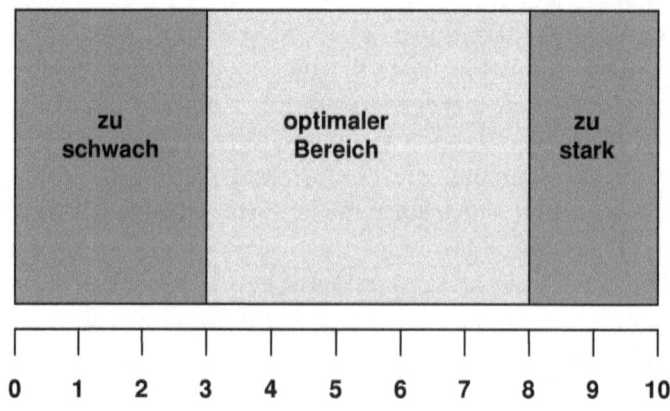

## Optimale Fokussierung

|  |  |  |
|---|---|---|
| zu schwach | optimaler Bereich | zu stark |

0  1  2  3  4  5  6  7  8  9  10

*Abb. 19: Optimale Fokussierung*

Das Überschreiten der persönlichen Toleranzschwelle für diese emotionalen Belastungen hat ausschließlich negative Folgen. Die Patientin erfährt erneut ihre Hilflosigkeit diesem Material gegenüber, sie aktiviert in der Folge Bedürfnisse nach dysfunktionalen Bewältigungsstrategien, wie Essstörung, selbstverletzendes Verhalten, Dissoziation und sie triggert Mitpatienten. Notwendig ist, hier das Prinzip des *Window of Tolerance* zu beachten, wie dies beispielsweise von Ogden & Winston (2000) beschrieben wird. Zur Ressourcenaktivierung und damit zum Fortschreiten der Verarbeitungs- und Entwicklungsprozesse kommt es innerhalb eines bestimmten Bereiches, in dem die gefühlte emotionale Belastung weder zu schwach noch zu stark ist. Anders ausgedrückt: jenen Belastungsbereich, in dem es zur Ressourcenaktivierung kommt, nennen wir *Toleranzfenster*. Auf der oben abgebildeten Grafik ist dies unter zur Hilfenahme der SUD-Skala (subjective units of disturbance), die aus dem EMDR vertraut ist, dargestellt.

Ein SUD von 3 entspricht etwa einem deutlich fühlbaren Unbehagen, mit beginnenden vegetativen Reaktionen (z.B. Herzklopfen) und ersten negativen Kognitionen (z.B »ich kann nichts tun«). Ein SUD von 7 heißt stark fühlbare Belastung, starke vegetative Reaktionen (Schwitzen, Brustdruck, Zittern) starke negative Emotionen (Angst, Haß, Ekel etc.), kognitive Einengung mit negative Kognitionen. Spätestens jetzt ist Gegenregulation notwendig.

Therapeuten müssen die Arbeit mit diesem Prinzip trainieren. Therapeuten, die ihre Arbeitsweise als »Sprechen über Probleme[8]« definieren, fühlen sich angenommen und bestätigt, wenn die Patienten ihnen ihre Probleme anvertrauen. Sie werden mit ihren Patienten regelmäßig das Toleranzfenster verlassen und in der einzelnen Therapiestunde eine Retraumatisierung erzeugen. Auch eine phobische Scheu von Therapeuten vor dem emotionalen Traumaschema ist unangebracht. Sie verlassen dabei das Toleranzfenster nach unten. We-

---

8 Das »Sprechen über Probleme« würden wir aus psychotraumatologischer Sicht als *unsystematische Exposition* bezeichnen. Diese Arbeitsweise ist nur bei nicht traumatisierten Patienten mit ausgeprägten Ressourcen, die keiner weiteren Organisation bedürfen, möglich. Bei traumatisierten Patienten ist dies ein Kunstfehler.

der sie selbst, noch die Patientinnen lernen angemessen d. h. heilsam starken Kontakt zum Traumaschema aktiv herzustellen und aktiv zu begrenzen.

Wie beschrieben setzen die Alltagstrigger innerhalb der Psychotherapie einen Teil der emotionalen Belastung frei. Dieses Unvermeidliche kann nun dafür genutzt werden, die Regulation emotionaler Belastung als notwendig zu erkennen und systematisch zu üben. Auch dieser Vorgang ist aktiv, nicht passiv. Es ist die *eigene* emotionale Belastung, die gefühlt wird (wodurch auch immer angeregt) und es sind die *eigenen* Regulationsfähigkeiten, die organisiert und geübt werden. Ziel ist es, innerhalb des therapeutischen Rahmens jederzeit die emotionale Belastung im Bereich des aktuellen Window of Tolerance zu halten, welches für Verarbeitungsvorgänge geeignet ist.

Die Regulation emotionaler Belastung beruht auf einer eigenverantwortlich entschiedenen und aktiv durchgeführten Musterunterbrechung. Das im Moment überstarke Traumaschema wird distanziert, indem die Patienten Kontakt zu geeigneten Ressourcen, also Heilungsschemata aufnehmen.

Die Regulierung emotionaler Belastung findet – wie jedes Training – auf einer Lernkurve statt. An deren Anfang stehen die kleinen, alltäglichen Belastungen im gegenwärtigen Therapiegeschehen: in der einzeltherapeutischen Situation, in Gesprächen der Patienten untereinander, außerhalb der Therapie in Kontakten mit Außenstehenden, Familie. Solange die Patientinnen solche Belastungen nicht zu regulieren gelernt haben, hinterlässt jede dieser Situation ein traumatisches Gefühl der Hilflosigkeit und Entmutigung.

Auch dieser Teil der Stabilisierungsarbeit beginnt mit einer Entscheidung: ist die Patientin bereit, die Verantwortung für das Erlernen der emotionalen Selbstregulation zu übernehmen und mit ihren *vorhandenen* Ressourcen die emotionale Selbstregulation zu beginnen?

Natürlich wird man den Patienten bewährte Distanzierungstechniken zeigen, was aber nicht zur Vorstellung führen darf, man werde als Patient passiv bleibend *durch die Therapeuten stabilisiert*. Sobald die Patienten beispielsweise durch Teilnahme an den Einführungsseminaren die Gesamtstrategie und ihren eigenen Verantwortungsbereich auch in diesem Schritt verstanden und akzeptiert haben, kann die Arbeit beginnen.

Regelmäßig und unvermeidlich wird es in Einzel- oder Gruppentherapiesitzungen zum Kontakt mit einem emotionalen Belastungsschema kommen. Grundsätzlich können die Patienten dann sowohl mit *Standardressourcen* wie auch mit *dynamischen Ressourcen,* also spontanen Ressourcen arbeiten. Das Wirkprinzip ist dasselbe, der Ressourcenkontakt ermöglicht eine Musterunterbrechung, die Ausbreitung des emotionalen Belastungsmusters wird dadurch in einem selbstregulatorischen Prozeß begrenzt. Musterunterbrechung und Ressourcenkontakt sind keine abstrakten, sondern sehr konkret fühlbare Dinge, da es sich im Kern um emotionale Vorgänge handelt.

Stets beginnt die emotionale Selbstregulation auch in der konkreten Therapiesituation mit einer Entscheidung der Patienten, in das *Window of Tolerance* zurückzukehren. Dazu kann auch die Vermessung des Belastungsgrades mit der modifizierten Wolpe-Skala[9] (Shapiro 1998) nützlich sein. Die Vermessung selbst ist bereits eine Distanzierungsübung, sie stellt einen beobachtenden Abstand zum emotionalen Material her. Ein normaler, gut tolerabler und die Heilungsprozesse stimulierender Belastungsgrad liegt in der Einzeltherapie je nach Stabilität und Ich-Stärke des Patienten zwischen drei und acht, in der Gruppentherapie grundsätzlich etwas niedriger, um Mitpatienten vor unnötiger Triggerung zu schützen.

Nützlich und wirksam sind insbesondere folgende *Standardressourcen:*

– körperliche Ressourcen
– kognitive Musterunterbrechung
– imaginative Distanzierungstechniken
– die Innere-Helfer-Technik
– die Tresor- oder Bildschirmtechnik
– die Sichere-Ort-Übung

---

9 Der emotionale Belastungsgrad wird auf einer Skala von 0–10 vermessen, wobei 0 keiner Belastung und 10 der maximalen Belastung entspricht.

Bei der Arbeit mit all diesen Übungen kann es leicht geschehen, dass Patienten das Prinzip der aktiven Selbstregulierung verlassen wollen, indem sie die Verantwortung an die Übung oder an den Therapeuten abgeben. Die Regulierungstechnik soll dann den Charakter einer Art Beruhigungstablette bekommen, wie etwas von außen Zugeführtes. Dies bliebe aber wirkungslos, weil das wichtigste fehlt: die eigene Entscheidung für Selbstregulation und der Kontakt zur eigenen Ressource.

Bei der Arbeit mit Stabilisierungsübungen wie dem sicheren Ort oder der Tresorübung sind es nicht die jeweils vorgestellten visuellen Elemente dieser Ressourcenübungen, sondern die dabei aktivierten *eigenen* positiven emotionalen Muster. In der Sicherer-Ort-Übung ist es also das im Moment der Übung gespürte Sicherheits*gefühl*. Gerade der Verweis auf dieses Wirkprinzip der Kontaktaufnahme mit eigenem positivem emotionalem Material verdeutlicht den Patienten auch das Prinzip der Selbstregulation. Es sind die Elemente der *eigenen* inneren Gesundheit, mit denen Kontakt aufgenommen wird, nichts Äußeres.

Auch Standardressourcen enthalten dynamische Elemente, also spontan auftauchendes Ressourcenmaterial. In der Sicherer-Ort-Übung ist es die Wahl und Gestaltung des Ortes, der Farben, der Gegenstände, der Personen oder Tiere, die den Ort bevölkern. All diese Elemente sind sehr individuell, sie tauchen von selbst auf. Auch der Prozess der Kontaktaufnahme mit positiven Elementen ist völlig individuell in Dauer, Intensivität und Rhythmus.

Auch die Therapeutin muss sich immer wieder von der Hybris verabschieden, sie (oder er) sei es, die. hilft. Manchen Therapeuten fällt dieser Schritt, Vertrauen in die Selbstregulation der Patienten aufzubauen, extrem schwer, manchen so schwer, dass sie letztlich keine Freude an der modernen Traumatherapie finden. Die Gründe liegen wahrscheinlich in einem zu gering ausgeprägten Vertrauen des Therapeuten in sein eigenes Heilungssystem. Dazu werden früh erlebte eigene Hilflosigkeitszustände des Therapeuten beigetragen haben und auch fehlende Gelegenheit, in eigenen emotionalen Krisen die Fähigkeiten zur Selbstorganisation wahrzunehmen.

Außer Lebenserfahrung ist natürlich systematische Selbsterfahrung in der Ausbildung notwendig. Gerade die Erfahrung des EMDR-Prozesses macht dem Therapeuten wahrnehmbar, wie ein selbstorganisatorischer Prozess abläuft. Wahrscheinlich sind auch deshalb gerade solche Therapeuten besonders erfolgreich, die ihre bevorzugte Behandlungsmethode auch regelmäßig für die Lösung eigener emotionaler Belastungen einsetzen.

Jedem Belastungsschema steht spontan *ein Heilungsschema* gegenüber, welches aber noch desorganisiert ist. Es kann aber für die aktive Selbstregulation genutzt werden, insbesondere durch die Nutzung von spontan auftauchenden Ressourcen. Wir nennen sie *dynamische Ressourcen*. Die *dynamischen Ressourcen* tauchen regelmäßig in folgender Reihenfolge und Gestalt auf:

– als Körperrepräsentanzen
– als positive Situation mit gutem Kontakt zu positiven, d. h. salutogenetischen und kohärenten Emotionen
– als positive Kognition.

Je nach Begabung des Patienten und nach Arbeitsweise des Therapeuten können weitere Elemente des Heilungsschemas in allen Repräsentanzsystemen genutzt werden, also Farben, Töne, Rhythmus, symbolische Gestalten.

Auch hier gilt das Prinzip der emotionalen Präsenz. Es ist nur das wirksam, was *jetzt* gefühlt wird.

Ein typischer Ablauf der emotionalen Selbstregulation in einer Therapiestunde wäre also bei deutlich ansteigender, kritisch intensiver emotionaler Belastung die Bitte an den Patienten, die aktuelle Belastungsstärke mit der SUD-Skala einzuschätzen und dann zu entscheiden, ob eine Regulation der Erregung wünschenswert wäre, weil die Grenzen des Window of Tolerance erreicht sind. Falls dem so ist, wäre die nächste Frage, was der Patient schon an Regulierungsmöglichkeiten kennt, also an *vorhandenen* Ressourcen. Selbstverständlich verfügt jeder Mensch über ein entsprechendes Repertoire, da ja die Emotionsregulation ein lebenslanges, nicht erst in der Psychotherapie begonnenes Geschehen ist. Allerdings werden solche Fähigkeiten erst in der Therapie systematisch aktiviert, organisiert und genutzt.

Ein Patient wird über diese Frage, was jetzt im Moment zu einer besseren Verfassung dazugehören würde, kurz nachdenken. Das Nachdenken als Solches ist bereits eine Distanzierungstechnik durch

Musterunterbrechung. Der Patient wird sich umfokussieren und innerlich mit entsprechenden Fähigkeiten, die er von sich kennt, Kontakt aufnehmen. Das Nachdenken, Umfokussieren und der entstehende Ressourcenkontakt werden bis hier hin vielleicht ein bis zwei Minuten gedauert haben. Ganz regelmäßig beginnen dann subtile Veränderungen im Bereich der Körperrepräsentanzen: als erstes meist ein gelöster Atemzug, dann ein etwas anderes freieres Sitzen, eine leicht aufgerichtete Haltung, ein Blick, der seine Freiheit wieder gewinnt und das Starre verliert.

Die Patienten bemerken diese subtilen Veränderungen meist nicht. Wird die Aufmerksamkeit darauf gelenkt, so kann das mit der Frage verbunden sein, wie sich diese Emergenz von Spontanressourcen in der Körperrepräsentanz auf die Verfassung ausgewirkt hat. Erfahrungsgemäß tauchen dann spontan weitere dynamische Ressourcen auf, sie sind ohne besonderes Zutun einfach da, ganz wie freie Assoziationen in der Psychoanalyse. Sie müssen lediglich bemerkt werden. Es könnte sein, das ein Patient vor sich hin sagt: langsam wird mir klar, wie das bei mir immer abläuft. Hier wäre also der beobachtende, ordnende Verstand aktiv geworden. Es könnte auch sein, das ein Patient sich streckt und dehnt und dabei die Spannung gleichsam körperlich abschüttelt. Dies wäre ein motorisches Ressourcenmuster der Reorganisation und Selbstregulation. Ein anderer Patient wird vielleicht etwas lächeln und dabei bemerken »ich finde, ich habe das gerade ganz gut gemacht« und kann dann auf seine positive Emotion des Stolzes und auf seine positive Kognition, die spontan entstanden ist, angesprochen werden. *Ansprechen* bedeutet in diesem Zusammenhang behandlungstechnisch *Fokussierung auf die Ressource.*

In der Regel wird eine solche aktive Selbstregulation auch bei sehr hohen Belastungsgraden nicht länger als wenige Minuten dauern. Der ganze Ablauf und das Ensemble von Ressourcen steht dem Patienten dann in jeder künftigen Situation zur selbstständigen Nutzung ebenso zur Verfügung.

Über den Kompetenzerwerb hinaus hat die Gewißheit der Patienten, zur emotionalen Selbstregulation im Stande zu sein, weitreichende Auswirkungen auf das Selbstbild. An die Stelle der Opferidentifikation tritt das Vertrauen in die selbstorganisatorischen Fähigkeiten, welches der modernen Traumatherapie zu Grunde liegt.

Patientinnen, die an der aktiven Selbstregulation emotionaler Belastung in der Stabilisierungsphase nicht mitwirken, haben keinen Mangel an Fähigkeit hierzu, sondern in der Regel einen zu hohen Krankheitsgewinn. Sie praktizieren Formen der emotionalen Selbstverletzung, indem sie zu hohe emotionale Belastung zulassen und beziehen aus dieser emotionalen Selbstverletzung verschiedene Formen von Krankheitsgewinn, beispielsweise die habituelle Fürsorge, die der jeweils labilste in psychotherapeutischen Gruppen bekommt. In allen Fällen, in denen die Regulation emotionaler Belastungen wegen mangelnden Einsatzes der Patientinnen keine Fortschritte macht, konfrontieren wir die Patientinnen sehr deutlich mit diesem Stagnationspunkt, der jeden weiteren Behandlungsfortschritt ausschließt. Natürlich gibt es auch Konstellationen, in denen krankheitsbedingt die Belastungsstärke hoch und die Ressourcen schwach sind, beispielsweise bei Patientinnen, die durch heftige Alptraumaktivität kaum schlafen und am Tag deshalb in der Regulationsfähigkeit geschwächt und emotional labil sind. Hier wird es notwendig sein, den Patientinnen geeignete Psychopharmaka zur Unterstützung oder andere Techniken der Schlafverbesserung vorzuschlagen.

## 8.2.2 Die Phase der Ressourcenorganistation mit bipolarem EMDR

Es empfiehlt sich, den Prozess der Ressourcenorganisation als *zweite Phase* der stationären Psychotherapie zu definieren, insbesondere, damit sowohl Patienten wie Therapeuten nicht den Fehler begehen, die in der Stabilisierungsphase eingesetzten *bereits vorhandenen* Ressourcen zu unterschätzen. Diese Gefahr besteht ständig. Patienten hoffen darauf, dass sie etwas *Zusätzliches* bekommen, was sie bisher nicht hatten, dies sollen die Ressourcen sein. Therapeuten wollen ihren Patienten natürlich auch etwas geben, die Ressource wird dabei als eine Art psychologisches Medikament gesehen, welches vom Therapeuten dem Patienten gegeben wird und vom Patienten bei Belastungen wie eine Beruhigungstablette eingenommen wird. Patienten versuchen dann beispielsweise bei aufkommender Belastung schnell an ihren sicheren Ort zu denken, so wie der Therapeut sie das gelehrt hat und erwarten, danach in einem weniger belasteten emotional stabilen Zustand zu sein. Damit ist das Wirkprinzip verfehlt. Ressourcenorganisation wirkt durch den Kontakt mit *eigenen* positiven, kohärenten Emotionen. Wenn Sicherheit, Ruhe, Stolz, Klarheit *gefühlt* werden, endet in diesem Moment die Macht negativer traumatischer Emotionen.

Die Phase der Ressourcenorganisation setzt also einen Rahmen dafür, dass die Patienten lernen, mit ihren eigenen positiven Emotionen systematisch Kontakt aufzunehmen.

Allein die Erfahrung, dass es der Kontakt mit den *eigenen* kohärenten Emotionen ist, was zur Verbesserung führt, macht sowohl den Patienten wie auch dem noch lernenden Therapeuten das Wirkprinzip klar und augenfällig.

Der Gesamtbehandlungsrahmen einer Klinik muss die einzelnen Therapiephasen sorgfältig trennen, damit die stationäre Psychotherapie als Ganzes auf einer Art Lernkurve verläuft mit kontinuierlich zunehmenden Einfluss des Ressourcenmaterials. In der einzelnen Therapiestunde brauchen die vier Teilprozesse nicht derart strikt getrennt werden, sondern fließen zusammen. Während also das Vier-Phasen-Modell den Gesamtrahmen bildet, entwickelt sich in der einzelnen Therapiestunde eine elastische Arbeitsweise, die sich anhand der Methode des bipolaren EMDR gut darstellen lässt. Der Gesamtrahmen konstituiert also die *überindividuellen Rahmenbedingungen*, das bipolare EMDR konstituiert die *individuellen Rahmenbedingungen*.

Mit dieser Unterscheidung ist ein Problem behoben, was wir anfangs hatten. Die Therapeuten stoppten in der konkreten Therapiestunde jedes Sprechen über traumatisches Material, solange die Patientinnen sich noch im Stabilisierungsprozess befanden. Die Patientinnen ihrerseits verstanden diese Haltung ihrer Therapeuten nicht, sie fühlten sich unterfordert, wenn sie sich in der konkreten Therapiestunde im Stande fühlten, Kontakt mit bestimmtem traumatischem Material aufzunehmen.

Die bipolare Technik des EMDR löst dieses behandlungstechnische Problem. In der konkreten Behandlungssituation können wir nie genau vorhersehen, wie mächtig das jeweils auftauchende emotionale Belastungsmaterial sein wird, wieviel Stabilisierung die Patientin also brauchen wird. Wir haben deshalb aus dem EMDR-Standard-Protokoll (Shapiro 1998) das so genannte bipolare EMDR (Plassmann 2003) entwickelt, mit welchem das jeweilige Optimum zwischen Stabilisierung und Exposition gut gesteuert werden kann.

Das bipolare EMDR erlaubt dies durch eine oszillierende Arbeitsweise zwischen Traumamaterial und Ressourcen. Im Ressourcenbereich finden wir die Elemente des psychischen Selbstheilungssystems, sie sind vorhanden aber noch desorganisiert.

Die sorgfältige Ressourcenorganisation im bipolaren EMDR war ursprünglich nur als Vorbereitung für die spätere Exposition gedacht. Dann ließen sich allerdings erstaunlich intensive Verarbeitungsprozesse beobachten, die wir nach Hofmann (2005) als Absorptionsphänomen bezeichnen können. Bei einer guten Balance zwischen Trauma und Ressource scheint der natürliche Verarbeitungsprozess, über den jeder Mensch verfügt, seine Arbeit wieder aufzunehmen. Erhebliche Teile der eigentlichen Expositionsphase werden dadurch überflüssig, weil die emotionale Belastung bereits in der Ressourcenorganisation so stark absinkt, dass sie von den Patientinnen nicht mehr als krankmachend empfunden wird.

Die folgenden 6 Schritte zeigen ein typisches Therapieprotokoll mit der bipolaren Technik. Der Ablauf ist darauf ausgerichtet, das Absorptionsphänomen optimal zu nutzen. Hierzu dienen zwei Kernelemente des bipolaren EMDR, die optimale Fokussierung und die dynamische Ressourcenorganisation.

| Die 6 Schritte der bipolaren EMDR-Technik | |
|---|---|
| 1. Schritt: | bipolare Technik erklären |
| 2. Schritt: | Aufbau des therapeutischen Bipols und Auswahl des emotionalen Materials |
| 3. Schritt: | Optimale Fokussierung |
| 4. Schritt: | Dynamische Ressourcenorganisation |
| 5. Schritt: | Positiv-EMDR |
| 6. Schritt: | Auswertung |

Anamneseerhebung und Diagnosestellung werden vorausgesetzt und sind deshalb hier nicht aufgeführt.

---

**1. Schritt: Die Behandlung erklären**

»Nach meiner Erfahrung vollziehen sich seelische Heilungsvorgänge als eine Art Schwingung zwischen dem emotionalen Belastungsmaterial und dem psychischen Heilungssystem. Damit diese Schwingung in Gang kommt, ist es wichtig, dass der positive Bereich, also alles, was Sie stärker macht, in der Therapie genauso viel Berücksichtigung findet, wie der Belastungsbereich. Die Kraftquellen müssen den Problemen gewachsen sein. Lernen Sie deshalb Ihr Belastungslimit kennen und beachten.«

---

Der Patientin kann die bipolare Arbeitsweise ungefähr mit obigem Text erläutert werden. Natürlich kann diese Erklärung ganz nach den jeweiligen Notwendigkeiten variiert werden. Beispielsweise kann mit der Patientin hier schon über die aktuelle Verfassung in der jeweiligen Therapiestunde gesprochen werden, also über die Balance zwischen Belastung und Kohärenz, es kann über positive Erfahrungen mit Rhythmus gesprochen werden, der ja im EMDR in Gestalt der Bilateralstimulation eine wichtige Rolle spielt.

Der zweite Schritt dient dem Aufbau der bipolaren Fokussierung.

---

**2. Schritt: Der Aufbau der bipolaren Fokussierung**

»Welches Belastungsmaterial und welche positiven Dinge sind heute präsent?
Welches Belastungsmaterial ist für die Arbeit heute geeignet?«

---

Es kann sich um Material aus der Vergangenheit, also bereits Geschehenes, aus der Gegenwart und auch aus der Zukunft handeln, also Ereignisse, deren Erwartung eine deutliche Belastung auslöst. Auch *intratherapeutisches Material* kann ausgewählt werden, also Belastungen, die durch die Therapie selbst ausgelöst worden sind.

Bei der Auswahl gilt das Prinzip der *emotionalen Präsenz*. Wir erleben es sehr häufig, dass Patientinnen glauben, sie müssten mit ganz bestimmtem Traumamaterial arbeiten, was sie selbst für das Krank-machende halten oder was ihnen als das Wichtigste erklärt wurde. Dann erweist sich, dass dieses Traumamaterial in der konkreten The-rapiestunde oder im gesamten aktuellen Therapieabschnitt emotional nicht präsent ist. Es handelt sich bei diesem Material deshalb um einen *Pseudofokus*. Bei der Fokussierungsarbeit ist ausschließlich die aktuelle emotionale Präsenz maßgeblich, nicht die Vorannahmen von Patientin oder Therapeut.

Nach der Auswahl des Belastungsmaterials folgt als nächster Schritt die *optimale Fokussierung*.

Diese Fokussierung ist notwendig. Erst die Auswahl des jetzt präsen-ten Belastungsmaterials aktiviert das vorhandene Heilungsschema und schafft damit einen *therapeutischen Bipol*. Grundsätzlich scheint das Prinzip der Fokussierung für Heilungsprozesse von großer Bedeutung zu sein. Je präziser eine Situation in Ort, Zeit, emotionaler Konnota-tion, visueller Vorstellung und allen anderen Elementen fokussiert ist, desto leichter fällt die mentale Reorganisation. Umgekehrt behindern *zu frühe* Generalisierung und Abstraktion den Fokussierungsprozess und damit die mentale Reorganisation. Die Praxis vieler Psychothera-peuten, sich im Problemmaterial ihrer Patienten zu orientieren, indem allgemeine Muster beschrieben werden, sei es in Gestalt einer Verhal-tensanalyse oder einer psychoanalytischen Deutung, mag dem Thera-peuten nützen, der dadurch ein Erklärungsmodell zur Verfügung hat, nicht jedoch der Patientin, wenn dadurch deren Fokussierung auf eine bestimmte emotionale Belastungssituation unterbrochen wird.

Die Wirksamkeit des EMDR scheint nicht nur auf dem systemati-schen Bilden eines therapeutischen Bipols zu beruhen und auf der In-duktion des Reorganisationsprozesses durch das bilaterale Stimulie-ren, sondern auch auf der systematischen Fokussierung auf sehr umschriebenes, in Ort und Zeit bestimmtes Material. Wir werden bei der Beschäftigung mit der so genannten Mini-PTBS-Technik (siehe Kapitel 9) sehen, dass diese Fokussierung wesentlichen Anteil am Heilungserfolg hat.

Die Fokussierung in der bipolaren Technik des EMDR wird des-halb als *optimale Fokussierung* bezeichnet, weil es das Ziel ist, den Kontakt mit dem emotionalen Belastungsmaterial aktiv und kontrolliert in jenen Bereich zu bringen, der optimal zur mentalen Reorganisation geeignet ist. Die einzelnen Fokussierungsschritte entsprechen dem von Shapiro entwickelten EMDR-Standardprotokoll.

---

**3. Schritt: Optimale Fokussierung auf:**

- Emotional präsente belastende Situation
- Schlimmsten Moment
- Körpergefühl
- Negative Kognition
- Bestimmung des Belastungsgrads (»SUD«)

---

Die subjektiv gefühlte emotionale Belastung bleibt in jenem Intensitätsbereich, der den aktuell zur Verfügung stehenden Verarbeitungsressourcen angemessen ist. Anderenfalls würde eine Retraumatisierung durch unverarbeitbar starkes Belastungsmaterial entstehen. Der Fokussierungsprozess kann deshalb jederzeit angehalten werden, wenn die subjektiv wahrgenommene Belastung zu hoch wird. Zu niedrige SUD-Werte regen den Verarbeitungsprozess nicht an, zu hohe SUD-Werte blockieren ihn. Erfahrungsgemäß liegt das Fokussierungsoptimum in der Arbeit mit bipolarer EMDR-Technik zwischen SUD-Werten von 6 bis 9.

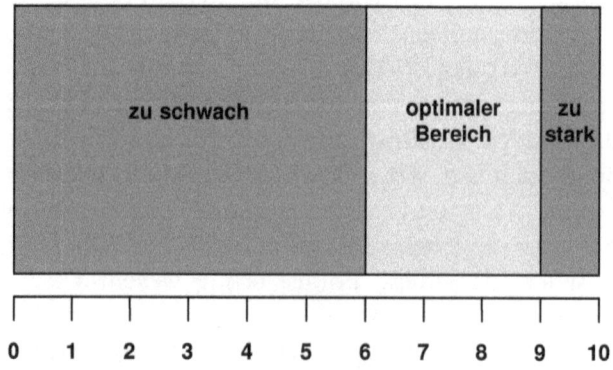

*Abb. 20: Optimale Fokussierung im bipolaren EMDR*

In der Entwicklungsphase der bipolaren Technik zeigte sich nun, dass die optimale Fokussierung offenbar spontan spezifische Ressourcen aktiviert. Die Patientin fühlt ihr Traumaschema, aber dabei bleibt es nicht allein. Es entstehen spontan und selbstorganisatorisch, Elemente des Heilungsschemas, die wir als *dynamische Ressourcen* bezeichnen können. Mit diesen dynamischen Ressourcen wird im nächsten Schritt gearbeitet. Wir haben diese dynamischen Ressourcen bereits im Zusammenhang mit der emotionalen Selbstregulation der Stabilisierungsphase kennengelernt. In der bipolaren Technik des EMDR kann die Fokussierungsarbeit auf Belastungsmaterial gleichsam spiegelbildlich auf das Ressourcenmaterial übertragen werden. Wie bereits besprochen, zeigt sich das Ressourcenmaterial praktisch immer zunächst in subtilen Körperrepräsentanzen, die Patientin setzt sich etwas anders hin, atmet freier, Gesichtsausdruck und Blick verändern sich. Das Beobachten solcher subtiler Veränderung verlangt von der Therapeutin keine spezifische körpertherapeutische Ausbildung, aber ein aktives Interesse und eine Wertschätzung dieser Spontanressourcen. Das Ansprechen dieser selbstorganisatorischen Vorgänge der Ressourcenaktivierung macht den Patientinnen häufig sehr nachdrücklich das Prinzip der Selbstorganisation klar. Sie fühlen die Existenz, ständige Präsenz und Wirksamkeit ihres Heilungssystems.

---

**4. Schritt**
**Dynamische Ressourcenorganisation**

- Beginn der Ressourcenorganisation mit spontan auftretenden Ressourcen (Veränderungen der Körperhaltung, Atmung, Mimik)
- Fokussierung auf positive Situation
- Positive Kognition
- Bestimmen des VoC

---

Wir können also annehmen, dass dem Traumaschema ein spezifisches Heilungsschema gegenüber steht, welches aber noch desorganisiert ist. Zu den körperlich repräsentierten (somatomorphen) Spontanressourcen wird die zugehörige positive Situation und die positive

Kognition gesucht. Weitere Elemente des Heilungsschemas können in allen Repräsentanzsystemen auftauchen: Heilungsfarben, Töne, Rhythmus, symbolische Gestalten.

Auch hier gilt das Prinzip der emotionalen Präsenz. Es ist nur das wirksam, was jetzt gefühlt wird.

Im 5. Schritt wird das Heilungsschema prozessiert:

---

**5. Schritt: Positiv-EMDR**

Organisation und Spezialisierung des spezifischen Heilungsschemas mit langsamen bilateralen Stimulationen.

---

Es bewährt sich, die Patientinnen ihren eigenen, als passend empfundenen Rhythmus finden zu lassen, der häufig auch während des Positiv-EMDR noch nachkorrigiert wird. Dasselbe gilt für die Aufteilung in einzelne Sets. Einige Patientinnen lernen nach wenigen Sitzungen, den richtigen Zeitpunkt für Unterbrechungen selbst zu bestimmen. Andere bevorzugen eine durch die Therapeutin vorgegebene Unterteilung in einzelne Sets. Wenn keine weitere Veränderung in der Reorganisation des Heilungsschemas eintritt, kann der Prozess beendet werden.

Es folgt der 6. Schritt:

---

**6. Schritt: Abschluss des bipolaren EMDR**

- Bestimmung des intensivsten Ressourcenkontaktes (»VoC«)
- Bestimmung der Rest-Belastung (»SUD«)
- Nachbesprechung

---

Die Nachbesprechung dient vor allem der inneren Distanzierung von dem intensiven Geschehen der Therapiestunde, aber auch der Information des Therapeuten.

Die bipolare Technik des EMDR kann auch in der Gruppe als Einzeltherapie vor der Gruppe praktiziert werden. Die Gruppensitzung beginnt mit der Rückschau auf die letzte Gruppensitzung. Pro Gruppensitzung von 100 min Dauer können ca. zwei bis drei Patientinnen mit bipolarem EMDR arbeiten. Während der kontrollierten Fokussierung auf das emotionale Belastungsmaterial erleben die übrigen Teilnehmerinnen der Gruppe durch die Präsenz der Emotionen und der Themen eine gewisse Aktivierung ihrer eigenen Traumaschemata. Die Teilnehmerinnen reflektieren ihre eigene emotionale Belastung und können die weitere Fokussierungsarbeit stoppen, wenn eine übermäßige eigene Triggerung geschieht. Das Optimum des Belastungsgrades liegt in der Gruppentherapie erfahrungsgemäß etwas niedriger.

Es folgt die dynamische Ressourcenorganisation mit der Protagonistin. Auch hieran nimmt die Gesamtgruppe beobachtend teil, es kommt zur *Ressourcentriggerung.* Die aufgetauchten dynamischen Ressourcen (visuelle Vorstellung, Körperrepräsentanz, positive Kognition, Zukunftsvision und anderes) werden gemeinsam besprochen.

Die Gruppe wird abgeschlossen mit einer gemeinschaftlich durchgeführten Stabilisierungsübung. Alle Teilnehmerinnen fokussieren auf die von ihnen selbst am stärksten wahrgenommene Ressource, die jede Teilnehmerin mit taktilen bilateralen Stimulationen unterstützt. Abgeschlossen wird die Gruppensitzung mit einer gemeinsamen Reflexion des bipolaren Verarbeitungsprozesses.

## Kasuistik

*Die 18jährige Carolin ist wegen einer schweren Bulimie in der Klinik. Sie ist ein blasses, sehr starr und hart wirkendes Mädchen. Sie hat eine direkte, fast brutale Art, ihr Elend und ihre Hoffnungslosigkeit zu beschreiben. Sie findet ihre Bulimie mit mehreren Fress-Kotz-Attacken pro Tag widerlich, sie empfindet sich selbst gegenüber einen widerwärtigen Ekel, einen Abscheu ihrer Person und ihrem Körper gegenüber, seit Jahren jeden Moment ihres Lebens fühlbar.*

*Sie hat eine ältere Schwester, die unentwegt mit grauenvollen Formen des Selbstverletzens beschäftigt ist und das Sorgenkind ihrer Mutter darstellt. Sie selbst lebt beim Vater. »Mich haben sie völlig vergessen« sagt sie und weint ein depressives hoffnungsloses Weinen. Diese ältere Schwester meint, dass sie selbst und auch die Patientin als Kinder sexuell vom Vater missbraucht worden seien, die Patientin ist sich nicht sicher, ob es stimmt oder ob es eine bösartige Erfindung ist.*

*Sie ist nun seit vier Wochen in der Klinik, sie hat die Stabilisierungsphase mithilfe des Bulimie-Stabilisierungsprotokolls erfolgreich abgeschlossen und seit drei Wochen keine Fress-Kotz-Anfälle mehr. Ihr Ekelgefühl besteht weiterhin in voller Stärke und ist mit einem durchdringenden Gefühl von Mutlosigkeit und Hilflosigkeit verbunden. Sie findet kein Mittel dagegen. Diese Beobachtung scheint mir wesentlich. Es scheint eine zutiefst beunruhigende Erfahrung für den Menschen zu sein, wenn der seelische Selbstheilungsapparat nicht mehr fühlbar ist. Daraus ergibt sich das erste Therapieziel der Ressourcenorganisation: Die seelischen Selbstheilungsprozesse soweit zu beleben, dass sie wieder fühlbar werden.*

*In der ersten EMDR-Sitzung erzählt sie, woran sie aktuell am meisten leidet: Sie fühlt sich wie dreckig, ungepflegt, sie fühlt das vor allem im Bauch. Bulimie hat anfangs dagegen geholfen, aber mit der Zeit immer weniger. Nach jedem Fress-Kotz-Anfall fühlt sie sich noch schmutziger als vorher. Aber: vom Verstand her weiß sie, dass sie weder schmutzig noch ungepflegt ist. Sie ist hier also auf eine erste Ressource gestoßen: Verstand und Wissen, eine zwar schwache aber vorhandene Kraft. Mutter und Schwester hingegen, so sagt sie, halten sie für genau das, was sie im kranken Bereich fühlt: ein Stück Dreck.*

*Ich dachte am Ende der Stunde, dass das innere Pendel der Selbstorganisation in dieser Stunde sehr weit zum Belastungspol ausgeschlagen ist, mit nur einer einzigen kurzen Bewegung zu einer Heilungsressource. Aber immerhin. Ich habe ihr meinen Gedanken mitgeteilt.*

*In der zweiten Stunde war ich überrascht. Die Patientin kam mit einem klaren Plan. Sie habe gemerkt, dass es ihr gut tut, solche Situationen zu identifizieren, die sie in der gegenwärtigen Therapie als belastend empfindet. Sie hat begonnen, darüber zu schreiben. In anderen Worten: Sie hat begonnen, systematisch mit der Ressource Verstand und Wissen zu arbeiten.*

*Weil wir in der Traumatherapie immer und ausschließlich mit jenem emotionalen Belastungsmaterial arbeiten, was im Hier und Jetzt fühlbar ist, frage ich sie also, ob sich jetzt in dieser Stunde irgendein Belastungsgefühl zeigt: Es gibt ein Spannungsgefühl, eher im Rücken, eine Art Starrheit im Nacken, sie kann sich im Sitzen nicht lösen, es hat während der Stunde begonnen und zugenommen. Auf meine Fragen nach Ressourcen, also was sie jetzt in dieser Stunde gegen dieses Spannungsgefühl stärker machen wird, fällt ihr sofort eine Lösung ein: Eine überschaubare Dauer der Sitzung wäre gut, 50 Minuten wären genau richtig, meint sie.*

*Sie hatte in dieser zweiten Sitzung also körperlich fühlbares Belastungsmaterial fokussiert, welches im Hier und Jetzt der Stunde aktualisiert worden war und hat im Ressourcenpol ein klares Wissen entwickelt, was ihr helfen würde. Ich war beeindruckt und habe ihr auch das gesagt.*

Es wäre methodisch naheliegend gewesen, das körperlich repräsentierte Belastungsmaterial in der beschriebenen Weise systematisch zu fokussieren. Die Patientin schien aber allein durch die Erwähnung, dass die Therapiestunde selbst zum starken Belastungsanstieg geführt hatte, schon am Limit zu sein, sodass sie eine weitere Fokussierung weder notwendig noch möglich war.

*Die dritte Stunde begann sie damit, sie sei etwas aufgeregt, habe feuchte Hände, diese steife Spannung der letzten Stunde sei verschwunden. Was sie jetzt fühle sei eine Art Schwere in den Gliedern aber nicht von unangenehmer Art sondern eher von der Art eines Beisichseins. Das Ekelgefühl habe sie unvermindert, auch jetzt in der aktuellen Therapiestunde. Hieran wolle sie, wenn möglich, arbeiten. Während sie damit also ihr stärkstes Belastungsmaterial, den Ekel benannt und für die Arbeit ausgewählt hatte, war zugleich und ohne mein Zutun eine Ressource im Körperempfinden aufgetaucht: Eine positive Schwere, eine gute Verbindung zu sich selbst.*

Diese Beobachtung machen wir sehr häufig: die Ressourcen tauchen im gleichen Repräsentanzsystem auf wie das emotionale Belastungsmaterial, hier also im Bereich des Körpergefühls. Wir sehen hier, wie von selbst Ressourcen entstehen, also dynamische Ressourcenorganisation. Die Spontanressourcen sind meist unauffällig, selten spektakulär und werden deshalb üblicherweise übersehen, im bipolarem EMDR jedoch systematisch fokussiert.

*Der nächste Schritt im bipolarem EMDR war deshalb die Frage nach guten Körpergefühlen als heilsamen Ressourcen gegen das Ekelgefühl. Ihr fiel sofort ein, dass sie solchen Körpergefühlen mittlerweile begegnet war. Sie war nach der letzten Stunde mit einer Mitpatientin Käsekuchen essen gegangen, es war ihr ein Genuss, sie fühlte sich satt. »Ich habe die Hände auf meinen Bauch gelegt, ich war satt und zufrieden, irgendwie aufgehoben. Das war wunderbar. Ich fühl' es immer noch.«*

Mich rühren solche Momente der inneren Verbindung zu den Heilungsressourcen auf eine eigentümlich intensive Weise an, irgendwie ebenfalls körperlich. Ich kann das schwer beschreiben. Es ist, wie wenn eine Energie im Raum fühlbar wäre.

*Es folgte das für bipolares EMDR typische Verankern dieser Positiverfahrung mit einem langsamen bilateralen Organisationsrhythmus, ich verwende hierfür oft das NeuroTec-Gerät, welches taktile Reize erzeugt oder Augenbewegungen, von denen das EMDR seinen Namen hat. Manchmal entwickeln Patientinnen sowohl gegen die taktile bilaterale Stimulation wie auch gegen Augenbewegungen subjektive Widerstände, die grundsätzlich und immer respektiert werden. In solchen Fällen können beliebige dem Patienten sympatische Stimulationsmethoden verwendet werden. Vollkommen unwichtig ist, ob dieser bilaterale Stimulationsrhythmus von der Therapeutin vorgegeben oder von der Patientin selbst erzeugt wird.*

*Dieses Prozessieren mit einem langsamen bilateralen Rhythmus dauerte ca. 5 Minuten. Die Patientin saß dabei mit geschlossenen Augen, atmete entspannt und setzte sich spontan immer wieder etwas anders in ihrem Stuhl zurecht, bis sie sich vollständig wohl zu fühlen schien. Nach Ende des Prozessierens sagte sie, sie sei erstaunt über die Intensität der inneren Ereignisse: »Viele Bilder sind aufgetaucht. Ich war in unserem früheren Garten, meine Mutter war bei mir, sie hatte gekocht, wir hatten gegessen, ich war satt und zufrieden, sie war stolz auf mich. Ich hatte alle diese Erinnerungen vollständig vergessen.« Sie bezifferte die Intensität der Ressourcen auf der 1 bis 7-Skala mit 5, also noch steigerungsfähig.*

*Die vierte und letzte Stunde zwei Wochen später begann sie mit einem Bericht. Sie habe in diesen zwei Wochen noch einmal erbrochen. »Das war zum Abschied nötig.« Irgendetwas habe sich seither verändert, sie sei auf eine andere Art spazieren gegangen, langsam und aufmerksam, ganz bei sich, sie sei schwimmen gegangen, seit langem zum ersten Mal, sie habe sich in die Sonne gesetzt und die Wärme genossen, sie habe genussvoll gefrühstückt und genau gewusst, was sie mag. Das Ekelgefühl sei vollständig verschwunden. Dieses starre bleiche Mädchen hatte Farbe bekommen, und nicht nur durch die Sonne.*

Das bipolare Prinzip der Psychotherapie ist nicht nur auf EMDR, sondern auf jedes Psychotherpapieverfahren übertragbar, auch auf Kunst-, Musik- und Körpertherapie. Stets ist das Ziel, im Hier und Jetzt der Therapiestunde eine optimale Balance zwischen Traumaschema und Heilungsschema herzustellen. Diese Balance ist nicht nur heilsam durch die Aktivierung des Absorptionsprozesses, sondern sehr lehrreich. Die Patientinnen (und ihre Therapeuten) realisieren aufgrund konkreter und evidenter Erfahrung, wie weit Stabilisierung fortgeschritten ist, welche Ressourcen sich bewähren und wie sie genutzt werden können. Es wird in der Arbeit mit bipolarem EMDR deutlich, welches Belastungsmaterial sich im Absorptionsprozess spontan auflöst, welches Belastungsmaterial schon zur aktiven Exposition in der kommenden Expositionsphase geeignet ist und welches emotionale Belastungsmaterial noch so stark ist, das es die aktuell verfügbaren Ressourcen noch überfordern würde.

Dieses Prozesswissen hat sehr intensive orientierunggebende Funktion, für Patienten wie für Therapeuten. Orientierung bedeutet zu wissen, was hinter einem liegt, wo man derzeit ist und was vor einem liegt. Die Patienten entwickeln eine eigene Gewissheit darüber, welche belastenden Themen aktuell zur Verarbeitung geeignet sind. Sie entwickeln auf diese Weise die Fähigkeit zur *aktiven Selbstfokussierung*. Sie können unterscheiden zwischen zu schwachem, zu starkem und geeignetem Traumamaterial, sie schützen sich selbst vor Überforderung und teilen ihre Zeit ein.[10]

---

10 Hierzu ein Beispiel aus anderem Zusammenhang. Seeleute überleben Schiffbruch

Ob in der Ressourcenorganisation mit bipolarem EMDR oder anderen geeigneten Techniken gearbeitet wird, kann durchaus der Ausbildung des Therapeuten und den Vorlieben beider Beteiligten überlassen werden. Am bipolaren EMDR schätzen die Patienten außerordentlich, dass es zu keinem Zeitpunkt der Therapiestunde zur Retraumatisierung kommt und nahezu jede Therapiestunde im positiven Bereich, d. h. mit guter, stabiler Verfassung endet. Die einfache gefühlte Wahrnehmung, dass es der Patientin am Ende der Therapiestunde besser geht als an deren Anfang, hat höchste motivierende Wirkung.

Generell zeigt sich bei der Ressourcenorganisation, dass sich die wirksamsten Ressourcen stets im selben Repräsentationssystem finden, wie die stärksten Traumaelemente. Beispielsweise sind bei stark körperlich repräsentierten Traumaschemata nicht visuelle Strategien, wie etwa die Sichere Ort-Übung, sondern eher mit Körperrepräsentanzen arbeitende Übungen wie beispielsweise die Lichtstromtechnik oder eine spontan auftauchende körperliche Ressource am nützlichsten.

Die Fähigkeit mit Körperrepräsentanzen zu arbeiten, sei es im Traumaschema oder im Heilungsschema, wird allgemein in den psychotherapeutischen Ausbildungen zu wenig gelehrt. Dieses Defizit ist in vielfältiger Weise in den Traditionen der einzelnen Methoden verankert, beispielsweise in der Abstinenzregel der Psychoanalyse. Nach meiner Einschätzung wird allerdings die Intelligenz des Körpers als zur Selbstregulation kompetentes System aufgrund solcher Traditionen unterschätzt, gerade auch die Fähigkeit zur Emotionsregulierung (Downing 2006). Wenn negatives emotionales Material in körperlicher Repräsentanz (man könnte kurz sagen: *somatomorph* auftaucht), dann wird ein lebendiger Kontakt zu diesem Material nur über die Körperrepäsentanzen möglich sein. Ein physischer Kontakt zwischen Therapeut und Patient ist dafür keineswegs notwendig, sondern nur die Fokussierung der Aufmerksamkeit auf die Körper-

---

am besten, wenn sie in Zeit und Raum auf dem Meer orientiert sind, also wissen, wo sie sind und wann mit Landfall zu rechnen ist. Sie kennen dann die Aufgabe, auf deren Bewältigung sie sich mit allem Überlebenswilllen konzentrieren können. Ein wunderbarer Bericht hierzu ist Steve Callahan: im Atlantik verschollen (1994).

repräsentanzen. Zugleich hält das System Körper für eben diese somatomorphen Traumarepräsentanzen Regulationsmechanismen bereit, die aktiviert und genutzt werden können.

Anscheinend haben die Patienten all das schon immer gewusst und wollten mit ihren Therapeuten über Brustdruck, Muskelschmerzen, Erstickungsgefühle, Tinnitus und Bauchschmerz sprechen, drangen aber bei ihren konservativ ausgebildeten Therapeuten damit nicht durch, weil diesen der Heilungsprozess als Sprechen über Probleme gelehrt worden war und Somatisierung als Widerstand.

Hier ist allerdings, gerade angeregt durch die Moderne Traumatherapie, glücklicherweise einiges in Bewegung gekommen. Bei Traumatisierten haben die Traumaschemata regelmäßig einen hohen Anteil von Körperrepräsentanzen und es ist selbstverständlich nicht möglich, sie zu ignorieren oder als Widerstand um zu deuten. Beispielsweise finden die traumatischen Reaktionen von Unfalltraumatisierten naturgemäß sehr stark im Körper statt und werden bei Entwicklung einer PTBS als Körperrepräsentanzen zum Kern des Traumaschemas (siehe die Kasuistik Herr S. im nächsten Kapitel).

In der Entwicklungsphase des bipolaren EMDR hatten wir angenommen, das Prozessieren des dynamischen Heilungsschemas sei die Vorbereitung auf später folgende Exposition mit dem EMDR-Standardprotokoll. Zu unserer Überraschung beobachten wir jedoch erstaunlich intensive *Absorptionsphänomene*. Die Überprüfung des Belastungsmaterials zu Beginn der folgenden Stunde ergab regelmäßig so stark abgesunkene SUD-Werte, dass eine weitere Arbeit daran, sei es bipolar oder mit dem Standardprotokoll nicht mehr erforderlich war, auch nach Einschätzung der Patientinnen, die unter diesem Material nicht mehr litten.

## 8.2.3   Expositionsphase

Unter Expositionsphase kann man die aktive und kontrollierte Annäherung an krankmachendes emotionales Material verstehen. Jede ungewollte Aktivierung von Belastungsmaterial ist nicht Exposition, sondern Retraumatisierung.

Ziel der Exposition ist die Reorganisation des Traumaschemas.

Wie in den vorangegangenen Kapiteln beschrieben, liegt der Expositionsprozess auf der »Lernkurve« der stationären Psychotherapie erst nach Stabilisierung und Ressourcenorganisation. Die Patienten lernen in der Stabilisierungsphase das oder die Traumaschemata kontrolliert zu berühren, sie haben verstanden und gelernt, Negativmuster zu kontrollieren, mit denen sie bislang Traumaschemata permanent in die Gegenwart hereingeholt hatten. Sie haben gelernt, allfällige unvermeidliche Aktivierungen von Traumaschemata und die daraus entstehende emotionale Belastung systematisch zu regulieren. In der Ressourcenorganisation haben die Patientinnen gelernt, sich auf die Aktivierung kohärenter Zustände zu konzentrieren. Durch diese beiden Prozesse hat sich die Vefassung naturgemäß außerordentlich verbessert. Die ehemals von Magersucht, Bulimie, Selbstverletzungsritualen oder Ähnlichem beherrschten Persönlichkeit- und Lebensbereiche sind massiv zurückgegangen, es dominieren nun kohärente Zustände, in denen die Patienten sich im guten Kontakt mit sich und ihrer Umgebung fühlen. Sie können spontan entstehende emotionale Belastungen mithilfe ihrer Ressourcen regulieren und können kontrolliert auch mit starkem Belastungsmaterial Kontakt aufnehmen, ohne überflutet zu werden.

Das subjektive *Leiden* hat dadurch stark abgenommen. Während der Stabilisierungsarbeit und der Ressourcenorganisation haben darüber hinaus lebhafte Absorptionsprozesse stattgefunden, aktiviert dadurch, dass sich die Patienten fast durchgehend im *Window of Tolerance* (Ogden u. Minton 2000) befinden. Das ursprüngliche emotionale Belastungsmaterial, seien es ungelöste Konflikte oder Traumaschemata, ist deshalb nicht nur kontrollierbarer geworden, sondern hat sich im Absorptionsprozess verändert. Die gefühlte Belastung ist zurückgegangen, Teile des ehemals blockierten Materials sind gleichsam ins Fließen gekommen. Die Patientinnen haben mit oder ohne Zutun von Therapeuten Lösungen für Dinge gefunden, die vorher unlösbar schienen. Häufig bemerken die Patienten den Absorptionsprozess nicht bewusst, weil er eher beiläufig und hintergründig abläuft. In der Computersprache würde man sagen, *speicherresident* vor sich geht. Dann führt eine Jugendliche ein Telefonat mit ihrer Mutter, ohne einen Wutausbruch zu bekommen und ohne darauf folgende Selbstverletzungsfantasien; eine Patientin fühlt die kontrollierenden Blicke ihrer Eltern beim Wochenendurlaub und kann trotzdem das essen, was zu ihrer Magersuchtstabilisierung erforderlich ist. Eine Mutter ist wütend auf ihr Kind, weiß, dass es ihre eigene Wut ist, tut *selbst*, was zur eigenen Beruhigung nötig ist und weiß auch wie das geht. Nachher ist sie stolz auf sich und weiß auch, dass sie Grund dazu hat.

In diesem Zustand, der nach erfolgreicher Stabilisierung und Ressourcenorganisation erreicht ist, bestehen erhebliche Freiheitsgrade zu entscheiden, ob und mit welchen Traumaschemata die Patientinnen sich in einer Expositionsphase beschäftigen wollen. Sie nähern sich dem Zustand der *Alltagsgesundheit.*

Was ist das? Auch alle Menschen, die niemals Psychotherapie brauchen, haben emotionale Belastungen aller Schweregrade erlebt, hatten aber aufgrund günstiger Umstände die Chance, in ausreichendem Maß eben das herzustellen, was die Patienten im stationären Setting in den ersten zwei Therapiephasen nachholen. Auch der Alltagsmensch ist nicht gesund im Sinne von vollständig emotional unbelastet und symptomfrei. Die Belastungen haben aber ein Maß, mit dem sich gut genug leben lässt. Wenn wir realisieren, welche Verbreitung beispielsweise Tinnitus, Allergien, Spannungskopfschmerz und Schlafstörungen haben (jeweils als Ausdruck unaufgelöster emotionaler Belastungskomplexe verstanden), dann wird klar, dass Alltagsgesundheit ein *relativ* gesunder Zustand mit einem akzeptablen Anteil ungelöster Probleme ist. Der Mensch ist trotzdem, wie Freud es ausdrückte, zum Lieben und Arbeiten im Stande. Mehr nicht. Ziel der stationären Therapie ist deshalb nicht die (illusionäre) vollkommene Gesundheit, sondern die Gewissheit, dem eigenen Lebensalltag *gut genug* gewachsen zu sein.

Manche Patienten (Therapeuten ebenso) neigen dagegen zur Mystifizierung des Expositionsprozesses, der wie eine Art Reinigungsritual alles Leid wegschwemmen soll. Diese Sichtweise hat schwere Nachteile. Die Reorganisation in kleinen Schritten wird entwertet oder halbherzig betrieben im Warten auf die große, endgültig Katharsis. Das Selbstbewusstsein der Patientinnen wird aber untergraben, wenn Ihnen vorgehalten wird, sie hätten das *Eigent-*

*liche* (die Traumaexposition) noch nicht geleistet. Auf diese Weise werden Patienten nicht geheilt, sondern geschaffen.

Natürlich muss klar gestellt werden, dass Exposition mit dem Ergebnis vollständiger und restloser Auflösung von Traumamaterial als Möglichkeit im seelischen Apparat angelegt ist und mit den heutigen traumatherapeutischen Verfahren auch kontrolliert und systematisch erreicht werden kann. Es ist sehr nützlich, wenn die Patientinnen im Stabilisierungsprozess, in der Ressourcenorganisation und in der beginnenden Exposition Vertrauen in diese Fähigkeiten zur vollständigen und restlosen Reorganisation mentalen Materials erwerben.

Die Expositionsphase sollte deshalb als *Probeexposition* beginnen. Die Patienten können einen oder mehrere geeignete *Belastungsknoten* von mittlerer Stärke auswählen und den Expositionsprozess mit einer zu ihnen passenden Technik erproben.

### 8.2.3.1 GIBT ES EINEN ODER MEHRERE VERARBEITUNGSPROZESSE?

In üblicher Sichtweise ist nicht von endogenen, autonomen Verarbeitungsprozessen die Rede, sondern von Behandlungstechnik. Darin ist die implizite, nicht hinterfragte Annahme enthalten, die Methode sei das Heilsame.

Selbstorganisatorisch gedacht ist die Methode nicht mehr als ein systematisch gesetzter Rahmen für Reorganisationsprozesse, die im Organismus vorhanden sind, die jedoch blockiert waren, sei es durch die Stärke des Belastungsmaterials, sei es durch eigengesetzliche Chronifizierungsprozesse (z. B. die Ausbreitung von Negativmustern) oder sei es durch ungünstige äußere Umstände.

In der stationären Psychotherapie ist die Situation sehr günstig, verschiedene solcher endogener Heilungssysteme zu beobachten, da Therapeutinnen mit unterschiedlichen Ausbildungen im Team zusammenarbeiten.

Wenn wir uns selbst zurücknehmen und genau beobachten, was in den Patienten im Expositionsprozess geschieht, dann wird deutlich, dass es im Menschen offenbar mehrere *systemspezifische Heilungsprozesse* gibt.

- der Übertragungsprozess
- der beschleunigte Informationsverarbeitungsprozess AIP nach Shapiro (1998)
- der körperliche Heilungsprozess (Upledger 2003, Downing 2006)
- die Sprache
- die Logik der Realität

Wir können an dieser Stelle festhalten, dass die fünf hier benannten Heilungsprozesse in unterschiedlichem Ausmaß wissenschaftlich erforscht und beschrieben sind. Jeder einzelne dieser Heilungsprozesse hat eine oder mehrere Behandlungsschulen hervorgerufen, die sich auf seine Erforschung und Nutzung konzentrieren. Gerade diese Schulenbildung wiederum behindert aber das Erkennen der gemeinsamen Prinzipien von Bildung und Funktion solcher endogener Heilungssysteme. Was offenbar noch fehlt, ist eine allgemeine Anatomie biologischer Heilungsprozesse. Vielleicht sind wir noch nicht soweit, diese allgemeine Anatomie der Gesundheit zu formulieren. Großartige Denker auf diesem Gebiet waren C. G. Jung und Gregory Bateson (1987) und Thure von Uexküll.

Ich möchte hier nur folgende Vermutung formulieren: Der menschliche Organismus steht wie jeder andere lebendige Organismus in ständigem Austausch mit seiner Umgebung. Der Organismus bildet in Folge dessen jene Prinzipien, nach denen die Welt sich *ordnet* in bestimmten Repräsentanzsystemen ab, die auch den biologischen Bauplan unseres Organismus bilden und mit diesem Bauplan vererbt werden und von jedem einzelnen Individuum im Zuge seines Werdens und Wachsens neu aufgebaut und weiter entwickelt werden. Diese teils ererbten teils erworbenen Systeme (beispielsweise Leiblichkeit, Bewusstsein, Sprache) sind ordnungsstiftende, synthetische Systeme. Der Organismus aktiviert sie gezielt und bringt sie in Kontakt mit allen Bereichen, in denen kritische Formen von Desorganisation herrschen. Somit können wir vermuten, dass Selbstorganisation und Bipolarität Grundgesetze aller somatischen und mentalen Reparaturvorgänge sind. Oder anders ausgedrückt: Der menschliche Organismus einschließlich des mentalen Apparates ist ein hoch komplexes System, eingebettet in eine ebenfalls hoch komplexe Umwelt. Beides folgt aber nach dem Prinzip der Isomorphie denselben Ordnungsprinzipien. Deshalb können wir, auch ohne Heilungsprozesse im Detail zu kennen, postulieren, dass es endogene, dem Organismus eigene Systeme geben muss, die jene Kohärenz, die zum Leben erforderlich ist, erzeugen und Störungen beheben können.

Wir werden uns im Kapitel 13 hiermit näher befassen.

### 8.2.3.2 MIT WELCHEM MATERIAL UND MIT WELCHER METHODIK WIRD IM EXPOSITIONSPROZESS GEARBEITET?

#### 8.2.3.2.1 Die Arbeit mit den Makrotrauma

Die Expositionsarbeit mit EMDR hat sich in der kurzen Geschichte dieser Methode bereits in mehreren Stufen weiterentwickelt. Klassisches Vorgehen ist die Anwendung des EMDR-Standard-Protokolls auf ein oder mehrere Makrotraumata. Solche Situationen ergeben sich in der stationären Psychotherapie eher selten. In der Regel sind die Patienten so instabil, dass bei der Fokussierung auf ein Makrotrauma der Kontakt zu den Ressourcen und zum Therapierahmen verloren geht, die emotionale Belastung steigt über das Toleranzfenster hinaus an, es kommt deshalb keine heilsame Reorganisation in Gang.

Auch die sorgfältige und systematische Vorarbeit in der Stabilisierungsphase und in der Ressourcenorganisation lässt eine Exposition mit dem Standard-Protokoll in diesen Fällen noch nicht zu. Die Gründe liegen fast immer darin, dass es sich in Wahrheit um eine Situation der *komplexen Traumatisierung* handelt. Nähert man sich einem Makrotrauma an, so erkennt man sehr häufig, dass es noch frühere, gleichsam eingekapselte, aber nicht wirklich verheilte Kindheitstraumata wiederholt. Gerade deren Existenz hat verhindert, dass jenes hinzugekommene traumatische Ereignis bearbeitet und integriert werden konnte. Dazu kommen *Sekundärbelastungen* beispielsweise Arbeitsplatzverlust, Eheprobleme, administrative Traumata durch gedankenlose Eigeninteressen von Versicherungen und natürlich auch Traumata durch misslungene Behandlungsversuche.

Wir haben deshalb das EMDR-Standard-Protokoll weiterentwickelt zum *bipolaren EMDR*, das nicht nur wie beschrieben in der Resourcenorganisation, sondern auch in der Exposition verwendet werden kann. Einer Retraumatisierung durch überstarke Exposition lässt sich mit der bipolaren Technik jederzeit entgegenwirken durch Aktivierung des Ressourcenpols während des Expositionsprozesses. Der Patient kann sich, erst angeleitet, dann zunehmend selbst gesteuert, über die ganze Sitzung hinweg im Bereich der *optimalen Fokussierung*, also im Toleranzfenster, halten. Im vorangegangenen Abschnitt ist dies ausgeführt worden.

Die Arbeit mit der bipolaren Technik in der Phase der Ressourcenorganisation ist deshalb auch ein Test, was der Patient schon kann. Sollte sich zeigen, dass der Kontakt zum Ressourcenpol und zum Therapierahmen schon völlig stabil sind und keiner speziellen Unterstützung bedürfen, kann am Makrotrauma mit dem EMDR-Standard-Protokoll weiter gearbeitet werden.

Hier ein Fallbeispiel zur Exposition mit der bipolaren Technik:

*Der 43-jährige Herr S. ist unter einem totalitären Regime aufgewachsen. Er war bis zu seinem Verkehrsunfall, der seine Gesundheit und Existenz zerstörte, ein erfolgreicher Geschäftsmann. Er hat sein Herkunftsland als Gefängnis erlebt. Sein Vater war ein harter, systemidentifizierter Mann, das Lebensgrundgefühl des Patienten war: Ich versuche mich aufzurichten, versuche jemand zu sein, versuche stark zu sein, dann kommt jedesmal ein Angriff, der mich niederwirft, zerstören möchte. Etwa so ist sein Vater tatsächlich mit ihm umgegangen.*

*Offenen Angriff, Gegenwehr hat er nie gewagt, die Grundangst vor Vernichtung verläßt ihn nie. Seine Mutter sieht er als Opfer des harten Vaters und seines Regimes. Tief in ihm scheint es eine Retterfantasie zu geben. Wenn er, der Sohn, nur tüchtig genug ist, hart genug arbeitet, wird er seine Mutter, die schwach ist, schützen können.*

*Den Untergang seines Herkunftsstaates hat er als Befreiung erlebt. Er zieht mit Frau und Kindern nach Deutschland und baut erfolgreich sein Handelsunternehmen auf. Es geht ihm gut. Eines nachmittags stoppt er sein Auto am Ende eines Autobahnstaus. Er schaut beiläufig in den Rückspiegel und sieht einen Sattelschlepper von hinten auf sich zu rasen, der offenbar nicht bremst. Er weiß im selben Moment, dass der Lkw ihn rammen wird, er sitzt hilflos gelähmt, bis der Lastwagen tatsächlich in ihn hineinkracht. Die bewusste Erinnerung setzt erst wieder ein, als Helfer ihn auf den Beifahrersitz zerren, um ihn aus dem Auto zu holen, er sieht ein anderes Auto brennen, sieht ein Feuerwehrfahrzeug. Er bekommt mit, wie er in einen Rettungswagen verladen wird, sieht durch eine Lichtluke den Himmel und es setzt etwas ein, was wir im nachhinein als Nahtoderfahrung verstehen können. Er ist überzeugt zu sterben, sieht sich auf einer grünen Wiese, er scheint zu schweben, bis ihn die Stimme des Notarztes erreicht, der ihn fragt, ob er die Beine bewegen kann. Er versucht es und seine Sterbefantasie bricht ab. Diese Sterbeerfahrung hat offenbar eine schwerste psychische Traumatisierung hinterlassen.*

*Nach der Krankenhauseinlieferung wurde festgestellt, dass er körperlich nicht schwer verletzt war. Er hatte nur multiple Prellungen, aber praktisch von Anfang an schwere Dauerschmerzen im gesamten Rumpf, die bis heute anhalten. Wir können dies im nachhinein als körperlich eingefrorene Schockerfahrung verstehen. Er muss sich während des Unfalls maximal verkrampft haben, was sich erst eineinhalb Jahre später während der Traumatherapie langsam löste. Ich werde davon berichten.*

*Fünf Tage nach dem Unfall setzten schwere nächtliche Flashbacks ein, er sah brennende Autos, Feuerwehrwagen, stand unter panischer Angst und entwickelte massiv zunehmende Schmerzen. Er wurde aus dem Krankenhaus entlassen in lediglich körperlich stabiler Verfassung. Zu Hause verkroch er sich in sein Haus, das er kaum verließ, da die Straße von seinem Haus in die Stadt am Unfallort vorbeigeführt hätte.*

*Drei Monate nach dem Unfall begann er, mittlerweile schwer suizidal und hoffnungslos, eine Psychotherapie, die zu einer gewissen Stabilisierung führte.*

*Etwa 15 Monate nach dem Unfall kam er auf Anraten seines Therapeuten und der Berufsgenossenschaft zur stationären Psychotherapie. Die Alpträume waren etwas weniger geworden im Vergleich zur Zeit direkt nach dem Unfall. Weiterhin bestanden schwere Dauerschmerzen im gesamten Bewegungsapparat und Kopfschmerzen. Er war auffällig mental beeinträchtigt, chronisch unkonzentriert, vergeßlich und in einer zum Dauerzustand gewordenen affektiven Grunderregtheit, sodass er sich nur wenige Stunden am Tag in seinem Unternehmen mit einfachen Dingen beschäftigen konnte. Ein Invalider.*

*In der Anamneseerhebung wurde deutlich, wie gut der ambulante Therapeut gearbeitet hatte. Der Patient ist visuell begabt, der Therapeut hatte ihm als Stabilisierungstechnik zahlreiche imaginative Zugänge zum sicheren Ort und zu inneren Helfern erschlossen. Er war nach wie vor sehr leicht triggerbar. Jedes laute Geräusch, wie z.B. Türenknall, bewirkte eine heftige Schreckreaktion und massiv zunehmende Schmerzen als somatisches Flashback der Unfallerfahrung.*

*Also: das emotionale Belastungsmaterial ist weiterhin extrem stark, ein stabilisierender Ressourcenpol ist vorhanden, aber schwach. Jederzeit ist eine Triggerung und ein psychischer und körperlicher Flashback möglich.*

*Ich schildere nun die Arbeit mit bipolarem EMDR anhand einer Behandlungsstunde.*

*Den Beginn bildet stets die vorsichtige Fokussierung des aktuell als Belastung empfundenen emotionalen Materials. Er erzählt nach kurzem Nachdenken, dass ihn ein aktuelles Ereignis an den Rand seiner Belastbarkeit brachte: Eine Mitpatientin stolpert direkt neben ihm beim Verlassen des Speisesaals, stößt sich am Türrahmen und schlägt sich dabei die Augenbraue auf. Eine schmale Blutspur rinnt ihr über die Wange.*

*Er erzählt, dass auch er direkt nach dem Unfall an der gleichen Stelle in seinem eigenen Gesicht eine Blutspur und Schwellung gefühlt hatte. Noch heute ist es so, dass im Zustand starker emotionaler Belastung die gleiche Stelle wieder anschwillt. Wir kennen dieses Phänomen mittlerweile von anderen Unfalltraumatisierten. Die Körper-Flashbacks wiederholen auch die vegetative Körperreaktion in der traumatischen Situation, manchmal bis hin zu spontanen Blutungen.*

*Das Fokussieren bedeutet bereits eine Wiederbegegnung mit dem traumatischen Material. Wir müssen deshalb sorgfältig die Belastungsgrenzen beachten. Herr S. schwitzte beim Fokussieren auf den belastendsten Moment derart, dass ich es in der Therapiesitzung sehen und riechen konnte, er hielt sich mit beiden Händen stark verkrampft an den Stuhllehnen fest. Seine negative Kognitionwar: »Ich bin hilflos, keiner glaubt mir.« Den emotionalen Belastungsgrad (SUD) bezifferte er an der Grenze zum Unerträglichen. Er sagte: »Es ist genug, ich bin am Limit.«*

*Wir schulen die Patienten systematisch, ihre eigene Belastungsgrenze zu erkennen und niemals zu überschreiten. Ohne die bipolare Technik hätte die Sitzung hier abgebrochen werden müssen, da evident war, dass er einem direkten Durcharbeiten nicht gewachsen gewesen wäre. Der nächste Schritt im bipolaren EMDR ist die kontrollierte Distanzierung des traumatischen Materials und die Fokussierung der Stabilisierungsressourcen. Dies gelingt bei vorher gut organisiertem positivem Pol rasch und zuverlässig innerhalb weniger Minuten. Der Patient visualisierte seinen sicheren Ort, er sah sich am Meer, nahm Verbindung mit allen inneren Helfern auf, dies ist für ihn das hilfreiche Naturelement Wasser, die Farbe blau, ein entspanntes ruhiges Körpergefühl. Diese EMDR-Ressourcenorganisation wird stimuliert durch langsame Augenbewegungen oder taktile Stimulationen mit dem Neurotec-Gerät. Der langsame bilaterale Rhythmus der taktilen Stimulation unterstützt aus noch nicht völlig erforschten Gründen die Ressourcenorganisation, ein schneller bilateraler Rhythmus fördert das Reprocessieren, also das Durcharbeiten des Belastungsmaterials.*

*Im nunmehr guten Kontakt mit seinen Stabilisierungsressourcen tauchte sein positiver Heilungssatz auf: »Es ist vorbei«. Dieser Satz enthält das zentrale Heilungsziel des Patienten: Das Belastungsmaterial soll in der Vergangenheit verschwinden.*

*Herr S. war nun völlig ruhig, atmete tief, die Hände entspannt auf den Oberschenkeln.*

*Der positive kohärente Pol läßt sich noch intensivieren durch die Organisation einer zentralen Heilungsfantasie: An welches Endlager, so fragte ich ihn, muss das Belastungsmaterial geschafft werden, um endgültig vorbei zu sein? Die Antwort war ihm sofort klar: In einer gemauerten Grube im Boden, mit einem schweren Deckel verschlossen, weit weg von hier. Der Patient war fast vergnügt bei der Vorstellung dieser Endlagergrube. Er erzählte ein wenig vom realen Vorbild dieser imaginierten Grube und schien sich auf den Abtransport des Belastungsmaterials dahin geradezu zu freuen.*

*Im sicheren Kontakt mit den Stabilisierungsressourcen ermöglicht bipolares EMDR nun den kontrollierten Zugang zu geeigneten Elementen des traumatischen Materials. Der nächste Schritt ist deshalb die kontrollierte Annäherung an das Traumamaterial. Die Instruktion für den Patienten kann lauten:* »*Gehen Sie in sicherem Kontakt mit dem positiven Pol auf das Belastungsmaterial zu, wenn es zu stark ist, gehen Sie zurück zum sicheren Ort, wenn es zu schwach ist, gehen Sie näher auf das Material zu, bis Sie die genau richtige gut verarbeitbare Menge an Belastung fühlen.*« *Die Patienten haben also völlige Kontrolle über die Belastungsstärke. Sie gehen aktiv handelnd damit um, statt dass sie, wie bislang, davon überflutet werden.*

*Nach kaum einer Minute bestimmte der Patient: Ich bin soweit, ich habe es.*

*Der nächste Schritt war die Aufforderung, genau dieses Material auf seine individuelle Weise in der Endlagergrube zu verstauen, diese sicher zu verschließen und zurückzukehren.*

*Noch während ich ein paar Notizen machte, öffnete er die Augen, schaute mich direkt an und sagte:* »*Es ist vorbei, ich kann es fühlen.*« *Die Muskelschmerzen seien vorbei, er fühle sich wohl.* »*Ein wunderbares Gefühl*«*, wie er sagte.*

*Man schließt diese Arbeit stets mit genauer Quantifizierung des Ergebnisses ab. Er bestimmte seine Stabilität auf der 1–7 Skala auf 6, den momentan fühlbaren Restbelastungsgrad des ausgewählten Materials auf der 0–10 Skala auf 0 und berichtete in der Schlussevaluation amüsiert, wie das Material im Moment des Verstauens in der Endlagergrube verschwunden war und die Schmerzen sich im gleichen Moment lösten.*

*Wichtig ist, Shapiro hat das stets betont, die sorgfältige Beobachtung des weiteren Verlaufs nach der Stunde: Ist die Auflösung des Materials stabil, welche Reste sind noch aktiv, was muss noch nachbearbeitet werden.*

*Dieser Patient berichtete eine Woche später, es sei ihm intensiv klar geworden, dass er seine eigene Aggressivität, die er im Hintergrund stets als Grunderregung gefühlt habe, nicht länger fürchten müsse. Er sei deshalb zum Gerätetraining gegangen, habe fast 2 Stunden auf dem Laufband gearbeitet, in den Tagen danach keinerlei Muskelschmerz gefühlt und alptraumfrei ruhig geschlafen.*

*Was wir in solchen Expositionsprozessen mit bipolarem EMDR sehen, sind selbstorganisatorische Vorgänge. Es ist nicht die Methode oder der Therapeut, was heilt, sondern das organisiert und kontrolliert eingesetzte Heilungssystem im Patienten selbst. Als Therapeuten bescheiden wir uns damit, die Intendanten dieses Prozesses zu sein.*

In der bipolaren Technik des EMDR ist die Fokussierung auf Körperrepräsentanzen gut möglich, im Prinzip natürlich in jedem Psychotherapieverfahren. Spezielle Körpertherapieverfahren verfügen darüber hinaus über sehr differenzierte Techniken und einen dazugehörigen theoretischen Modellkorpus. Die ressourcenaktivierende Arbeit mit Körperrepräsentanzen ist auch in dem lesenswerten Buch von Rothschild (2002) gut dargestellt.

### 8.2.3.2.2 Die Arbeit mit intratherapeutischem Material

Bei der Auswahl des geeigneten Belastungsmaterials gilt immer das *Prinzip der emotionalen Präsenz*. Nur das, was im Jetzt der Stunde von beiden Beteiligten als präsent und wesentlich *gefühlt* wird, wird in Bewegung kommen und ist für die Arbeit geeignet. Man kann das auch anders ausdrücken: Nicht der Therapeut wählt das Material aus und auch nicht der irgendwelchen Vorannahmen und Konventionen folgende *Verstand*, es ist vielmehr der Heilungsprozess selbst, der im Patienten bestimmtes Material auswählt und in die Stunde bringt. Das ist kein kognitiver, bewusster und damit expliziter Vorgang, sondern ein Geschehen auf emotionaler und instinktiver Ebene, also ein impliziter Vorgang.

Man kann als Therapeut die Auswahl des Materials unterstützen, indem man beispielsweise fragt: »Welches Material ist für diese Stunde heute geeignet, was ist präsent und auch lösbar?« Die Frage setzt natürlich ein implizites prozedurales Wissen der Patientin eben darüber voraus, was präsent und geeignet ist. Ebenso erforderlich ist ein Vertrauen des Therapeuten in diese Fähigkeiten der Patientin und, nicht zu vernachlässigen, ein Vertrauen des Therapeuten in seine *eigene* Fähigkeit zur Wahrnehmung, was emotional präsent und prozedural möglich ist. Oder als Metapher: der Bergsteiger wählt an einem bestimmten Tag einen bestimmten Gipfel, sei er niedrig oder hoch, sei er vor der Hüttentür oder weiter entfernt. Der Bergführer überprüft mit all seinem prozeduralen Wissen diese Wahl. Erst dann beginnt die Arbeit.

Natürlich muss auch der Therapeut dem Material gewachsen sein. Es ist nicht ehrenrührig, sondern sehr professionell, wenn eine Therapeutin ihre eigenen Grenzen schützt. Wenn ich weiß, dass ich eine Therapiestunde pünktlich beenden muss oder am Ende eines langen Tages müde bin oder zu Beginn der Stunde emotional verschlossen bin, weil ich mit irgendetwas anderem zu sehr beschäftigt bin, dann weise ich darauf hin, dass ich an diesem Tag von meiner eigenen Verfassung her eher die Arbeit an einem kleinen Stück bevorzugen würde. Solche expliziten Abstimmungen über die Materialauswahl müssen, wenn es erforderlich ist, als etwas Selbstverständliches stattfinden können, sie sind aber eher selten notwendig, weil sich die prozedurale Abstimmung zwischen Patient und rahmengebendem Therapeuten als unbewusstes Affect attunement reguliert.

In manchen Behandlungen erscheint das Traumaschema nicht als Erinnerung an Damaliges, sondern als *intratherapeutisches Material* und ist nur in dieser Erscheinungsform präsent und prozessierbar. Solche Übertragungsvorgänge sind nicht eine Störung des EMDR, die bekämpft werden müsste, sondern sie sind die für diesen Patienten notwendige, genau richtige und geeignete Erscheinungsform des Materials. Das intratherapeutische Übertragungsmaterial zu ignorieren hieße, statt des Präsenten etwas Nichtpräsentes auszuwählen, die Folge wäre die Arbeit mit einem *Pseudofokus*. In die Arbeit mit dem Pseudofokus wird sich dann das gerade eben vermiedene intratherapeutische Material natürlich wieder lebhaft hinein schieben mit der Folge einer weiteren Fluchtbewegung und der Suche nach einem neuen Pseudofokus. So entstehen lang hingezogene Stagnationen des therapeutischen Prozesses.

Sofern die Therapeutin also geschult ist, intratherapeutisches Material (Übertragungsmaterial) zu erkennen und dazu professionelle Distanz zu halten, kann es wie alles andere ausgewählt und mit EMDR prozessiert werden.

## Hierzu ein Fallbericht

*Die 22jährige Franziska ist eine großgewachsene junge Frau, sie ist in stationärer Psychotherapie wegen einer schweren Essstörung. Es begann vor 7 Jahren mit Erbrechen, seit 5 Jahren hatte sie mehrfach täglich Fressanfälle mit massivem Erbrechen, dann eine anorektische Phase mit Gewichtsverlust von 64 auf 41 kg. Sie hat sich regelmäßig selbstverletzt und sich kürzlich eine so tiefe Wunde am linken Unterarm zugefügt, dass genäht werden musste. In diesem Zustand kam sie zu einer ersten stationären Psychotherapie in unsere Klinik. Nach der Entlassung aus dieser ersten Behandlung war sie in Bezug auf Essstörung und selbstverletzendes Verhalten stabil, nun ist sie aber in eine schwere psychische Krise hinein geraten. Sie schläft kaum noch, leidet unter schweren Alpträumen und fühlt sich am Tage fast ständig in dissoziativen Zuständen, wodurch sie erheblich in ihrer Fähigkeit zu studieren beeinträchtigt ist. Im Kontakt mit anderen Menschen fühlt sie sich häufig wie durchlässig und hat das Gefühl, Andere kämen ihr viel zu nahe. Ausgelöst wurde die aktuelle psychische Krise durch eine zugespitzte familiäre Situation. Sie habe von außerehelichen Beziehungen beider Eltern erfahren, sie befürchtet eine Trennung der Eltern, sie ist mittlerweile bei ihren Eltern ausgezogen und merkt, dass ihre Eltern die Krankheit des Kindes zur eigenen Stabilisierung missbraucht haben. Ihrem Vater geht es dadurch schlechter, er klammert an ihr, ruft sie regelmäßig an, sie fühlt sich dadurch stark verunsichert und bedroht.*

*Im jetzigen zweiten stationären Aufenthalt hatte sie sich im Rahmen sorgfältiger Stabilisierungsarbeit auch mit dem beschäftigt, was wir Belastungslandkarte nennen, also das Erzeugen eines kognitiven Wissens über unverarbeitete emotionale Belastungssituationen, über die zunächst ein Wissen erzeugt wird und hatte die Fähigkeit erworben, kontrollierte emotionale Distanz einzuhalten. Sie erzeugt diese Belastungslandkarte teilweise in der Kunsttherapie als Bilder, teilweise sprachlich als Wissen und Bericht. Sie beginnt auch bewusst zu begreifen, dass es in ihrer Familie über Jahre hinweg ein bis heute wirksames Tabu gibt, über geheim gehaltene sexuelle Übergriffserlebnisse zu sprechen.*

*Sie fragt 3 Wochen nach Beginn der stationären Therapie nach, ob sie bei mir während ihrer stationären Therapie zusätzlich Einzelstunden bekommen kann. Dies ist nicht unüblich, beispielsweise wenn spezielle Traumatherapie erforderlich ist.*

*Im vereinbarten Termin sitzt sie mir auf eine sehr charakteristische Weise gegenüber. Sie beugt sich nach vorne, lehnt sich nie an, kommt mir auf diese Weise mit dem Kopf näher. In der Starrheit dieser Haltung, die sie kaum variiert, liegt etwas, was ich als ungesund empfinde. Sie benennt einige Probleme, wegen denen sie sich überlegt hat, bei mir zusätzliche Traumatherapie zu machen. Das erste ist eine Leere im Kopf, sie fühlt sich dann wie verstopft im Geist und kann nicht mit den Bildern arbeiten, die auftauchen. Das ist verbunden mit einem tauben Körpergefühl. Wenn sie diese Trennung vom eigenen Körper fühlt, ist ihr der Verstand wie vernebelt. Ein zweites Problem ist, dass sie manchmal starke Emotionen hat, Wut, Hilflosigkeit und sich dabei sehr kindlich fühlt. Sie leidet sehr darunter. Ein drittes Problem ist, dass sie sich manchmal, eigentlich fast immer, ganz alleine fühlt. Irgendwie hat sie das Gefühl, dass man sie nicht mit sich selbst alleine lassen darf, man soll sie vorsichtig auf sich selbst verweisen, wie sie sagt. Während sie das ausspricht, bekomme ich ein psychosomatisches Gegenübertragungssymptom, ein punktförmiges Brennen im Rachen, was mir die Tränen in die Augen treibt und mich am Sprechen hindert. Ich weiß, dass ich dieses Symptom dann bekomme, wenn sich ein plötzlicher, mir zu plötzlicher und zu dichter emotionaler Kontakt herstellt. Ich habe dieses Symptom nicht oft, aber wenn, dann habe ich mir angewöhnt, es einfach geschehen zu lassen im Vertrauen darauf, dass meine Emotion, die es auslöst, schon wieder abklingen und mir dabei auch klarer werden wird. Während dies geschieht, sagt sie, dass in ihr ein panisches Gefühl ist, ein Gefühl wie: es gibt kein Entkommen. Gleich darauf, nachdem es ausgesprochen ist, geht die Spannung zurück, mein Symptom auch. Sie sagt, diese Empfindung verliert an Macht, sie kann innerlich auch anderen Empfindungen Raum geben, es taucht so etwas wie ein Freiheitsgefühl auf, vielleicht auch ein Sicherheitsgefühl.*

In dieser ersten Stunde ist also emotionales Belastungsmaterial aufgetaucht, welches durch die Therapiestunde und irgendwie durch mich als Therapeut getriggert worden ist. Dass es mit einem psychosomatischen Gegenübertragungssymptom bei mir verbunden war, zeigt seine Heftigkeit. Die Fähigkeit der Patientin zur Bewältigung dieses Materials zeigt sich im spontanen Ressourcenkontakt am Ende der Stunde, dem Spannungsabfall, verbunden mit spontanen Ressourcen: dem Freiheitsgefühl, dem Sicherheitsgefühl. Hier ist spontan und noch ohne mein Zutun eine bipolare Struktur entstanden mit einer Aktivierung der Ressourcen während des Kontakts zum Traumamaterial.

*In der nächsten Stunde schlage ich ihr vor, an eben jenem emotionalen Belastungsmaterial zu arbeiten, was in der aktuellen Stunde selbst und in der therapeutischen Zusammenarbeit mit mir auftaucht, was also durch die Therapie selbst aktiviert werden wird.*

*Sie sitzt heute anders, zurückgelehnt und spricht darüber, dass jetzt zum Beginn dieser Therapiestunde eher gute Zustände sind, ein Freiheitsgefühl, sie kann atmen, sie denkt daran, wie sie in der Reittherapie auf dem Pony gesessen hat, sie hat eine gute innere Verbindung zu ihrer Kraft, zur Erinnerung an den guten Rhythmus der Bewegung. Dieses gefühlte Positive bringt sie in ein Bild: es ist, wie wenn über einem Sumpf ein Brett läge, was ihr Halt gibt. Auf meine Frage, ob die Stunde auch Negatives in ihr auslöst, sagt sie, es ist auch etwas Genervtes in ihr, etwas »Hippeliges« und sie stellt sich vor, wenn sie dem Raum gibt, dann würde ich unwirsch reagieren, ich werde ausrasten. Sie fühlt sich aber verpflichtet, mir immer dankbar zu sein, deshalb kann sie dieser »Genervtheit« in sich keinen Raum geben.*

*Während sie darüber spricht, merke ich, dass bei der Beschäftigung mit ihrer Genervtheit und ihrer Hippeligkeit eine lebendige Energie fühlbar wird, während das Sprechen über Dankbarkeit eher mit einem tauben, lahmen Gefühl verbunden ist, sie beugt sich dabei auch wieder nach vorne. Ich entscheide, das anzusprechen und sage ihr, dass diese Genervtheit und Hippeligkeit sich wie eine Energie anfühlt, von der die Therapie profitieren kann, während mich die Dankbarkeit eher lähmt und blockiert. Sie scheint ziemlich überrascht, lehnt sich wieder zurück, lacht, dann wird sie rot, fasst sich mit den Händen an den Kopf und sagt: es ist so peinlich, alles das ist so peinlich. Sie ist dabei so lebendig, wie ich sie noch nie erlebt habe.*

*Die Therapiestunde hat wiederum spontan und ohne großes Zutun von meiner Seite bipolare Struktur, das intratherapeutische Traumamaterial löst spontan Ressourcen aus. Das Freiheitsgefühl, auch das Sicherheitsgefühl haben sich seit der letzten Stunde organisiert und verstärkt, eine weitere Ressoruce ist aufgetaucht, eine aggressive Energie, die offenbar im Begriff ist, einen inneren Helfer zu bilden. Sie spricht weiter von ihrem Vater, wie entfremdet sie sich ihm fühlt, sie weint dabei und sagt, es verwirrt sie, sie verliert über ihre Gedanken die Kontrolle, ein Druck in der Brust taucht auf. Wieder hat sie dieses panische Gefühl: ich bin verloren, die Luft bleibt mir weg.*

*Ich frage sie, was sie darüber denkt, dass ihr dieses emotionale Material jetzt in dieser Stunde im Gespräch mit mir begegnet. Sie sagt, sie schämt sich furchtbar, es ist ein Zustand, wie wenn sie durchsichtig wäre. Sie beobachtet, dass beim Sprechen über den Vater in ihr Bilder auftauchen, am allerpeinlichsten ist ihr die Vorstellung, ich könnte diese Bilder sehen.[11] Während sie dies sagt, bemerke ich einen lebendigen Kontakt zu ihr, sie spricht genau von dem, was sie gerade bewegt und teilt sich mir mit. Ich weise sie auf diese Fähigkeit hin: ihr Verstand scheint ihr ein guter innerer Helfer zu sein, er hilft ihr diesen emotionalen Aufruhr klar zu beobachten, Sprache und Mitteilung an mich daraus zu machen. Sie denkt ein wenig nach und sagt dann, dass es gut ist zu fühlen, wie es etwas außerhalb dieser Emotionen gibt: »Das fühlt sich wie eine Art Anker an, etwas zum Festhalten«. Ich schlage ihr vor, diesen Ressourcenkontakt in einem kurzen EMDR-Prozess zu organisieren. Sie ist einverstanden, schließt die Augen, bestimmt den subjektiv als passend empfundenen EMDR-Rhythmus. Sie beginnt den Ressourcenkontakt mit ihrem Kraftgefühl, am intensivsten in den Armen wahrgenommen, sie sitzt zurückgelehnt, der Atem wird rhythmischer, sie lacht ein wenig und beendet den kurzen EMDR-Prozess von sich aus, öffnet die Augen. Sie sagt ruhig und offenbar ohne sich zu schämen: es war eine gute Stunde, es ist genug für heute.*

---

11 Natürlich ist jeder Analytiker versucht, den offensichtlichen Übertragungsprozess zu deuten. Wir arbeiten hier aber mit anderer Technik.

In dieser zweiten Stunde hat sich die bipolare Struktur des Heilungsprozesses verdeutlicht. Im negativen Bereich ist intensiv gefühltes Belastungsmaterial aufgetaucht, ihre Scham auch vor mir, noch nicht näher bezeichnete Flashback-hafte Bilder und im Heilungssystem mehrere stark wirksame Ressourcen: Empfindungen von Freiheit und Sicherheit, Aggressivität als innerer Helfer und zuletzt die Nutzung der hilfreichen Aggression als Verbindung zur körperlichen Kraft. Etliche Elemente des bipolaren EMDR sind noch nicht eingeführt, so z.B. die negative und positive Kognition, die Bestimmung des Belastungsgrades auf der SUD-Skala und die Bestimmung des Ressourcenkontaktes auf der VoC-Skala.

*Nach Ende dieses zweiten Abschnittes ihrer stationären Therapie fragt sie etwa 2 Monate später an, ob sie ihre Therapie bei mir ambulant fortsetzen kann. Im Vorgespräch sagt sie, dass sie die Therapiestunden weiterführen möchte, weil sie den Plan, an dem Material zu arbeiten, was in der Therapie selbst und in der Zusammenarbeit mit mir aktiviert wird, gut findet. Sie möchte sich trauen, auch ihre antitherapeutischen Seiten haben zu dürfen. Ihren Zorn und ihre Passivität, so meint sie, hat sie bisher nämlich heraus gehalten. Was sie noch überlegt ist, wie es ihr gehen wird, wenn ich an meinen Prinzipien festhalte, wenn sie auf meine Strenge trifft, mit der ich bestimmte Dinge in Therapien niemals zulasse. Nachdem ich mich vergewissert habe, dass ich verstanden habe, was sie meint, sage ich ihr, dass sie in der Tat auf meine Prinzipien stoßen werde, die ich auch, wenn es nötig ist, mit Strenge durchsetzen werde und zwar z.B. das Prinzip, dass in der Therapiestunde niemals über die emotionale Belastungsgrenze gegangen wird und dass es immer einen positiven Pol geben muss, dadurch, dass sie sich in der Therapie nicht nur mit Belastungen, sondern auch mit ihren Kraftquellen befasst.*

*In der nächsten Stunde bringt sie mehrere Texte mit, die sie zu Hause geschrieben hat. Sie sagt, diese Texte sind so furchtbar, dass sie sich überwinden muss, mir das zu zeigen. Einen bittet sie mich gleich zu lesen, die Anderen später. Es sind 2 Seiten, in die sie alles an Wut und Hass hinein gelegt hat, wozu sie sprachlich fähig ist. Ich fühle in der Stunde und beim Lesen die konzentrierte Energie, mit der sie an ihrer Therapie mitarbeitet und bin in keiner Weise beunruhigt. Es tauchen nun eine ganze Serie von heftigen Belastungsknoten auf, sie denkt an ihre Wut, atmet dabei heftig, an ihre unverschämte Seite, an ihre Destruktivität. Sie denkt an negative Frauengestalten und an ihre Mutter, eine negative Kognition taucht auf: »ich werde nicht gesehen, niemand hört mich«.*

*Sie schaut mich an und sagt: »das gehört auch in die Therapie. Jetzt könnten sie z.B. beruhigend zu mir sagen, dass das eben alles seine Zeit braucht, bis es besser wird. Ich würde derartig wütend auf sie werden.« Sie sinkt etwas zusammen und sagt: »Sie könnten noch etwas tun. Sie könnten sagen, für das, was mein Vater gemacht hat, spielen Inzestwünsche bei mir eine Rolle. Ich glaube, dann würde ich Sie umbringen wollen.« Sie sitzt vornüber, die Hände über den Ohren, eine maximale, nach meinem Empfinden nicht mehr steigerbare Belastung ist fühlbar. Ich sage ihr das und sage ihr weiter, dass sie nach meiner Überzeugung am Belastungslimit ist und es deshalb an der Zeit ist, die Kraftquellen zu unterstützen, die das heilsame Gegengewicht bilden. Sie lehnt sich zurück, was fast immer die erste auftauchende Ressource ist, atmet etwas tiefer und ruhiger. Ich frage sie, was sie jetzt in dieser Stunde für dieses Belastungsmaterial stärker machen wird. Sie scheint etwas unwirsch, irgendwie scheint ihre Aggressivität hier im Ressourcenpol aufzutauchen. Sie beginnt den EMDR-Prozess im langsamen Rhythmus des Positiv-EMDR. Sie beendet es selbst, schaut mich direkt an und sagt: »Wissen Sie, was ich über Sie dachte: Sie lassen einfach nicht locker, bis die Ressourcen da sind. Wie Ostereier suchen machen Sie das.« Meine Antwort: »Ist das die Fähigkeit, die Sie im Umgang mit mir brauchen, lachen über mich und mich verspotten?« »Nein«, sagt sie, »es ist die Fähigkeit gemeinsam darüber zu lachen.« Sie bestimmte den VoC dieser Fähigkeiten auf 6–7, den Grad der Restbelastung beim Blick auf das Belastungsmaterial auf ca. 4., also gut erträglich.*

Auch in dieser Behandlung ist mit der bipolaren Technik des EMDR gearbeitet worden, allerdings nicht auf schematisierte Weise, sondern indem an den notwendigen Stellen Ressourcenorganisation in das dynamische Geschehen der Stunde eingefügt wurde. Natürlich war die Behandlung damit noch nicht zu Ende.

Evident wird in dieser Behandlung der Unterschied zur psycho-analytischen Technik. Die Übertragungen werden als gegenwärtiges, emotionales, kognitives und körperliches Material mit bipolarer Technik reprozessiert. Sie werden nicht gedeutet, werden also nicht mit rekonstruiertem Früherem verknüpft. Das Deuten übernimmt in dieser Behandlung die Patientin eher selbst, indem sie ihren beobachtenden und ordnenden Verstand als Ressource nutzt. Dies ist nützlich, notwendig ist es nicht. Notwendig ist nur, dass *irgendwelche* Ressourcen präsent sind, die der Patientin helfen, das aktivierte Traumaschema im Toleranzfenster zu halten. Welche Ressourcen dies sind, ist unerheblich. Es könnte genauso gut ein positives körperliches Erlebnismuster oder irgendetwas anderes aus dem Schatz der in dieser Stunde präsenten Kohärenzmuster sein.

Für die hier kurz dargestellte Arbeit mit dem intratherapeutischen Material werden sich naturgemäß eher Psychoanalytiker, die mit EMDR arbeiten (so wie ich) interessieren. Grundsätzlich brauchen aber alle EMDR-Therapeuten die Fähigkeit, intratherapeutisches Material zu erkennen, um dann zu entscheiden, ob und mit welcher Technik sie mit diesem Patienten arbeiten wollen. Das könnte beispielsweise die *Mini-PTBS-Technik* sein. Diese Behandlungstechnik hat sich in der stationären Psychotherapie als derartig effizient erwiesen, dass ich ihr ein eigenes Kapitel (Kapitel 9) widme.

Nun zum Abschluss dieses Kapitels noch die Darstellung der vierten Phase der stationären Psychotherapie: die Neuorientierung.

## 8.2.3  Die Neuorientierungsphase

Durch den in jeder Behandlung stattfindenden Übergang zwischen stationärer Therapie und Lebensalltag bedarf es zusätzlich einer systematisch auf das Therapieende konzentrierten *Neurientierungsphase*.

Sie besteht aus einer systematischen Fokussierung auf anstehende Entscheidungen im bevorstehenden Lebensalltag.

Der Alltag muss überall dort, wo es notwendig und möglich ist, zu einem *entwicklungsförderlichen Rahmen* geformt werden. Das können einzelne, kleine oder auch große Veränderungen sein. Grundlage einer erfolgreichen Neuorientierungsphase ist die Entscheidung der Patientin, die Identifikation mit dem Patient-Sein zu beenden, eindeutig, entschlossen, mit allen Konsequenzen und mit Einsatz aller vorhandenen Fähigkeiten.

Diese Entscheidung muss gefordert werden. Gesundheit ist kein Geschenk, sondern Ergebnis systematischer Arbeitsaktivität, während der stationären Therapie und selbstverständlich ebenso danach.

Die erste dieser Entscheidungen betrifft die bislang praktizierten Negativmuster, also z. B. Magersucht, Bulimie, Selbstverletzen, Täterkontakte, sexuelle Verwahrlosung, süchtige Praktiken. Die Entscheidung, solche Negativmuster zu beenden, muss bewusst, aktiv und explizit getroffen werden, häufig auch schriftlich als *poststationärer Stabilisierungsvertrag*.

Die Patientinnen entscheiden sich beispielsweise, ihren stationären Stabilisierungsvertrag poststationär weiterzuführen, zu protokollieren und der stationären Therapeutin in vereinbarten Intervallen für einen vereinbarten Zeitraum zu schicken, per Post oder per E-Mail. Letzteres hat sich als sehr gut geeignet erwiesen. Ohne eine solche explizite Entscheidung zur *poststationären aktiven Selbststabilisierung* muss die stationäre Therapie im Hinblick auf anhaltende Stabilisierung und weiter laufende positive mentale Reorganisation als Misserfolg gewertet werden. Wir sagen dies unseren Patientinnen in aller Offenheit und allem Ernst.

Darauf aufbauend können spezielle sehr individuelle Entscheidungen für einen entwicklungsförderlichen Alltag anstehen, z. B.
– Konstruktion eines adäquaten weiterführenden Therapierahmens
– Entscheidungen über Partnerschaften, Arbeitsplätze, Ausbildungen, Wohnsituationen und alles andere, was einer Neubewertung unterzogen werden sollte.

Natürlich ist auch hier (wie zu jedem Zeitpunkt der Therapie) eine sorgfältige Fokussierung auf das Präsente, Vorrangige und Machbare notwendig.

Patienten mit einem süchtigen Persönlichkeitsanteil werden hier zu illusionären Räuschen neuer Identitäten neigen, Patienten mit einem Zug von phobischer Vermeidung werden sich unterfordern wollen.

Die Neuorientierungsphase verlangt deshalb nach einer guten inneren Fokussierung auf die tatsächlich fühlbaren Fähigkeiten, diese müssen vom Patienten erkannt und von der Therapeutin nachdrücklich gefordert werden.

In die Neuorientierungsphase kann sehr gut die im nächsten Kapitel geschilderte Arbeit an *Mini-PTBS* integriert werden. Der Lebensalltag wird mit Sicherheit alltägliche emotionale Belastungssituationen enthalten. Sie werden noch während der stationären Therapie antizipiert, werden strikt fokussiert (ohne jede Generalisierung auf Früheres) und werden in allen ihren Elementen mit dem EMDR-Standard-Protokoll reprozessiert bis zur vollständigen Auflösung. Dies kann in der Neuorientierungsphase mit einem oder mehreren antizipierten Belastungsknoten geschehen.

Der Arbeit mit der Mini-PTBS-Technik, den behandlungstechnischen Grundannahmen und der konkreten Behandlungstechnik ist das nächste Kapitel gewidmet.

# Kapitel 9: Was sind Mini-PTBS?

## 9.1 Mit dem Möglichen oder mit dem Unmöglichen beginnen?

Der westliche Verstand neigt sehr zum linearen, kausal genetischen Denken: Wenn ich die Ursache kenne, kann ich die Wirkung erklären, wenn ich die Ursache beseitige, verschwindet auch die Wirkung, also das Symptom. Linear-kausales Denken ist nicht grundsätzlich falsch, es kann als Modell allerdings nur auf bestimmte, eher seltene Konstellationen angewandt werden, z. B. auf das ganze Gebiet der Mechanik, nicht hingegen auf komplexe, zur Selbstorganisation fähige Systeme, wie das menschliche Gehirn oder den lebenden Organismus.

In der Entwicklung der westlichen Psychotherapie, die östliche geht völlig andere Wege (Reynolds 1994), sind nun stets beide Perspektiven, die linear-kausale und die selbstorganisatorische gleichzeitig präsent.

Die Suche nach den Krankheitsursachen, beginnend mit der Psychoanalyse Sigmund Freuds am Beginn des 20. Jahrhunderts (Freud 1900), war der Versuch, das komplexe System Mensch besser zu verstehen und die Sinnhaftigkeit bestimmter Symptome zu dechiffrieren als verzerrte Muster infantilen Fühlens, Denkens und Interagierens. Zugleich war damit für die linear Denkenden eine Konkurrenz eröffnet, immer noch früher liegende Wurzeln des Erkrankens herauszufinden und zu eliminieren.

Dieses Fortbestehen von linear-kausalem Denken findet sich auch in der Psychotraumatologie in der Hoffnung, *das Trauma* könne als letzte und wirksamste Ursache der Erkrankung identifiziert, dann aufgelöst und damit alles Leiden beseitigt werden. Diese Perspektive verführt dazu, nur die Beschäftigung mit dem ursprünglichsten, stärksten, ältesten und belastendsten Traumamaterial für sinnvoll zu halten.

Vielleicht fühlen Sie als Leserinnen und Leser auch jetzt in diesem Moment die Anziehung, die von dieser so umwerfend einfachen, unserem Verstand so plausiblen, aber falschen Idee ausgeht. Ich will deshalb eine ebenso einfache – selbstorganisatorische – Idee dagegen setzen.

Heilungsprozesse – dies ist das selbstorganisatorische Modell komplexer Systeme – beginnen im Kleinen, im Gegenwärtigen und im Möglichen. Diese *kleinen Musterveränderungen* werden zum *Attraktor*, sie werden wirksamer, verbinden sich miteinander, breiten sich aus wie nachwachsendes Gewebe in einer Wunde. *Nachdem* das geschehen ist, können diese neuen *Muster von Gesundheit* systematisch auf noch vorhandenes inkohärentes, traumatisches Material fokussiert werden und auch dort Reorganisation, d. h. dauerhafte Musterveränderung bewirken.

Dieser Grundgedanke lag bereits der Technik der aktiven Selbststabilisierung in der Stabilisierungsphase und den Strategien der Ressourcenorganisation zugrunde.

## 9.2 Mini-PTBS

Im gegenwärtigen therapeutischen Alltag begegnen unsere Patienten unausweichlich einigen emotionalen Belastungssituationen. Beispielsweise fühlt die Bulimiepatientin ein schwer erträgliches Leeregefühl, wenn sie alleine ist, ein Anorexie-Patient schaut sich gleichsam selbst beim Essen zu und fühlt eine schwer erträgliche Scham über das Primitive, Unsaubere, Triebhafte. Eine Selbstverletzungspatientin fühlt einen eigenen Hass in sich aufsteigen, wann immer sie bei Anderen Hass wahrnimmt. Die Patienten leiden unter diesen Zuständen, und dieses Leiden bildet den klinischen Alltag ihres Elends. Die emotionale Belastungsstärke solcher Situationen ist mittelgroß, nicht im traumatischen Bereich. Diese Feststellung ist von größter Bedeutung und sie bildet den Grund, warum wir hier von *Mini-PTBS* sprechen. Viele Elemente einer klassischen PTBS sind vorhanden, jedoch in schwächerer Ausprägung, im nicht-traumatischen Bereich: die emotionale Belastung, die vegetativen Reaktionen, die negativen Kognitionen, Übererregung und in der Folge Vermeidungsverhalten. Diese Mini-PTBS bilden den Bereich des Möglichen, mit dem wir arbeiten können.

Jede dieser Mini-PTBS ruft bei der Patientin den Wunsch hervor, irgendeine Lösung zu finden für dieses konkrete, präsente, jetzige Leiden. Dieser Wunsch ist gut, also im Prinzip auf Heilung ausgerichtet. Macht die Patientin dieses Erlebnis allerdings zum Thema, so schiebt sich beim Therapeuten gerne der Gedanke in den Vordergrund, dieses *Alltagselend* sei nicht das *Eigentliche*, es sei etwas Uneigentliches, man müsste sich deshalb stattdessen mit dem Eigentlichen, was auch immer der Therapeut als das Eigentliche ansieht, befassen. Während nun das gegenwärtige, schwache oder mittelstarke Belastungsmaterial (die Mini-PTBS) *keine* traumatische Stärke hat, ersetzt es der Therapeut durch Material von traumatischer Stärke aus dem Damals. Die Folge dieser Ersetzung ist in der Regel, dass sowohl das Eine wie das Andere unaufgelöst bleiben und keine Reorganisation eintritt. Ich behaupte nicht, dass es unmöglich wäre, das Ursprungstrauma, sofern es bekannt ist, direkt aufzulösen. Wir wissen, dass dies in erfolgreichen Psychoanalysen regelmäßig geschieht und wir wissen, dass es hochbegabte Therapeutinnen gibt, die den Expositionsprozess derartig sorgfältig und sicher steuern können, dass auch bei instabilen Patienten der Reorganisationsprozess beginnt. Dieses Wissen kann uns Mut machen. Es genügt mir allerdings nicht, wenn irgendwo irgendwer solche Fähigkeiten hat. Wir müssen das *alle* können. Was wir brauchen, ist die Fähigkeit, auch bei suboptimalen Bedingungen mit maximaler Sicherheit psychische Reorganisationsprozesse induzieren zu können.

Das EMDR hat uns nun die Möglichkeit dazu in die Hand gegeben. *Wir lösen erst das Eine (die emotionale Alltagsbelastung) und dann das Andere (das Traumaschema) nacheinander vollständig auf.* Wir starten den Heilungsprozess *in der Gegenwart*, indem die Patientin aktuelle Mini-PTBS mit dem Standard-Protokoll vollständig auflöst. *Der Heilungsprozess beginnt mit dem Möglichen im Jetzt.* Das jetzige nicht Traumatische bleibt das Eigentliche und wird nicht ersetzt durch etwas anderes Traumatisches, Damaliges.

Wie geht die vollständige Auflösung der Mini-PTBS behandlungstechnisch vor sich?

## 9.3 Mini-PTBS-Behandlung mit dem EMDR-Standard-Protokoll

### 9.3.1 Die Auswahl des Belastungsmaterials

Mini-PTBS sind alltägliches Belastungsmaterial, welches in typischer Weise Bestandteil des Krankheitsbildes ist. Bei der Auswahl gilt wie immer das Prinzip der emotionalen Präsenz, also aktuell fühlbare emotionale Belastung.

Wichtigstes Grundprinzip bei der Arbeit mit diesem Material ist die strikte Fokussierung auf *eine nach Ort und Zeit genau bestimmbare Situation*, die zur Reorganisation ansteht. Jedes Ausweichen auf anderes, irgendwie damit verwandtes Material stört und verhindert das vollständige Reprozessieren (Pesso 2006).

Da wir uns im Bereich *nicht-traumatischen Materials* bewegen, ist die Fähigkeit zur *kontrollierten Fokussierung* bei den Patientinnen vorhanden. Es genügt also, wenn die Therapeutin die Notwendigkeit erklärt, ausschließlich beim ausgewählten Material zu bleiben und wenn die Therapeutin sich natürlich auch selbst daran hält.

Bei der Fokussierung sieht das EMDR-Standard-Protokoll die Konzentration auf den schlimmsten Moment vor, z. B. auf den schlimmsten Teil des vorgestellten Bildes. Diese Fokussierung kann bei den Mini-PTBS gleichsam wie unter dem Mikroskop verstärkt werden. Es tritt dann ein ganz bestimmter Moment hervor von vielleicht nur Sekundendauer, in dem der Patient die emotionale Belastung maximal fühlt. Die Technik der *mikroskopischen Fokussierung* macht das Belastungsschema mit maximaler Deutlichkeit klar. Das Reprozessieren wird durch diese präzise Fokussierung sehr erleichtert. Darüber hinaus ist sie für den Therapeuten wertvoll, der mit größter Plastizität wahrnimmt, woran der Patient in der Gegenwart am meisten leidet.

Die weiteren Schritte folgen strikt dem EMDR-Standard-Protokoll. Ziel ist die *vollständige Reorganisation des Materials*, erkennbar an einem SUD von 0 und an einem VoC von 7. Da es sich hier um nicht-traumatisches Material handelt, ist dieses Ziel in einer Therapiestunde von normaler Länge gut zu erreichen. Die einzelnen »Kanäle«

sind eher kurz, d.h. es genügen oft wenige Sets von Augenbewegungen oder taktilen bilateralen Stimulationen und die Anzahl der Kanäle ist eher klein. Häufig ist die Reorganisation des Materials nach 3–4 eher kurzen Kanälen vollständig abgeschlossen. Das komplette EMDR-Standard-Protokoll an einer Mini-PTBS wird dann vielleicht 30–50 Minuten gedauert haben.

Hierzu ein Beispiel:

*Der 18jährige Markus ist magersüchtig seit 2 Jahren. Er erzählt, dass er anfänglich bewusst weniger gegessen habe um abzunehmen, er habe Mahlzeiten ausgelassen, seine Nahrungsmittel immer weiter eingeschränkt, habe zuletzt nur noch Gemüse und Obst gegessen. Um vorhandene Hungergefühle zu dämpfen, habe er zeitweise bis zu 8 l Wasser pro Tag getrunken. Er steigerte seine sportlichen Aktivitäten und setzte sich immer niedrigere Gewichtsziele. Er fühlt sich mittlerweile körperlich sehr geschwächt bei einem BMI von 14,8, er habe keine Kraft mehr gehabt, am Sportunterricht in der Schule teilzunehmen. Während einiger Monate ambulanter Psychotherapie konnte er weiteren Gewichtsverlust stoppen und seinen Schulabschluss absolvieren. Danach hat er sich selbst für eine stationäre Psychotherapie entschieden.*

*Bei der Aufnahme in die Klinik stellte er klar, er habe keinerlei Zweifel, seine Magersucht durch die stationäre Therapie zu überwinden. Er sei fest entschlossen, sein Essverhalten und sein Gewicht zu normalisieren und werde das auch schaffen. Er fühle sich zwar trotz seines extremen Untergewichts an manchen Körperstellen, so z.B. im Gesicht und am Bauch weiterhin zu dick, er wisse aber, das sei magersüchtiges Denken, dem er jetzt nicht mehr folgen werde. Er habe Appetit, geradezu Hunger und freue sich auf normales Essen. Eine große Unterstützung beim Gesundwerden sei für ihn die Distanz zu Zuhause. Auffällig war, dass er hierfür keine Erklärung abgeben konnte. Er sei aber entschlossen, nach dem stationären Aufenthalt so rasch wie möglich zu Hause auszuziehen.*

*In den ersten 3 Wochen der stationären Psychotherapie hatte er in der Stabilisierungsphase anscheinend ohne größere Schwierigkeiten sein Essverhalten verändert und sein Gewicht innerhalb dieser Zeit um mehrere Kilogramm gesteigert. Er schien stets gut gelaunt, trug farbige und sommerliche Kleidung, hatte guten Kontakt zu seinen Mitpatienten und Mitpatientinnen. Die Therapie schien wie ein Spaziergang, den er mühelos absolvieren würde. Dann trat ein Plateau im Gewichtsverlauf auf über mehrere Tage hinweg. Wiederum wurde er selbst aktiv und vereinbarte eine Einzeltherapiesitzung mit einem konkreten Anliegen. Er suchte Unterstützung bei einem emotionalen Problem, welches ihn behindere. Er habe beim Essen Angst, zuviel Fettes zu essen, er fange in Gedanken wieder an, Kalorien zu zählen und Fettes auszusortieren. Typisch sei folgende Szene: Er habe beim Besuch seiner Familie in einem Café ein Stück Camembert bestellt, habe diesen nach alter magersüchtige Gewohnheit in der Mitte durchgeschnitten, die eine Hälfte mit Genuss gegessen, sich über seinen Appetit gefreut und die andere Hälfte zurückgehen lassen. Er sei ihm vollkommen klar, dass das kein normales Verhalten sei.*

*Der erste Schritt der Mini-PTBS-Auflösung war nun meine Frage an ihn, welches die schlimmste Situation dieser Art in der bisherigen Behandlungszeit war, an die er sich erinnern kann. Dies war ihm ohne Nachdenken sofort präsent: das Mittagessen vom gestrigen Tag. Es habe Gyros mit Reis, Zaziki und Salat gegeben. Dies sei immer sein Lieblingsessen gewesen. Nach der Hälfte habe er nicht weiter gegessen und den Teller stehen lassen.*

*Die Fokussierung auf dieses Belastungsmaterial wirkte an dieser Stelle noch etwas emotional schwach, Belastung war nur gering fühlbar und die Szene noch etwas undeutlich. Die weitere (mikroskopische) Fokussierung ergab Folgendes: nachdem er die halbe Portion Gyros mit Reis gegessen hatte, betrachtete er das Essen als abgeschlossen, zerknüllte die Papierserviette, legte sie auf den Teller und stellte die Salatschale oben drauf. Dann spürte er noch deutlich, dass er noch mehr Appetit hatte, stellte die Salatschale wieder auf den Tisch, nahm die Gabel und ass die Gyros-Portion zu Ende.*

*Immer noch schien beim Hören dieser Szene und bei der Fokussierung des schlimmsten Momentes etwas zu fehlen. Auf meine Frage, was genau der Moment war, in dem er sich am schlechtesten gefühlt hatte, erzählte er unter merklichem Widerstand, dass er die Salatschale in die*

*Zaziki-Soße gestellt hatte, dann beim Herunternehmen der Salatschale Zaziki-Soße auf der Tischplatte verschmiert wurde. Er sah das beim Erzählen visuell genau vor sich, schämte sich erneut. Eine negative Kognition tauchte spontan auf: das macht man nicht.*

*Eine weitere mikroskopische Fokussierung erschien hier nicht nötig und auch nicht möglich, die Situation und ihr schlimmster Moment waren plastisch, die Belastung gut fühlbar, die negative Kognition spontan aufgetaucht.*

*Der nächste Schritt im EMDR-Standard-Protokoll ist die Wahrnehmung der positiven Kognition (»wie möchten Sie als Gesunder gerne in dieser Situation über sich denken können?«). Die Suche nach der positiven Kognition bereitet vielen Patienten im EMDR einige Schwierigkeiten. Sie versuchen, diese Kognition vom Verstand her zu finden, wirksam ist hingegen jene Kognition, die durch die positiven, kohärenten Emotionen im gesunden Persönlichkeitsbereich erzeugt werden. Jeder Patient steht deshalb an dieser Stelle vor der Aufgabe, zunächst zu eigenen positiven Emotionen Zugang zu finden, dann taucht die positive Kognition völlig spontan auf.*

*Nach einigem Suchen legte er sich auf den Satz fest: »Für meine Gesundheit darf ich auch gegen Tischsitten verstoßen.« Nachdem er diesen Satz gefunden hatte, nahm er eine deutliche positive Emotion von Stolz auf sich selbst wahr. Die Stimmigkeit dieser positiven Kognition (VoC, Validity of Cognition) legte er auf der 1–7-Skala mit 4 fest.*

*Der nächste Schritt im EMDR-Standard-Protokoll besteht wiederum aus dem Wechsel in den negativen Pol über die Frage nach den Emotionen, die mit dem Bild des belastendsten Momentes verbunden sind. Nach kurzem Nachdenken fühlte er Scham, Nervosität. Den Belastungsgrad legte er auf der SUD-Skala (Subjektive Unit of Disturbance), die von 0 bis 10 reicht, mit 7 als recht hoch fest. Ganz allgemein ist man als Therapeut häufig überascht, wie hoch der subjektive Belastungsgrad eingeschätzt wird.*

*Der nächste Schritt ist die Frage nach dem Körpergefühl, welches mit dem Bild des schlimmsten Momentes der negativen Kognition und den negativen Emotionen verbunden ist. Er fühlte es im Kopf, im Gehirn. Die Identifikation dieser Körperrepräsentanzen bereitete ihm keinerlei Schwierigkeiten.*

*Nun beginnt im EMDR-Standard-Protokoll der Schritt des Repro-*
*zessierens durch Sets von Augenbewegungen oder anderen bilateralen*
*Stimulationen. Üblich sind 20–30 schnelle bilaterale Stimulationen,*
*dann eine kurze Pause, so lange, bis keinerlei Veränderung im Material*
*mehr stattfindet. In den Pausen zwischen den Sets wird nur kurz über*
*den Prozess und die Vorgänge im Material gesprochen. Es finden kei-*
*nerlei Deutungen, Vertiefungen oder Problemdiskussionen statt.*

*Der Patient schilderte in der ersten Pause, er sehe alles lebhaft vor*
*sich, er habe den Geschmack des Gyros förmlich im Mund. Das erste*
*Set dauerte 28 Sek., die Pause 52 Sek.*[12]

*Nach dem zweiten Set (von 43 Sek. Dauer) schilderte er, seine Gefüh-*
*le hätten sich verändert, er empfinde seine Entscheidung, weiter zu es-*
*sen, als richtig, weil es ihm gut geschmeckt habe. »Deshalb war es rich-*
*tig, egal, was die Anderen denken«. Die Dauer der Pause lag bei 57 Sek.*

*Nach dem dritten Set von 35 Sek. Dauer sagte er, die Mitpatienten*
*am Tisch seien wie ausgeblendet, er spüre noch deutlicher, dass es richtig*
*war, zu essen, weil es ihm gut geschmeckt habe. Spontan tauchte eine*
*neue positive Kognition auf: »Es ist wichtig, zu tun, was gut für mich*
*ist«. Nach dem vierten Set von 40 Sek. Dauer sagte er in der Pause:*
*»Auf einmal wurde mir klar, dass da überhaupt keine Anderen waren,*
*vor denen ich mich hätte schämen müssen. Der Stuhl auf der einen Sei-*
*te war leer, auf der anderen Seite von mir saß eine Frau, die im Ge-*
*spräch vertieft war, sie hat mich überhaupt nicht beachtet, die Stühle*
*gegenüber waren auch schon leer, die Leute waren schon gegangen. Da*
*war ja gar niemand, es gab gar keinen Sittenverstoß!«, sagte er deutlich*
*erstaunt. Nach dem nächsten Set von lediglich 26 Sek. Dauer sagte er:*
*»Außerdem war das gar nicht so schlimm mit dem Zaziki, ich habe das*
*mit der Serviette abgewischt, es ist gar nichts passiert. Was ich klar und*
*deutlich spüre, ist meine Freude, dass ich es mir schmecken lassen konn-*
*te.« Er war selbst der Meinung, dass im Belastungsmaterial an dieser*
*Stelle keine wesentliche Veränderung mehr vor sich gehe, sodass dieser*
*Kanal beendet werden konnte.*

---

12 Die Therapiestunde wurde mit Zustimmung des Patienten per Video aufgezeichnet. Deshalb kann die Dauer jedes Sets und jeder Pause sekundengenau gemessen
werden.

*Im EMDR-Standard-Protokoll folgt nun die Rückkehr zum Ausgangsmaterial, um an vorhandener Restbelastung einen weiteren Reprozessierungsvorgang zu ermöglichen, einen so genannten Kanal. Der Patient kehrte zum belastenden Ausgangsmaterial zurück, also zu Bild, negativer Kognition, Emotionen und Körpergefühlen des schlimmsten Momentes. Nach dem nächsten Set von 34 Sek. Dauer sagte er, alles habe sich vor seinem geistigen Auge nochmals abgespielt, er fühle keinerlei Belastung durch irgendetwas Negatives mehr. Das darauffolgende nächste Set beendete er selbst nach 11 Sek. und sagte, er sehe bildhaft vor sich, wie er die zusammengeknüllte Serviette in den Papierkorb geworfen habe, er habe sich ja tatsächlich ganz richtig verhalten. Um zu überprüfen, ob das Material in diesem Kanal noch in Bewegung war, fand ein drittes Set statt, in dem er keine Veränderung beobachtete.*

*Nach diesen beiden der Reorganisation des Materials dienenden Abschnitten mit bilateraler Stimulation erfolgt im EMDR-Standard-Protokoll die Überprüfung der positiven Kognition. Er sagte, diese habe sich verändert. Was er klar wahrnehme, sei die gesunde Überzeugung: »Es ist richtig, auf mich zu schauen und nicht auf Andere«. Die Stimmigkeit dieser Kognition auf der VoC-Skala, die von 1 bis 7 reicht, bestimmte er mit 6.*

*Es folgte nun die Verankerung, d.h. die innere Verbindung der positiven Kognition mit dem belastenden Ausgangsbild. Er wünschte sich hier ausdrücklich einen langsameren bilateralen Stimulationsrhythmus. Nach dem ersten Set von 55 Sek. Dauer sagte er, sein positiver Satz habe sich nochmals spontan verändert. Ihm sei vollkommen klar geworden: »Ich selbst bin wichtig«. Gleichzeitig seien ihm andere Situationen durch den Kopf gegangen in der Schule und zu Hause, wo er sich künftig genau nach dieser Gewissheit verhalten werde. Nach dem nächsten Verankerungsset von 35 Sek. Dauer erzählte er in der Pause, er sei alle diese Situationen beim Essen, in der Schule und zu Hause nochmals durchgegangen, er fühle keine Belastung dabei, der positive Satz sei einfach richtig, vollständig stimmig.*

*Es folgte noch ein drittes Set von 15 Sek. Dauer, in dem er keine Änderung des Materials mehr feststellte.*

*Das EMDR-Standard-Protokoll sieht nun den so genannten Körpertest vor, in dem überprüft wird, ob beim Denken an das negative Ausgangsmaterial noch irgendeine negative Körperrepräsentanz auftaucht. Dies war bei ihm nicht der Fall, sodass kein weiteres Reprozessieren erforderlich war.*

*Die Nachbesprechung dient dazu, die Erfahrungen mit der eben stattgefundenen mentalen Reorganisation zu versprachlichen, sie aber auch zu bewerten und weitere Arbeitsschritte zu planen. In diesem Fall wurde die Nachbesprechung auch genutzt, um noch einen so genannten Anker zu bilden, über den der Patient in analogen Belastungssituationen Zugriff zu seinen Ressourcen herstellen konnte. Ohne Zögern war dem Patienten klar, wie er das machen würde: An seinen positiven Satz denken und dabei mit geschlossenen Augen tief durchatmen.*

Bei der Lektüre dieses Fallbeispiels mag der Leser wahrnehmen, dass hier keine großartigen Sachen geschehen sind, die Arbeit hat etwas Handwerkliches, Praktisches, Alltägliches an sich, genau wie es der Beschaffenheit des Materials entspricht. Es gibt keine eindrucksvollen Auflösungen schwerer Traumaschemata, sondern lediglich die vollständige und restlose Auflösung eines Belastungsknotens, der ihn in der Gegenwart am Gesundwerden gehindert hatte.

Alle Erfahrungen mit dieser Strategie der Mini-PTBS-Behandlung, also mit der emotionalen Alltagssanierung, sprechen aber dafür, dass es sich bei diesen alltäglichen, gegenwärtigen und nicht traumatischen Belastungsknoten um symbolische Gebilde handelt, die sich zum ursprünglichen und großen Traumamaterial verhalten, wie der Stein zum Berg. Wir können damit rechnen, dass seine Scham, die Tischsitten zu verletzen, Abkömmling eines größeren Komplexes ist, den wir noch nicht kennen, der sich aber an dieser kleinen gegenwärtigen Stelle beginnt aufzulösen. Etwas pathetisch könnte man sagen, dass damit auch der krankmachende Bann, der von diesem Ursprungsmaterial ausgeht, verringert wird. Die Ressourcen haben sich gebildet, bewährt, geübt und werden sich ausbreiten.

## 9.4 Offene Fragen, Erfahrungen mit der Mini-PTBS-Technik

Eine offene Frage betrifft die *Anzahl* der aktuell wirksamen Mini-PTBS bei einer bestimmten Patientin. Wären es beliebig viele, so hätte man eine Sisyphos-Arbeit zu tun. Dem ist jedoch nicht so. In der Gegenwart identifizierbare Belastungsknoten sind bereits eine Organisationsform des emotionalen Materials, eine Art symbolische Verdichtung. Sie bilden, so könnte man vergleichsweise sagen, eine Art emotionales Geröll mit einer endlichen Anzahl von Steinen, nicht jedoch Sand mit Körnern ohne Zahl.

Eine zweite Frage betrifft die Verwendbarkeit dieser Technik. Könnte man nicht sofort damit beginnen, also schon in der Stabilisierungsphase? Dies ist jedoch nicht möglich. Solange die Patienten ihre Negativmuster, also ihre individuellen Formen der Selbsttraumatisierung weiter praktizieren, erzeugen sie ständig neues Material. Die *emotionale Sanierung der Gegenwart* ist erst möglich, nachdem die Patienten in der Stabilisierungsphase ihre Selbsttraumatisierungsmuster erkannt und gestoppt haben. Nachdem diese Voraussetzung erfüllt ist, kann die Mini-PTBS-Sanierung in der Expositionsphase und auch wie im Kapitel 8.5 aufgeführt in der Neuorientierungsphase eingesetzt werden.

Eine weitere Frage betrifft die Stärke der Absorptionsprozesse, die durch die Mini-PTBS-Behandlung angeregt werden. Wieviel vom damaligen Material, so wäre die Frage, beginnt sich im Absorptionsprozess zu reorganisieren, wenn im Jetzt seine Abkömmlinge aufgelöst worden sind? Wir können diese Fragen beim derzeitigen Erfahrungsstand noch nicht an größeren Patientenzahlen beantworten.

In Bezug auf die EMDR-Ausbildung halte ich es für sehr sinnvoll, dass Therapeutinnen und Therapeuten den EMDR-Prozess an eigenem nicht-traumatischem Alltagsmaterial als Ausbildungsbestandteil sytematisch kennenlernen und später auch als Form der Selbstbehandlung weiterführen. Dies entspricht der Selbstanalyse, die der Psychoanalytiker auch nach seiner Ausbildung beibehält. Dadurch, dass die beim Patienten eingesetzte Methode auch für die Auflösung eigener emotionaler Belastungen verwendet wird, entsteht maximale Sicherheit in der Anwendung.

Natürlich liegt es auf der Hand, diese Technik der *emotionalen Alltagssanierung* auch im nicht-klinischen Bereich beispielsweise im Rahmen von Coaching-Beziehungen einzusetzen. Dies ist noch nicht erprobt.

# Kapitel 10: Stationäre Psychotherapie bindungsgestörter und traumatisierter Kinder und Jugendlicher und ihrer Mütter und Väter

*Marion Seidel*

## 10.1 Einleitung

Stationäre Therapie mit Eltern ermöglicht es, gemeinsam traumatisches Belastungsmaterial zu bearbeiten und so Eltern wie Kindern eine heilende Erfahrung zu vermitteln. Besonders in der Therapie mit EMDR werden die Heilungsprozesse unmittelbar beobachtbar. Ich erlebe als Therapeutin innerhalb kurzer Zeit eine Veränderung in der Mimik, Körperhaltung und im Ausdruck des Kindes, parallel dazu oftmals auch bei der Mutter. Das rasche Durchprozessieren von Monotraumen bei Kindern ist oft ein so beeindruckender Prozess auch für die Eltern, dass deren Nichtbeteiligung eine verpasste Chance für eine verbesserte Bindung zwischen Eltern und Kind wäre. Mitzuerleben, wie sich das Kind verändert, sich neugierig der Welt zuwendet und oft perinatale positive Erfahrungen, die es gebraucht hätte und die es nur begrenzt erleben konnte, nachholt, ist ein für Behandler und Eltern gleichermaßen anrührendes Erlebnis. Aber auch komplex traumatisierte Kinder können im stationären Setting mit den vielen unterschiedlichen Settingsbedingungen und Stabilisierungsmöglichkeiten für Mütter und Kinder gleichermaßen gut behandelt werden; auch hier sind die Prozesse sehr eindrucksvoll und zutiefst anrührend.

Gerade die stationäre Therapie von Müttern[13] und Kindern bietet hier viele Möglichkeiten, beiden einen Erfahrungsraum zur Verfügung zu stellen, der vorhandene Entwicklungspotentiale nutzt, die Bindung

---

[13] Im Folgenden wird von Kindern und Müttern die Rede sein, da sich Väter nur sehr selten auf eine gemeinsame stationäre Behandlung einlassen. Wenn Väter einbezogen werden können, wird dies gesondert erwähnt.

stärkt und unterstützend bei der Therapie von unaufgearbeitetem Belastungsmaterial hilft. Leider sind Väter im klinischen Setting selten mit Kindern vertreten, sodass die Chance, gemeinsame Erfahrungswelten herzustellen nur wenig genutzt wird. Sind Väter dabei, brauchen sie zum Aushalten von Emotionen meist eine besondere Unterstützung und nicht immer kommen sie zur nächsten Stunde wieder. Um gerade bei perinatalen Traumatisierungen die Väter dauerhaft mit einbinden zu können, sind meist einige familientherapeutische Vorbereitungssitzungen notwendig.

## 10.2 Moderne perinatale Forschung

Die moderne Perinatalforschung hat viele Wahrnehmungen von Müttern aus ihren eigenen Erfahrungen bestätigt. Diese Mütter reden mit ihren ungeborenen Kindern, glauben an die Einzigartigkeit ihrer Kinder, entdecken viele Fähigkeiten und werden oft noch gegenwärtig belächelt, wenn sie stolz über die beobachteten Fähigkeiten ihres Neugeborenen erzählen. Viele dieser Beobachtungen waren schon in den 20er Jahren des letzten Jahrhunderts bekannt und wissenschaftlich untermauert. Man kannte die Vorteile des Rooming-In, man wusste, wie wichtig das frühe Stillen und frühen Interaktionen zwischen Mutter und Kind für eine gelungene Mutter-Kind-Bindung sind. Es gab bereits zu dieser Zeit wissenschaftliche Veröffentlichungen zu diesen Themen. Die nationalsozialistische Ideologie hat dann diese Entwicklung allerdings unterbrochen zugunsten einer bindungsarmen, bzw. bindungslosen, ausschließlich auf die nationalsozialistische Gemeinschaft ausgerichteten Erziehungspolitik. Für das Verstehen unseres klinischen Ansatzes ist mir eine Beleuchtung der historischen und manchmal bis heute nachwirkenden nationalsozialistischen Erziehungspolitik wichtig. Die Subtilität der Auswirkungen erschließt sich erst auf den zweiten Blick. Nationalsozialisten strebten die Vereinzelung innerhalb der Familie und die Unterwerfung unter die Gemeinschaft an. In den Autonomiekonflikten, der Suche nach geschlechtlicher Identität und der erschreckenden Bindungslosigkeit zwischen Müttern und Kindern, aber auch in dem oft mangelnden Interesse der Väter an der Erziehung der Kinder sind die Folgen bei den davon Betroffenen deutlich erkennbar.

## 10.2.1 Historische Wurzeln bindungsfeindlicher Erziehung

Ich kann mich noch gut erinnern, wie mir als Kind verschiedene »Erkenntnisse« über das Neugeborene erzählt wurden, die mir schon damals eher befremdlich erschienen. Nichts war davon zu merken, dass sie mich angeblich nicht sahen oder nicht erkennen könnten, oder keine Bindungen eingehen könnten und kein Schmerzempfinden hätten, im Gegenteil. Noch bis weit in die 80er Jahre des letzten Jahrhunderts wurde aber in vielen Familien die Auffassung vertreten, Babys sollte man nicht verwöhnen, sondern schreien lassen, man sollte sie nicht dauernd herumtragen oder sich um sie kümmern, außer sie wären in körperlicher Not. Erst heute, nachdem ich mich mit der Erziehungspolitik der Nationalsozialisten beschäftigt habe, ist mir zum Einen das Ausmaß solcher Erziehungsideologien deutlich und zum Anderen, welche tief greifenden und weitreichenden Folgen diese Erziehungspraxis bis heute haben kann.

Maßgeblichen Einfluss hatte die Lungenfachärztin Johanna Haarer.[14] Ihr erstes Buch »Die deutsche Mutter und ihr erstes Kind«, schrieb sie, über keinerlei professionelle pädagogische und wissenschaftliche Erfahrung verfügend, im Sinne der von den Nationalsozialisten verfolgten ideologischen Ausrichtung. Haarer konnte nur auf die eigene Erfahrung in der Kindererziehung zurückgreifen und war Anhängerin der nationalsozialistischen Politik und Ärztin.

---

14 Johanna Haarer wurde 1900 geboren und starb 1987. Sie veröffentlichte die hier erwähnten Bücher und das Buch »Mutter, erzähl' von Adolf Hitler!« Letzteres wurde nach dem Krieg nicht wieder neu aufgelegt. Sie trat 1938 der NSDAP bei. Da der Lehmann-Verlag zunächst keine Verlagslizenz mehr bekam, wurden die Rechte für das Buch nach dem Krieg zunächst nach Nürnberg an den Lätare-Verlag verkauft, 1951 gingen die Rechte zurück nach München zu dem dem Lehmann-Verlag nahe stehenden Gerber-Verlag.

Das erste Buch von Haarer erschien 1934 und war binnen kurzer Zeit vergriffen. Neben der Verbreitung dieser Schriften wurden Mütterschulen geschaffen, die die Kindererziehung und hier vor allem die Säuglingspflege im Sinne der Nationalsozialisten lehrten. Laut Dill (2003) besuchten bis 1943 drei Millionen junge Frauen diese Kurse, die mit viel Aufwand von den Nationalsozialisten betrieben wurden.

Die Recherchen Dills (2003), eines Basler Historikers, ergaben Auflagenzahlen für dieses Buch und den Folgeband »Unsere kleinen Kinder« von ca. 690 000 bis Kriegsende. Aufgelegt wurden die Bücher auch nach Kriegsende nach Entfernung der offensichtlichsten rassistischen und nationalsozialistischen Inhalte, der Grundtenor der Bücher, nämlich eine bindungsfeindliche Säuglingspflege, blieb jedoch erhalten. Nur zögerlich nahm Haarer in den korrigierten Auflagen Abstand von allzu eindeutigen bindungsfeindlichen Erziehungsvorgaben. Die Auflagenzahlen erreichten bis zur Einstellung der Produktion 1987 eine Gesamtauflage von 1,2 Millionen Exemplaren. Geschickt sind die Bücher als Ratgeber konzipiert mit Strick- und Nähanleitungen, Vorschlägen für die Ernährung und vielen praktischen Tipps für die Bewältigung des Alltags. Die ideologische Ausrichtung und die Härte, mit der die ausschließlich auf die Gemeinschaft ausgerichtete nationalsozialistische Ideologie durchgesetzt werden sollte, sowie das Ziel der absoluten Unterwerfung unter die Ziele dieses Staates, wird beim Lesen eher subtil erfasst als bewusst wahrgenommen. Dadurch werden diese impliziten Ideologien aber um so gefährlicher, da sie nicht explizit und damit kritisierbar werden.

Ziel der Säuglingspflege im Sinne der Nationalsozialisten war, eine Bindung zwischen Mutter und Kind systematisch zu unterbinden, da die Bindung an und die Einbindung in die Hitlerjugend bzw. den Bund deutscher Mädel absolute Priorität hatte (Chamberlain, S. 2003). Etwa zeitgleich zum Erscheinen des Buches von Haarer wurde auf Jungen und Mädchen zunehmend mehr Druck ausgeübt, »dabei« zu sein in den Gruppierungen der Nationalsozialisten wie Hitlerjugend und Bund deutscher Mädel. Die Kinder und Jugendlichen wurden zunehmend überwacht, zahlreiche freie Verbände verboten und unter Androhung von Schulverweis und Ausgrenzung zur Mitgliedschaft in den genannten Verbänden verpflichtet (Klaus 1998). Ziel war auch hier, eine Loslösung der Kinder aus dem elterlichen Erziehungsbereich zu erreichen und sie für die Interessen des Staates zu funktionalisieren. Selbst gemeinschaftliches Wandern wurde mit Hinweis auf »vagabundierendes« Verhalten strikt untersagt, derlei Aktivitäten sollten ausschließlich den staatlichen Verbänden vorbehalten sein.

Rosenkötter (1979) wies in einem Artikel daraufhin, dass bei den Müttern, die sich der Nationalsozialistischen Ideologie verbunden fühlten, die Identifikation mit den Idealen der Härte und Unnachsichtigkeit gegenüber Schwachen nicht ausbleibt und sich in der Erziehung ihrer Kinder wieder findet. Diese Identifikation allein reicht jedoch nicht aus, die spezifische Wirkung der nationalsozialistischen Erziehung zu erklären. Dazu kommt das Ziel der Bindungslosigkeit bzw. Bindungsunfähigkeit des Kindes gegenüber den primären Bezugspersonen. Die familiäre sichere Bindung gefährdete den Anspruch der Nationalsozialisten auf die alleinige Bindung an die nationalsozialistische Gemeinschaft und stellte demzufolge eine Konkurrenz dar, weil es die hochgesteckten Ziele nach Vereinheitlichung und Ausrichtung auf ein totalitäres System beeinträchtigt hätte.

Haarer propagiert, dass das Kind 12–24 Stunden nach der Geburt keine Nahrung brauche. Sie nennt diese Zeitspanne sogar »Fastenzeit«. Hier fängt bereits die Disziplinierung und das Verhindern von Bindung in der ersten Minute nach der Geburt an. Ihre Empfehlung ist, das Kind 24 Stunden nach der Geburt erstmals der Mutter zu bringen und an die Brust zu legen. Dementsprechend wurde eine maximale Stillzeit von 20 Minuten gefordert. Falls ein Kind mit der Flasche gefüttert werden soll, dürfe die Fütterzeit nicht länger als 10 min. dauern. Im gleichen Sinne ist der Ratschlag zu verstehen, dass das Kind nur an eine Brust anzulegen sei, weil es sonst faul und oberflächlich saugen würde, da die halbleere Brust eine größere Anstrengung vom Kind erfordert, Milch anzusaugen.

Die Stilltechnik, die empfohlen wird, verhindert Blickkontakt von Mutter und Kind und dient ausschließlich der Nahrungsaufnahme. Beim Flaschenkind wird die Flasche in einem Winkel gehalten, der das Trinken enorm erschwert. Sind die Kinder älter, werden Haltetechniken empfohlen, die dem Kind eine Bewegung der Arme und Beine während des Fütterns unmöglich machen, sie werden eingeklemmt und festgehalten.

Für die Kinder und Jugendlichen heute und deren Eltern haben die oben skizzierten Erziehungsmethoden insofern noch eine große Bedeutung, als die seinerzeit in der jetzigen Großeltern-Generation erlittene Traumatisierung durch systematischen Bindungsentzug, Demütigung und totalitärem Gehorsam mehrgenerational weitergegeben werden kann.

Im stationären Rahmen sehen wir Mütter, die sehr traumatisierende Geburten hatten, sowohl die eigene als auch die ihrer Kinder, und die oftmals die Kinder nach der Geburt nicht sehen oder halten wollten oder konnten. Beim Durcharbeiten stoße ich bei den Müttern auf eine eigene Geschichte mit den oben skizzierten Erziehungsmethoden und eine erschreckende Entfremdung von sich selbst und anderen. Eigene Gefühle und Emotionen werden kaum wahrgenommen, das empathische Einfühlen in den Anderen ist sehr erschwert, was starke Beeinträchtigungen in der Gestaltung der sozialen Kontakte zur Folge hat.

Hierzu ein Beispiel:

*Die inzwischen 10jährige Maja kam mit einer lebensbedrohlichen Anämie zur Welt. Die Ursache für diese Anämie konnte laut Arztbericht nicht gefunden werden. Die intensivmedizinische Behandlung dauerte mehrere Wochen und war gekennzeichnet durch einen ungeheuren Lebenswillen des Kindes. In der Exploration der Mutter tauchte belastendes Material aus deren eigener Geburtssituation und aus deren späterer Entwicklung auf. Die Mutter Majas wurde von ihrer eigenen Mutter als ältestes Kind abgelehnt wegen ihrer Haar- und Augenfarbe, weil das an die Großmutter erinnerte, die die Familie hatte verlassen und für den Unterhalt der Familie hatte sorgen müssen. Der Großvater kehrte nicht mehr aus dem Krieg nach Hause. Die Trauer wurde nie zugelassen.*

*Immer wenn Majas Mutter als Kind geweint hatte, hatte deren Mutter mit Hass reagiert und sie in extremster Weise verprügelt. Die*

*Erziehung von Majas Mutter erfolgte mit unnachgiebiger Härte, De-mütigung und immer wieder Beschämung durch Bloßstellen vor an-deren.*

*Im Alter von 4 Jahren kam Majas Mutter wegen einer Tonsillekto-mie ins Krankenhaus und war dort in besonderem Maße dem Sadismus einer Krankenschwester ausgesetzt, die sie quälte und anschließend ver-höhnte. Das Mädchen reagierte mit einer psychogenen Gangstörung, die sich erst lange nach dem damaligen Klinikaufenthalt wieder gab. Unter der Geburt Majas dissoziierte die Mutter fast vollständig, weil sie durch die Umstände der Geburt getriggert wurde und in einem Flash-back ihren damaligen Krankenhausaufenthalt erinnerte. Vermutlich durch die extreme emotionale Belastung der Mutter während der Ge-burt war es zu einer unbemerkten Zentralisation des Kreislaufs gekom-men, die wiederum die Blutzufuhr zum Säugling minimierte.*

*Maja selbst reagiert jetzt auf Trauer und inneren Rückzug der Mutter mit Essen von Süßigkeiten, wodurch sie durch ein erhöhtes Körpergewicht zum Gespött der Mitschüler wird. Sie reagiert mit Leistungsverweigerung, Aggressionen und emotionalem Rückzug bei Anforderungen.*

Die Praxis, Kinder nicht gleich nach der Geburt den Müttern auf den Bauch zu legen und das Stillen nach vorgegebenem Zeitplan durchzuführen, ist leider noch immer weit verbreitet. Nicht alle Krankenhäuser verfügen über ein Rooming-In. Darauf, wie wir heute therapeutisch mit den dadurch entstandenen Traumatisier-ungen von Mutter und Kind umgehen können, gehe ich noch aus-führlich ein.

## 10.2.2 Kind oder Embryo?

In der technisierten Welt der Medizin wird das Ungeborene als Fötus oder Embryo bezeichnet. Es scheint ein Fremdkörper im Bauch der Schwangeren, der in keinerlei Beziehung zur Mutter steht. Meines Erachtens ist sowohl im medizinischen als auch im therapeutischen Bereich ein Umdenken notwendig.

Ich werde deshalb im Folgenden, wie Schindler (1987) in seinem Beitrag zum VIII. Internationalen Kongress der internationalen Studiengemeinschaft für pränatale und perinatale Psychologie und Medizin (ISPPM) vorschlug, durchgängig von Kind und nicht von Embryo oder Fötus sprechen. Die Verwendung des Begriffes Fötus oder Embryo impliziert noch immer die Vorstellung eines des Denkens und Fühlens unfähigen neugeborenen Kindes und hat zu fatalen Folgen im Umgang mit dem ungeborenen und neugeborenen Kind geführt. Bis heute ist gängige Praxis, in Kreisssälen der Gebärenden keinen geschützten Raum für die Geburt zur Verfügung zu stellen. Die Mutter und mit ihr das ungeborene Kind hören die Schreie und das Reden anderer Gebärender oder des Geburtshelferteams, das Kind und die Mutter sind oft grellem Licht ausgesetzt und sind unbequem gelagert.

In der Regel wird das Ungeborene nicht auf die Kaiserschnittgeburt vorbereitet. David Chamberlain (2003) und Emerson (2003) haben sich hingegen mit perinatalen Erinnerungen befasst und mit den therapeutischen Möglichkeiten, die perinatale Zeit möglichst wenig traumatisierend anzugehen. Emerson beispielsweise spricht bereits vorgeburtlich mit dem ungeborenen Kind und bereitet dieses so auf eine Kaiserschnittgeburt vor mit sehr positiver Wirkung auf das Kind. Marshall und Phyllis Klaus (2003) beschreiben in sehr anschaulicher Weise, wie gut vorbereitet ein Neugeborenes bereits auf die Welt kommt und was es braucht, um die ersten Stunden seines Lebens optimal beginnen zu können.

Noch in den 80er Jahren des letzten Jahrhunderts wurde vom »Paradies im Mutterleib« (Kaplan L. 1981 und Mahler, M. 1981) gesprochen, in der irrigen Annahme, dass das Kind nicht nur körperlich, sondern auch in seiner Wahrnehmung voll und ganz von der Mutter abhängig sei, zu eigenständigem Erleben nicht fähig und im Mutterleib keinerlei Störungen ausgesetzt sei. Bei dieser Betrachtungsweise geht völlig verloren, dass das intrauterine Kind ein genetisch von der Mutter verschiedener Organismus ist, welcher zunächst von der Mutter am Leben erhalten wird, der aber dennoch über eigene, vom mütterlichen Kreislauf unabhängige, physiologische Funktionen verfügt.

## 10.2.3  Intrauterine Entwicklung

Die befruchtete Eizelle, die Zygote, enthält bereits alle Informationen, die sie zur Entwicklung des Kindes braucht. Sie entspricht nicht einer normalen Körperzelle (Rohen 2006), sondern induziert auf ihrer eigenen biologischen Grundlage die Zellteilung und die spezifische Entwicklung der jeweiligen Zellen. Die Stammzellen entwickeln sich je nach physiologischem Milieu, in welchem sie sich befinden, unterschiedlich bezüglich ihrer Aufgaben und Funktionen. Die Zelle lernt gewissermaßen, sich auf unterschiedliche Ausgangsbedingungen einzurichten. Die genetische Ausstattung stellt genau das Potential zur Verfügung, welches die Zelle braucht, sich den Erfordernissen der jeweiligen Situation anzupassen und aus den bereits erworbenen Erfahrungen zu lernen. Ist ein Gen beschädigt, sind alle folgenden Differenzierungen beeinträchtigt. Die Genexpression wird durch hierarchisch angeordnete so genannte homöotische Kontrollgene kontrolliert und induziert. Teratogene Substanzen können diese Vorgänge empfindlich stören. Dazu gehören Drogen und Medikamente, Röntgenstrahlen und auch Nikotin und Alkohol und zwar nicht nur bei der werdenden Mutter, sondern auch beim Vater. Das Sperma kann insbesondere durch Alkohol und Nikotin so geschädigt sein, dass das Genom verändert ist und Fehlbildungen entstehen können (Jones 2004).

In den ersten 4 Lebenswochen eines intrauterinen Kindes sind bereits rudimentäre Anlagen der wichtigsten Organe vorhanden, einschließlich des Gehirns und ab dem 2. Schwangerschaftsmonat, d.h. ab der 4. Woche sind alle Organe ihrer späteren Funktion entsprechend angelegt, obwohl das Kind erst ca. 3 cm groß ist. Nicht nur Herz, Leber, Niere sind vollständig funktionsfähig, sondern auch das Gehirn hat spätestens in der 8. Woche bereits seine zur Regulation von Abläufen komplette Struktur (Rohen 2006, Rittelmeyer 2005). Die Organe nehmen lediglich an Volumen zu.

Das Kind steht mit dem mütterlichen Organismus in ständigem Austausch, d.h. die physischen wie psychischen Empfindungen der Schwangeren werden dem Ungeborenen unmittelbar erfahrbar über chemische, hormonelle und neuronale Prozesse (s. auch Hüther u. Krens 2005). Bleibt die Mutter beispielsweise in einer Dauererregung, so wird sich das Kind auf dieses Muster einstellen, auch wenn dies langfristig zu einer Störung beim Kind führen muss z.B. zu unregulierter Über- oder Untererregung. Die frühzeitige Korrektur eines solchen Störungsmusters ist Aufgabe der ambulanten und stationären Therapie.

Heute wissen wir, dass das ungeborene Kind sich mit einer Vielzahl von Reizen auseinander setzen muss, die allesamt positive wie negative, hemmende und unterstützende Wirkung auf die Entwicklung des Gehirns haben (Spitzer 1996, Bertalanffy 1968, Hüther 2006). Das Gehirn kann extrauterin nur dann Neues aufnehmen, verarbeiten und lernen, wenn es auf bereits intrauterin entwickelte Fähigkeiten aufbauen kann. Die pränatalen Erfahrungen ermöglichen es dem Neugeborenen, rasch aus den in der neuen postnatalen Umgebung angebotenen Reizen zu lernen und sich an die äußeren Bedingungen anzupassen (Hüther u. Krens 2005, Nathanielsz 1992). Beispielsweise lernt das intrauterine Kind zu schmecken und zu riechen und erkennt seine Mutter nach der Geburt am Duft der Muttermilch wieder und kann sich selbstständig auf die Brust zu bewegen, wenn es auf den Bauch der Mutter gelegt wird. Hat sich die Fähigkeit zur Selbstregulation intrauterin ausgebildet, so kann der Säugling sich gut selbst beruhigen und lernt auf die stützende Sicherheit durch die Mutter vertrauen. Befand sich die Mutter pränatal permanent in Stresssituationen oder im Hyperarousel, so kann das pränatale Kind die Fähigkeit zur Selbstregulation nicht aufbauen. Selbstberuhigende Maßnahmen des intrauterinen Kindes sind Lutschen an den Fingern, schlecken an der Nabelschnur oder Plazenta etc. Intrauterin gibt es Orte, an denen sich das Kind bevorzugt aufhält. So konnte beobachtet werden, wie sich Kinder ängstlich zurückziehen, wenn die Mutter unter einem hohen Angstniveau leidet. (Piontelli 1996, Verny 1981). Auch bei invasiven Eingriffen wie Amniozentese zieht sich das Kind entweder ängstlich zurück oder bewegt sich auf die Nadel zu. Vermutlich spielt auch hier eine Rolle, wie gut Mutter und Kind auf den Eingriff vorbereitet sind. Stressfaktoren wirken sich unmittelbar auf das intrauterine Kind aus, der Herzschlag wird schneller, das Kind beginnt zu strampeln. Raucht die Mutter, kann bereits der Gedanke der Mutter an eine

Zigarette beim Kind Stressreaktionen auslösen, das Kind stellt die intrauterine Atmung ein, was möglicherweise postnatal zum plötzlichen Kindstod führen könnte, falls das Kind bei Zigarettenrauch in intrauterine Gewohnheiten zurückfallen würde, wie Nathanielsz (1992) vermutet.

In einer noch laufenden Studie hat van den Bergh (2006) mit einem Forscherteam über viele Jahre hinweg Mütter und ihre erstgeborenen Kinder mithilfe von standardisierten Fragebögen untersucht. Schwerpunkt der Untersuchung waren Angst und Stress der Mütter während der Schwangerschaft und deren Auswirkung auf die Entwicklung der Kinder. Untersuchungszeiträume waren die 12.–21., 22.–31. und 32.–40. Schwangerschaftswoche. Die Untersuchung der Mütter erfolgte mit dem State Trait Anxiety Inventory. Bei der ersten Untersuchung der Kinder im Alter von sieben Monaten postpartal war ein deutlicher Zusammenhang zu erkennen zwischen der Höhe der Angstwerte bei der Mutter in der 12.–21. Schwangerschaftswoche und einer hohen Aktivität, gehäuftem Schreien und einem unregelmäßigen Schlaf und Essrhythmus des Kindes. Im Alter von acht bis neun Jahren zeigten diese Kinder in eigen- und fremdanamnestischen Erhebungen mithilfe standardisierter Verfahren verstärkt eine ADHS-Symptomatik und verstärkte Angstgefühle. Gleiches konnte auch noch im Alter von 14–15 Jahren festgestellt werden. Zu ähnlichen Ergebnissen kommt Huizink (2002, 2003).

Prospektive Studien von Hogdall (1991) und Rautava (1993 u. 1995) ergaben bei problematischem Schwangerschaftsverlauf (psychosomatische Beschwerden, Depressionen, Paarkonflikte etc.) signifikante Risiken für die Entwicklung von exzessivem Säuglingsschreien. Field (1985) konnte eine erhöhte Erregbarkeit und verminderte Selbstregulationsfähigkeit des Säuglings nachweisen in Abhängigkeit vom Ausmaß der pränatalen Angst der Mutter. Auch Temperamentsmerkmale des Säuglings wie Rückzugstendenzen und leichte Erregbarkeit waren mit der Befindlichkeit der Schwangeren korreliert. Die enge Verbindung zwischen mütterlichem und kindlichem Kreislauf hat demnach unmittelbare Auswirkungen auf das Befinden des Kindes.

## 10.2.4 Erste intrauterine Beziehungserfahrungen

Steinemann (2006) beschreibt Erfahrungen mit Patienten, die intrauterin einen Zwilling verloren hatten. Wenn die Mutter das Ereignis nicht betrauern konnte, hinterließ das Spuren auch im ungeborenen Kind, die postnatal weiterwirkten.

Ein Beispiel:

*Der 12jährige Nils reagierte auf Trauer und Verlust von Bekannten und Verwandten mit einer starken Einengung des Bewusstseins mit Müdigkeit und innerem Rückzug aus dem Hier und Jetzt. Auf meine spontane Frage an die mit anwesende Mutter, ob Nils intrauterin noch einen Zwilling hatte, reagierte die Mutter mit Bestürzung und Tränen und meinte, dass am Ende des dritten Schwangerschaftsmonats eine kurze, aber heftige Zwischenblutung aufgetreten sei und sie wegen der Beschaffenheit der Blutkoagel eine solche Möglichkeit für wahrscheinlich halte. Nils tranceartiger Zustand löste sich in diesem Moment, eine dahinter stehende Trauer schien mir nun deutlich zu spüren. Durch das Sprechen über die Möglichkeit eines frühen Verlustes und der dazugehörigen Trauer schien Nils erleichtert und in seiner Trauer vom Gegenüber angenommen.*

Die Erfahrungen in utero sind auch bei Zwillingen unterschiedlich und scheinen von verschiedenen Faktoren abhängig zu sein. Die Verbindung zur Versorgung durch die Plazenta ist nicht immer gleich gut, die Lage im Uterus kann verschieden sein, selbst bei eineiigen Zwillingen ergeben sich daraus unterschiedliche Entwicklungen (Hüther u. Krens 2005). Zwillinge haben sich 9 Monate bereits mit dem anderen Zwilling in Kontakt befunden haben, d.h. gleiche und voneinander verschiedene Lernerfahrungen gemacht. Auch die Außenwelt bewirkt beim Ungeborenen eine entsprechende Antwort. Man weiß heute, dass das ungeborene Kind auf vielerlei Weise Kontakt mit der Außenwelt aufnimmt und während der gesamten intrauterinen Zeit lernt. Kinder kommen auf die Welt und erkennen Melodien oder gesprochene Sätze wieder, die sie während der intrauterinen Zeit gehört haben. (Verny 1986)

Wie Piontelli (1996) beschreibt, behalten die Kinder bestimmte Eigenheiten intrauterin gezeigten Verhaltens auch postnatal bei. Piontelli beobachtete die Kinder intrauterin mittels Ultraschall und dokumentierte parallel das Verhalten der werdenden Mutter und (sofern anwesend) des Vaters. Sie sah die Kinder auch später noch mehrfach in therapeutischen Situationen, und brachte die Ängste oder Verhaltensauffälligkeiten mit dem intrauterinen Verhalten der Kinder in Verbindung.

Bei der Geburt hat das Kind bereits viele Erfahrungen gesammelt, die es auch sofort einsetzen kann. Der Tastsinn ist bereits intrauterin geschult durch Abtasten des eigenen Gesichtes, der Hörsinn ist soweit ausgebildet, dass das Kind bereits intrauterin Geschichten unterscheiden kann, die ihm durch Vorlesen der Mutter angeboten werden. Diese Geschichten können postnatal erinnert werden, die Vorlieben bleiben auch nach der Geburt erhalten (DeCasper et al. 1991). Das Kind kann Hell und Dunkel unterscheiden und richtet seinen eigenen Biorhythmus danach. Der Geruchssinn ist, wie bereits beschrieben, ausgebildet und das Kind kann sich entgegen bisheriger Annahmen zielgerichtet sowohl in Richtung der mütterlichen Brust bewegen als auch das Händchen zum Gesicht der Bezugsperson strecken, um das Gesicht abzutasten. (Klaus u. Klaus 2003, Nathanielsz 1992) Das Neugeborene bewegt sich im Sprachrhythmus der Mutter, d. h. es bewegt die vier Extremitäten im Takt der einzelnen Sprechsilben. Das Kind kann bereits Stimmen intrauterin unterscheiden am Sprechrhythmus. Es reagiert wenig bis gar nicht auf Stimmen von fremden Bezugspersonen. Auch kann es bereits die Muttersprache von ihm unbekannten Sprachen unterscheiden (Chamberlain, D. 2003).

Intrauterin sind die Kinder in der Lage, durch Verziehen ihres Gesichts mimisch Lächeln, Trauer, Spott und Abscheu ausdrücken (Chamberlain, D. 2003). Neugeborene können schon wenige Stunden nach der Geburt die Mimik eines Erwachsenen nachahmen und dabei exakt die ausgedrückte emotionale Qualität im Gesicht des Gegenübers wiedergeben. Neugeborene können auch aus verschiedenen dargebotenen Bildern schon wenige Stunden nach der Geburt das Gesicht der Mutter erkennen (Klaus u. Klaus 2003).

*Bonding* bezeichnet die interaktive Kommunikation zwischen Eltern und Kind. Anders als bei der Bindung, die die Anbindung des Kindes an die Primärpersonen bezeichnet, ist hier das elterliche Interaktionsverhalten in Bezug auf das Kind gemeint. Bonding bedeutet, sich auf die Bedürfnisse des Kindes einzulassen und empathisch zu spüren, was dieses braucht. Wie wir gesehen haben, ist intrauterin bereits von Bedeutung, ob die Mutter in der Frühschwangerschaft ein Bonding zum Kind entwickeln kann oder nicht. Aber nicht nur die Mutter spielt pränatal eine wichtige Rolle, sondern auch die Väter können ihren Beitrag dazu leisten. Untersuchungen von Lukesch (1975) und Stott (1977) haben gezeigt, dass Kinder aus glücklichen Paarbeziehungen fünfmal seltener ängstlich und unruhig waren als Kinder aus unglücklichen Beziehungen. Außerdem waren diese letzteren Kinder vier bzw. fünf Jahre später überdurchschnittlich klein, schüchtern und emotional übermäßig abhängig von der Mutter. Gelungenes Bonding erfordert eine aktive Auseinandersetzung beider Partner mit den Veränderungen in der Paarbeziehung und mit ihrer Verantwortung als zukünftige Eltern. Gelingt es beiden werdenden Eltern, eine Kommunikation über ihre Fantasien über das Kind und ihre Rollen als Eltern aufzunehmen, so wirkt sich die gelungene Triangulierung auf das soziale Verhalten der Kinder positiv aus: Sie spielen weniger aggressiv und sind bei der Lösung von Konflikten effektiver und flexibler (v. Klitzing, 2002 u. 2006). Deshalb versuchen wir stationär, wann immer möglich, auch die Väter in die Therapie mit einzubeziehen. Mütter scheinen in Anwesenheit des Vaters des Kindes das Kind häufiger anzulächeln und für deren Bedürfnisse aufmerksamer zu sein als diejenigen, die mit dem Kind allein waren (Verny 1981). Zu vermuten ist auch, dass intrauterine Kinder ihre Väter ebenfalls an der Stimme erkennen können, sofern sie immer wieder Ansprache auch durch die Väter erhalten haben.

Ich vermute, dass solche Lernerfahrungen mit davon abhängen, ob die elterliche Beziehung und die beider Eltern zum Kind gelungen ist. Es scheint so zu sein, dass sich nicht nur die physiologischen Veränderungen im mütterlichen Kreislauf unmittelbar dem Kind mitteilen, sondern auch die psychischen Befindlichkeiten der Mutter. In Stotts Untersuchung (1977) zeigten nur diejenigen Kinder Auffälligkeiten, deren Mütter emotionalen Belastungen ausgesetzt waren. Die übrigen Kinder waren in ihrem Verhalten unauffällig, obwohl auch deren Mütter langfristige Sorgen hatten, die sie aber nicht unmittelbar selbst betrafen.

Nicht nur die Mutter erfährt eine hormonelle Umstellung während der Schwangerschaft, sondern auch beim Vater werden erhöhte Werte von Kortisol, Prolaktin und Östrogen im Speichel kurz vor und nach der Geburt des Kindes festgestellt und der Testosteronspiegel sinkt deutlich (Hüther u. Krens 2005). Durch diese Umstellung ist auch die väterliche Fürsorge für das Kind und die Mutter gewährleistet. Für die hormonelle Adaptation scheinen nach neuesten Erkenntnissen Spiegelneurone verantwortlich zu sein, die im Gegenüber zu sofortigen Reaktionen führen wie zum Beispiel ein ansteckendes Lächeln oder Gähnen. (Bauer 2006a).

Ein Beispiel:

*Eine Patientin kam in der 20.SSW zur stationären Aufnahme. Sie hatte sich von ihrem Partner aus Vernunftgründen getrennt. Sie selbst hatte eine sehr traumatisierende Kindheit, ihr Vater war verstorben als sie 4 Jahre alt war und die Beziehung zur Mutter war bis heute sehr konflikthaft. Der Vater des Kindes war Zeitsoldat und zeigte eine schwere Beziehungsstörung und Neigung zu Drogenkonsum. Sie beschäftigte sich ständig mit der Frage, ob ihr eine bessere Beziehung zu ihrem Kind, einer Tochter, gelänge, als ihrer Mutter zu ihr. Sie machte es sich während der Schwangerschaft zur Gewohnheit, über ihren eigenen Bauch zu streicheln und mit ihrem ungeborenen Kind zu sprechen und ihm über den Rücken zu streicheln. Das Kind schien das zu genießen und hielt ihr den Rücken in dieser Position hin, vorwiegend in den Abendstunden. Auf diese Weise gelang es ihr, die vorzeitigen Wehen, die in der 26. SSW. einsetzten, zu stoppen und das Kind solange auszutragen, bis es trotz Frühgeburt reelle Chancen hatte, ohne Schädigung zu überleben.*

Hier gelang der Patientin trotz eigener schwerer Traumatisierungen in der Perinantalzeit ein Bonding herzustellen und ihrer Tochter auf zugewandte Weise zu begegnen und die Frühgeburtsbestrebungen des Kindes aufzuhalten.

Perinatale Erfahrungen fließen in viele Psychotherapien ein und bedürfen eines besonderen Verständnisses für das Erleben in utero und auch in den ersten Lebensmonaten (Blazy 1991, Dowling 1997, Emerson 2000, Evertz 1998). Nicht immer erschließen sich die Zusammenhänge dem Gegenüber sofort. Erforderlich ist eine Bereitschaft, sich auf Momente höchster emotionaler Präsenz einzulassen und die Dichte der entstehenden Beziehung auszuhalten.

## 10.2.5 Gehirnentwicklung

Strauch (2004) hat in ihrem Buch über das Verhalten von Teenagern gut die neuesten Forschungsergebnisse recherchiert. Eine gute und kurze Zusammenfassung ist bei Hercolano-Houzel (2006) nachzulesen. In der Pubertät scheinen große Veränderungen im Gehirn stattzufinden, die komplexere Lernprozesse ermöglichen (Giedd 1999). Das Volumen des Gehirns nimmt nicht mehr zu, es werden aber bestimmte Areale umstrukturiert. Etwa 30 % der Rezeptoren für den Botenstoff Dopamin im Belohnungssystem gehen verloren, stattdessen entwickeln sich Areale stärker, die das abstrakte Denken fördern. Bisherige Muster von Belohnungen werden zugunsten anderer geistiger Interessen uninteressanter.

Bis zum Alter von 10 Jahren bei Mädchen und bis 12 Jahren bei Jungen erreicht der hintere obere Scheitellappen sein größtes Volumen, um dann wieder an Größe abzunehmen, während sich das Stirn- und Schläfenlappenvolumen vergrößern. Erst im Alter von 16 bis 17 Jahren wird der Schläfenlappen sein größtes Volumen erreicht haben. Der Stirnlappen ist erst mit ca. 30 Jahren voll ausgereift. (Giedd 1999)

Die Produktion der Gonadotropine erfolgt erst, wenn der Körper über genügend Fettreserven verfügt, dann wird durch das Hormon Leptin der Hypothalamus stimuliert, der wiederum die Hypophyse veranlasst, Gonadotropin zu produzieren. Die Ernährung hat demnach großen Einfluss, wann die Pubertät einsetzt.

Die soziale Kompetenz scheint sich durch den Umbau zu erhöhen und baut auf den bisher erworbenen Lernerfahrungen auf, d. h., was bis dahin in einer sicheren Bindung erlernt wurde, kann jetzt ausgebaut, erweitert und fein abgestimmt werden.

Ich, wie viele andere Kindertherapeuten auch, machen die Erfahrung, dass Kinder mit überdurchschnittlicher Intelligenz »emotional hinter ihrem Intellekt hinterherhinken.« Es scheint so, als würden diese Kinder ihren reichlichen Vorrat an Intelligenz zur Speicherung von Wissen nutzen, aber die emotionalen und sozialen Fähigkeiten nicht erweitern können, weil dieser Bereich zu wenig unterstützt wurde. In der Pubertät wird die mangelnde emotionale Kompetenz manifest. Gleichzeitig sind oft die kognitiven Bereiche und die Sprachkompetenz deutlich erhöht im Vergleich zu Gleichaltrigen.

Mit ihren veränderten Körperwahrnehmungen, Körperbild, Selbstbild, Emotionen und Trieben, mit ihrer veränderten Wirkung auf andere müssen die Kinder und Jugendlichen ganz Neues lernen. In dieser sehr vulnerablen Phase brauchen sie dringend ihre Eltern, die sie in diesem Prozess unterstützen und begleiten.

## 10.2.6 Selbstregulationsfähigkeit des Säuglings

Die Arbeit mit Kindern und Jugendlichen und speziell die Traumatherapie zeigt uns sehr deutlich, dass der Arzt bzw. Therapeut lediglich die Selbstorganisation und das endogene Heilungssystem unterstützt. Der Zugang zum vorhandenen Heilungssystem ist oftmals schon sehr früh in der Entwicklung blockiert, weil die Entwicklungsumstände einer freien Entfaltung und damit Entwicklung zuwiderlaufen. Die adaptiven Prozesse von Hemmung und Erregung werden dann bei ungünstigen Ausgangsbedingungen permanent auf beiden Seiten auf zu hohem Niveau gehalten. Kinder entwickeln sich nicht in einem unabhängigen Raum, sondern sind in ein vielfältiges System eingebunden, das sich am ehesten mit dem Modell des selbstreferenziellen Systems beschreiben lässt (Schiepek 1990).

Lebende Systeme sind zeitabhängig, d. h. sie bauen sich auf und ab. Auf veränderte Bedingungen sowohl im Innen wie auch im Außen reagieren die einzelnen Subsysteme, sie organisieren sich neu, passen sich an. Diese Passungsarbeit verläuft dann optimal, wenn ein stabiles Gleichgewicht erreicht ist, im schlechtesten Fall bleibt das System instabil und im Chaos. Die Instabilität läuft nach bestimmten Mustern ab, die identifiziert werden müssen, um eine Umorganisation im Sinne von Heilung und Wachstum anzustoßen.

Ein Säugling und wie wir inzwischen wissen, auch das Ungeborene, hat die Fähigkeit, Zusammenhänge zwischen seinem Verhalten und den folgenden Konsequenzen zu erkennen und vermeidet oder sucht bestimmte Aktivitäten (Papoušek, H. u M. 1979 u. Papoušek, M. 2003, Papoušek et al. 2004), er reguliert sich selbst. Die selbstregulatorische Fähigkeit ist dann beeinträchtigt, wenn das Kind sowohl im Mutterleib als auch postnatal in der dyadischen oder auch triadischen Beziehung keine Ruhephasen erlebt, in denen das Erleben in die vorhandenen Muster integriert werden kann.

Innerhalb des Mutter-Kind-Dialoges finden fein auf einander abgestimmte Interaktionen statt, die das Lernrepertoire des Kindes erweitern und im Idealfall zu einer sicheren Bindung führen. Nach Murray (1991) entwickelt sich die Mutter-Kind-Interaktion gemeinsam. Nach Travarthen (1994) wird der Säugling »mit einer ungefähren konzeptuellen Vorstellung von einem hilfreichen und freundlichen Gefährten geboren, der kooperativ die gemeinsamen Erfahrungen vermittelt.« Solche Dialoge finden bereits während der Schwangerschaft statt und tragen zur Vorstellung eines Gegenübers bei.

Der Säugling muss sich, kaum auf der Welt, in vielerlei Hinsicht sowohl mit seinem Körper als auch mit seinem psychischen Erleben an seine Umwelt anpassen und gleichzeitig neue Erfahrungen in sein Erleben integrieren, d. h. er wird bestrebt sein, ein psychophysiologisches Gleichgewicht zwischen hemmenden und aktivierenden Systemen herzustellen und ein Überschießen in die eine oder andere Richtung über bestimmte Toleranzgrenzen hinaus zu vermeiden suchen. Dabei setzt der Säugling alle verfügbaren Energiereserven zur erfolgreichen Integration neuer Erfahrungen ein. Wie Papoušek H. u. M. (1979) in ihren Studien zum Lernverhalten bei Säuglingen nachweisen konnten, schließt die Integration von Erfahrungen die

Regulation von psychophysiologischer Erregung (arousal), motorischer Aktivität (activity), basaler affektiver emotionaler Erregung (affect) und Aufmerksamkeit (attention) ein (Papoušek, H. 1979). Oder anders ausgedrückt: Erfahrungen können nur dann integriert werden, wenn es eine bereits vorhandene Struktur gibt, die dann so lange umgeformt und umgebaut wird, bis sie ein neues Entwicklungsniveau erreicht hat.

Wird das Kind einem unbekannten Ereignis ausgesetzt, werden alle diese vier Bereiche aktiviert und gleichzeitig durch physiologische Reaktionen gehemmt, sodass ein dynamisches Gleichgewicht innerhalb bestimmter Toleranzgrenzen entsteht. Die Dauer jedes einzelnen Prozesses ist zeitlich begrenzt wie auch die dazu gehörenden Komponenten. Ist die Erfahrung integriert, bleibt das System stabil, d. h. der Säugling wird nicht mehr auf das Ereignis, was ihm inzwischen bekannt ist, mit Arousal, Aktivität, Affekt und Aufmerksamkeit reagieren, im günstigsten Fall wendet er sich gelangweilt ab.

Ein Beispiel:

*Ein Mitarbeiter brachte ein Puzzle mit in die Kindergruppe. Die 6jährige Gitty, geistig behindert, hatte eine panische Angst vor Puzzleteilen, die sie vorher nicht kannte. Sobald sie ihrer ansichtig wurde, verzerrte sich ihr Gesicht, sie wich zurück, der ganze Körper wurde in eine motorische Unruhe versetzt und sie stieß unartikulierte Laute aus. An jedem der folgenden Tage ging sie mit ausgestrecktem Arm vom einen Ende des Raumes in Richtung Puzzleteil am anderen Ende des Raumes. Das anfängliche Hyperarousal, die motorische Aktivität, der Angstaffekt und die überhöhte Aufmerksamkeit nahmen mit jedem Schritt auf das »Ungeheuer Puzzleteil« ab. Nach zwei Wochen konnte sie ein Puzzleteil in die Hand nehmen und benutzte es für ihre zahlreichen Manierismen. Die Erfahrung, dass vom Puzzleteil keine Gefahr ausging, war integriert worden. Unterstützend wirkte dabei die Sicherheit vermittelnde Haltung und der angstfreie Umgang der Erwachsenen und der anderen Kinder mit diesen Teilchen.*

Ein weiteres Beispiel:

*Die 4jährige Babsi kam in die Klinik wegen grober Vernachlässigung durch die lernbehinderten Eltern. Sie konnte zu diesem Zeitpunkt weder Krabbeln noch Laufen, sondern bewegte sich auf ihrem Hintern rutschend vorwärts. Sie brauchte tags wie nachts noch Windeln und war noch nie sauber gewesen. Wir versuchten mit allen erdenklichen Mitteln sie dazu zu bewegen, aufs Töpfchen oder in die Toilette zu machen. Sie widerstand allen Bemühungen mit einer stoischen Ruhe, protestierte nie, zeigte aber auch keine andere Reaktion. Zur gleichen Zeit bemühte sich die Krankengymnastin, ihr das Krabbeln beizubringen, was nur unter lautstarkem Protest des Kindes gelang. Dieser Prozess dauerte mehrere Monate. Eines Tages stand sie auf, ging zur Toilette, machte ihr Geschäftchen und kam wieder vollständig bekleidet zu mir zurück und wollte gelobt werden. Das Ganze passierte ohne Vorankündigung. Ab diesem Zeitpunkt war das Laufen und der Toilettengang nie wieder ein Problem.*

Erlebnisse wie diese machten mir deutlich, wie sich die kleinen Patienten unabhängig von ihrem Intelligenzgrad selbst organisieren und den Zeitpunkt und die Art der Entwicklung selbst bestimmen. Unterstützend für die selbstbestimmte Entwicklung wirkt dabei die vertrauensvolle Beziehung zu den Erwachsenen, das Containing und der angstfreie Umgang mit Entwicklungszielen. Das erste Beispiel veranschaulicht, wie eine Balance zwischen Aktivität und Hemmung hergestellt wird und wie Lernerfahrungen integriert werden können, das zweite Beispiel zeigt, dass eine Entwicklungsblockade gelöst werden kann, wenn das Kind zum richtigen Zeitpunkt die notwendige Unterstützung bekommt, sodass sich die neuen Fähigkeiten selbstorganisatorisch entfalten können. Kinder bestimmen ihr Entwicklungstempo weitgehend selbst. Auch der Geburtsvorgang wird vom kindlichen Organismus eingeleitet und nicht vom mütterlichen (Nathanielsz 1992). Erst wenn bestimmte Voraussetzungen geschaffen sind, kann sich etwas Neues entwickeln. Im zweiten Beispiel war das Kind mit dem Ziel der Sauberkeit zunächst überfordert, der Zeitpunkt war falsch gewählt. Die motorische Entwicklungsblockade musste erst gelöst werden, damit der nächste Entwicklungsschritt gemacht werden konnte.

Begreift man das Bestreben des Organismus, ein Gleichgewicht zwischen aktivierenden und hemmenden Systemen herzustellen, als ein rhythmisches Schwingen zwischen zwei Polen, dann bewirkt das Überschreiten von Toleranzgrenzen eine Instabilität im psychischen System, die den Charakter eines Traumas hat. Fehlen die basalen Sicherheiten wie haltgebende, zum Containing fähige Erwachsene, die eine sichere Bindung ermöglichen oder ist das Ereignis von so immenser Bedrohlichkeit, dass die normalen Bewältigungsmöglichkeiten erschöpft sind, dann ist die Wahrscheinlichkeit der Entstehung einer Blockade des Heilungspotenzials sehr hoch. Der Organismus ist in einem pathologischen Übererregungszustand oder in pathologischer Hemmung gefangen.

Die Wiederholung des Traumas stellt einen Versuch dar, das rhythmische Pendeln zwischen den Polen Aktivität und Hemmung innerhalb der Toleranzgrenzen wieder herzustellen und Lernerfahrungen integrieren zu können. Das Überschreiten der Toleranzgrenzen, innerhalb derer der Organismus sich selbst mit neuen Situationen vertraut machen kann, um sie zu integrieren, bewirkt durch seine Wiederholung eine Instabilität, die sich in der Entstehung von Symptomen widerspiegelt und sich permanent selbst verstärkt.

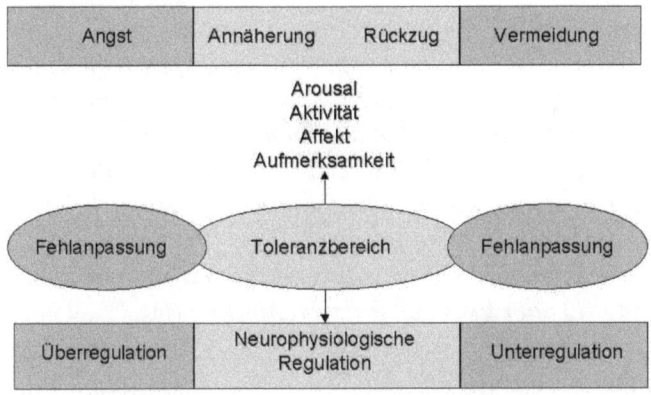

*Abb. 21: System der basalen adaptiven Verhaltensregulation*

Nur innerhalb des mittleren Bereichs im Bild ist ein Lernen möglich, Abweichungen in Richtung Unter- und Übererregung führen zu Entwicklungsblockaden.

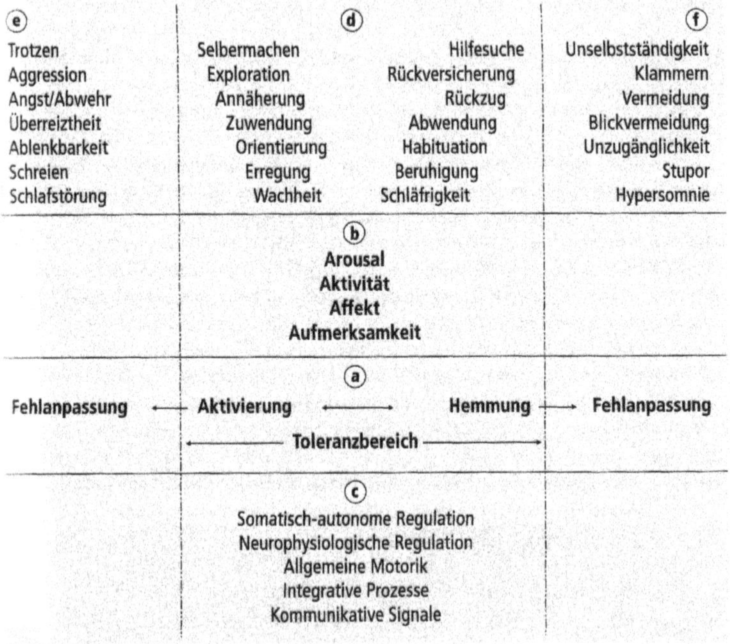

| (e) | (d) | | (f) |
|---|---|---|---|
| Trotzen | Selbermachen | Hilfesuche | Unselbstständigkeit |
| Aggression | Exploration | Rückversicherung | Klammern |
| Angst/Abwehr | Annäherung | Rückzug | Vermeidung |
| Überreiztheit | Zuwendung | Abwendung | Blickvermeidung |
| Ablenkbarkeit | Orientierung | Habituation | Unzugänglichkeit |
| Schreien | Erregung | Beruhigung | Stupor |
| Schlafstörung | Wachheit | Schläfrigkeit | Hypersomnie |

(b)
**Arousal**
**Aktivität**
**Affekt**
**Aufmerksamkeit**

(a)
Fehlanpassung ⟵— **Aktivierung** ⟷ **Hemmung** —⟶ Fehlanpassung
⟵——— **Toleranzbereich** ———⟶

(c)
Somatisch-autonome Regulation
Neurophysiologische Regulation
Allgemeine Motorik
Integrative Prozesse
Kommunikative Signale

*Abb. 22: System der basalen adaptiven Verhaltensregulation in Auseinandersetzung mit einem unbekannten Ereignis. (a) Zusammenspiel und Balance von aktivierenden und hemmenden Prozessen innerhalb von Toleranzgrenzen (—); (b) beteiligte psychische Bereiche; (c) eingeschlossene psychophysiologische Systeme; (d) beobachtbare Bereiche der frühkindlichen Verhaltensregulation; Verhaltensauffälligkeiten bei Überschreiten der Toleranzgrenzen in Form von übersteigerter Aktivierung (e) oder übersteigerter Hemmung (f).*

Dieses Schaubild von *Papoušek, H. u M. (1979) zeigt auf einfache Weise, in welchen Verhaltensbereichen sich der kindliche Organismus normalerweise bewegt und welche Verhaltensauffälligkeiten bei*

*Überschreiten der Toleranzgrenzen auftreten können. Die Verhaltensauffälligkeiten sind Anpassungsversuche an eine nicht optimale Umgebung, der Organismus versucht sich selbstregulatorisch der gegebenen Veränderung innerhalb der Subsysteme auf verschiedenen Ebenen anzupassen. Gelingt dies nicht, entstehen schwere Krankheitsbilder, sowohl in der Regulation des Organismus als auch in den Emotions-Kognitions-Einheiten.*

Hier ein Beispiel, wo Bindungsverlust und unsichere Bindungen bei gleichzeitiger Erkrankung an Leukämie auftritt, sodass sich die Frage nach einem Zusammenhang stellt.

*Der 11jährige Karl kommt mit seiner Mutter in die Ambulanz. Nach der Trennung der Eltern im Alter von 2 Jahren bekam er, nachdem die Mutter inzwischen eine neue Beziehung eingegangen war, 4jährig Leukämie. Der Vater, der den Kontakt zu den Kindern abgebrochen hatte, besuchte Karl nicht am Krankenbett und verweigerte auch sonst jede Kontaktaufnahme. Nicht einmal, wenn die Kinder die Mutter des Vaters in dessen Haus besuchten, ließ er einen Kontakt zu. Der Junge hatte seit dieser Zeit das Gefühl, nichts wert zu sein und auch der neuen Beziehung der Mutter im Weg zu sein. Dennoch gelang es ihm und den Ärzten, die Leukämie zum Stillstand zu bringen.*

*Als die Familie jetzt zur Behandlung kam, zeigt Karl massive Wutausbrüche, wenig Freude im Alltag und fühlt sich nach wie vor ausgegrenzt, insbesondere vom Lebenspartner der Mutter. Dieser hatte in der Tat Schwierigkeiten mit dem Jungen, er beäugte eifersüchtig die enge Beziehung zwischen Mutter und Sohn und verhielt sich oft wie das dritte Kind in der Familie, ebenfalls mit heftigen Wutausbrüchen.*

*In der Therapie gab es bei Karl wechselnde Phasen von Angepasstheit, impulshaften Wutdurchbrüchen und großer Bedürftigkeit. Es gelang während der Therapie, sowohl die Mutter als auch die Schwester zu einer eigenen Therapie zu motivieren, der Lebensgefährte der Mutter jedoch, obwohl dringend nötig, konnte sich nicht dazu entschließen. Karl kam immer mehr unter Druck, als der Stiefvater von Karls geliebten Mäusen Besitz ergriff. Er wollte zeitweise aus der Familie herausgenommen werden. In dieser Situation entwickelte er ein Leukämierezidiv, was nach so langer Zeit medizinisch ungewöhnlich ist. Karl gab nicht auf und kam trotz seiner Erkrankung regelmäßig weiter zur Therapie. Die Stabilisierungsarbeit führte zu einer inneren Beruhigung, die Zeit in der Kinderklinik zur Leukämiebehandlung schien glücklicherweise für ihn eine Art Auszeit zu sein, die auch seinen seelischen Heilungsprozess unterstützte. EMDR konnte in den ambulanten Sitzungen einige Blockaden im Heilungssystem lösen. Ein Ergebnis der Behandlung war der Wunsch nach einer Settingveränderung: Trotz guter Beziehung zu mir stand ein Therapeutenwechsel zu einem männlichen Therapeuten an, der ihn bei seiner Adoleszentenentwicklung begleiten und ihn bei der Findung einer gesunden männlichen Identität unterstützen würde.*

Der kindliche Organismus hat hier anscheinend auf den übermäßigen Ausschlag des Belastungspendels mit einer schweren Erkrankung reagiert. Ganz allgemein bleibt bei sich wiederholender Gefahr durch traumatisierende Erfahrungen, die nicht durch eine Phase des Wohlbefindens abgelöst werden, das Pendel entweder in Richtung Kampfstellung (Hyperarousal) oder in der Hemmung der Erregung wie beim Totstellreflex stehen. Die Blockierung der Heilungskräfte kann nicht aufgehoben werden, da die extreme Traumatisierung oder die Komplexität der Traumen auch die Neubildung von Ressourcen blockieren, sodass nur wenige, auf bestimmte Teilbereiche des Lebens beschränkt bleibende positive Erfahrungen entstehen können und das Pendel nicht in Richtung positiver Erfahrungen ausschlagen kann, eine für das Kind unlösbare Situation.

Field (1985) konnte eine erhöhte Erregbarkeit und verminderte Selbstregulationsfähigkeit des Säuglings nachweisen in Korrelation zum Ausmaß der pränatalen Angst der Mutter. Auch Temperamentsmerkmale des Säuglings wie Rückzugstendenzen und leichte Erregbarkeit waren mit der Befindlichkeit der Schwangeren korreliert. Heute wissen wir, dass auch der Körperkontakt zur Mutter von entscheidender Bedeutung für eine sichere Bindung ist. Grossmann und Grossmann (2004) haben auf der Neugeborenen-Station festgestellt, dass die zufriedensten Säuglinge diejenigen waren, die sofort mit der Mutter nach der Geburt Kontakt hatten und Rooming-in praktizierten im Gegensatz zu den anderen Kindern, die nur das eine oder das andere hatten.

Diese Ergebnisse lassen sich leicht mit den organischen Veränderungen, die bei psychischem Stress auftreten, in Verbindung bringen. Servan-Schreiber (2004) beschreibt anschaulich, wie Sympathikus (Beschleunigung) und Parasympathikus (Bremsung) zusammenarbeiten und unmittelbar Einfluss auf das limbische System haben. Wenn sich Emotion und Verstand streiten, gewinnt immer die Emotion, d. h. zuerst reagiert das emotionale Gehirn und erst dann schaltet sich der Neokortex ein. Befindet man sich im Stress, dann wird das sympathische Nervensystem angeworfen, es schüttet Adrenalin und Noradrenalin aus, der Stoffwechsel läuft auf Hochtouren. Der parasympathische Teil ist ausgeschaltet. Er bremst erst wieder den Ablauf, wenn der Stress vorbei ist. Eine zentrale Rolle hierbei spielt das Herz. Herz und Gehirn sind eng miteinander verbunden.

Meines Erachtens liegen hier mögliche Ursachen für die so genannten Gedeihstörungen des Säuglings und für die oft bestehende Unruhe des Säuglings nach der Geburt und später. Diese Kinder haben oft bereits in der Schwangerschaft ein chaotisches Muster von Herzfrequenzen bei der Mutter mitbekommen mit mangelnder Adaptation an Stressoren. Da es noch nicht ausreichend über ein eigenes autonomes Regulationssystem verfügt, kann es während der Schwangerschaft nicht gegensteuern, das Regulationssystem wird nach der Geburt auf eine harte Probe gestellt werden, die Kohärenz des eigenen Herzrhythmus zu erreichen. Wie bereits weiter oben ausgeführt führt lang anhaltende unmittelbar die Mutter betreffende Belastung zu vermehrter Unruhe des Kindes und zu ADS-ähnlichen Symptomen in der weiteren Entwicklung. Es sind nicht die genetischen Prädispositionen, sondern die fehlenden Regulationsmechanismen der Mutter für Belastung, die unmittelbar auf die Regulationsmechanismen des Säuglings bzw. des Ungeborenen einwirken. Das Kind befindet sich auf einem erhöhten Aktionslevel, kann sich nicht ausreichend an die äußeren Bedingungen adaptieren. Es zeigt eine erhöhte Aufmerksamkeit für alles, was außen um es herum ist, kann aber nicht ausreichend selektieren. Es befindet sich in ständiger sympathischer Erregungsphase, die parasympathische Bremsung fehlt. Die Aufmerksamkeit ist auf alles gerichtet, was potenziell eine Gefahr für das labilisierte System im Lebenskontext des Kindes darstellt. Gleichzeitig ist der gesamte Organismus auf Beschleunigung eingestellt, d. h. überall wird eine Gefahr gewittert, die bekämpft oder durch Flucht umgangen wird. Interessanterweise verzeichnen die Mütter gerade diese Unruhe des Kindes bereits im eigenen Bauch, sie nehmen aber kaum wahr, welchen Stressoren sie selbst in der Schwangerschaft ausgesetzt waren.

## 10.3 Bindungsforschung

Pioniere auf dem Gebiet der Bindungsforschung waren John Bowlby und später Mary Salter Ainsworth. Beide interessierten sich in ihrer Arbeit in erster Linie für die Beziehung zwischen Kindern und ihren Bezugspersonen. Bowlby interessierte dabei vor allem wie das »Band« zwischen Kind und Erwachsenem gestaltet ist und von welchen Faktoren dieses »attachement« abhängig ist (Grossmann u. Grossmann 2003).

John Bowlby wurde, wie Martin Dornes (2003) in seinem Buch über die emotionale Entwicklung des Kindes zusammenfasst, 1907 als viertes von sechs Kindern geboren. Die Kinder wurden entsprechend ihrer Zeit, vorwiegend von Hausangestellten erzogen. Mit acht Jahren kam Bowlby außerhalb von London in ein Internat, um ihn vor den erwarteten Bombenangriffen im ersten Weltkrieg zu schützen. Vermutlich wurden hier die Weichen gestellt, sich mit Bindungen der Kinder an die Eltern bzw. an primäre Bezugspersonen zu beschäftigen und mit den Folgen von Trennungen. Nach einer Zwischenstation bei der Marine begann er Medizin zu studieren. Bereits nach den ersten Semestern, noch im vorklinischen Teil, pausierte er und hospitierte an einer Schule für verhaltensgestörte Kinder, was seine spätere Laufbahn stark beeinflusste. Nach Beendigung des Studiums, wurde er zunächst Erwachsenenpsychiater und widmete sich später der Kinderpsychotherapie nach analytischer Ausbildung in der Kleinianischen Schule. Nicht immer war er mit Melanie Klein einer Meinung, insbesondere war er der Meinung, dass man Entwicklungsstörungen der Kinder nicht vom psychosozialen Hintergrund trennen könne, während Melanie Klein sie nur auf negative Fantasien des Kindes zurückführte. Auch wenn

Bowlbys Theorien inzwischen überarbeitet wurden und Veränderungen erfuhren, bleibt die Kernaussage, dass die lang andauernde Trennung von der primären Bezugsperson einen erheblichen Risikofaktor für die weitere seelische Gesundheit darstellt, bestehen. Heute wissen wir, dass frühe Trennungen schwere Traumatisierungen bei Kindern verursachen können und ihr Leben lang begleiten (Grossmann u. Grossmann 2003, 2004).

Mary Ainsworth wurde 1939 in Ohio geboren und studierte Psychologie in Toronto. Beeinflusst wurde sie von William Blatz, bei dem sie auch 1939 promovierte, und der die Auffassung vertrat, dass zunächst Sicherheit und Vertrauen entwickelt werden müssen, bevor ein Säugling und Kleinkind sich unbekannten Situationen stellen kann. Sie bewarb sich 1950 bei Bowlby und erforschte mit ihm die Auswirkungen früherer Trennungen in der Mutter-Kind-Beziehung. Später arbeitete sie in Uganda und untersuchte das Schreiverhalten von Kindern. Dabei stellte sie folgende Hypothese auf: Kinder, die viel schreien, galten als unsicher gebunden, Kinder, die wenig schrien galten als sicher gebunden. Als nicht gebunden galten Kinder, die kein spezifisches Bindungsverhalten zeigten und sich z. B. von beliebigen Personen trösten ließen. Erst nach diesen Erfahrungen war sie von der Bindungstheorie überzeugt, der sie bis dahin noch sehr skeptisch gegenüber gestanden hatten (Grossmann u. Grossmann 2003).

Für Bowlby ist die Basis für das Handeln eines Individuums die Fähigkeit des betreuenden Erwachsenen, sich auf die Bedürfnisse des anderen in einfühlsamer Weise einzustellen:

»Es wurde gesagt, dass ein Kind dann, wenn die Mutter anwesend ist oder wenn bekannt ist, wo sie sich befindet, und wenn sie bereit ist, freundlich zu interagieren, üblicherweise aufhört, Bindungsverhalten zu zeigen und statt dessen seine Umwelt erkundet. In einer solchen Situation stellt die Mutter eine Art sichere Basis dar, von der aus das Kind die Umwelt erkunden und zu der es zurückkehren kann, besonders, wenn es müde und ängstlich wird. Während des weiteren Lebens wird es wahrscheinlich das selbe Verhaltensmuster zeigen, wird sich wahrscheinlich von den geliebten Mitmenschen immer weiter und für immer längere Zeit entfernen, dabei aber immer den Kontakt erhalten und früher oder später zurückkehren. Die Basis, von der aus das Individuum handelt, ist entweder seine Ursprungsfamilie oder eine neue Basis, die es sich selbst geschaffen hat. Jeder, der eine solche Basis nicht hat, ist ohne Wurzeln.

Das Verhalten von Eltern und von anderen, zu deren Rolle Fürsorge gehört, ist zu dem Bindungsverhalten komplementär verbunden. Zur Rolle des Fürsorgenden gehören erstens verfügbar zu sein und zu antworten, wie und wann dies gewünscht wird, und zweitens, umsichtig einzugreifen, wenn sich das Kind oder eine ältere Person, für die gesorgt wird, in Schwierigkeiten bringt.« (Bowlby 1979, übersetzt von K. Grossmann 2003)

Im Sinne Winnicotts (1989) sind Übergangsobjekte solche Objekte, die das Kind überall hin begleiten und dem Kind helfen, Frustrationen, Benachteiligungen und die Konfrontation mit neuen Situationen zu bestehen. Sie sind eine wichtige Voraussetzung ein »gewisses Maß an Entbehrungen« unbeschadet aushalten zu können. Er beobachtete in der Einrichtung, in der er tätig war, dass Kinder mit Verhaltensauffälligkeiten entweder nie ein Übergangsobjekt hatten oder es verloren gegangen war, »es muss jemand geben, den dass Objekt vertreten kann – das bedeutet, dass man den Zustand der Kinder nicht beheben kann, indem man ihnen einfach ein neues Objekt gibt.«

Verhaltensauffällige Kinder brauchen demnach erst die Sicherheit, von Erwachsenen gehalten zu werden, bevor sie sich einem wie immer gearteten Objekt zu wenden können. Das kann auch ein Lied, eine Geschichte oder ein Gegenstand sein, mit dem das Kind gute Beziehungserfahrungen verbindet. Je kleiner das Kind, desto wichtiger sind die es umgebenden Erwachsenen. Das Übergangsobjekt hilft den Bewegungsradius zu erweitern. Es begleitet das Kind überall hin, geht mit ihm durch dick und dünn, teilt Freud und Leid und hält auch die Aggressionen des Kindes aus. Mit viel Humor ist die Beziehung von Kindern zu ihren Übergangsobjekten in den Cartoons von Calvin und Hobbes (Watterson 2005) dargestellt. Hobbes – der Stofftiger – muss Einiges aushalten und ist gleichzeitig Seelentröster, Wegbegleiter und Berater in einem, sprich ein ideales Elternteil, was allgegenwärtig ist, die Ausgangsbasis für die Erkundung der Welt. In diesem Cartoon wird auch deutlich, dass das Kind dann seine Freiheitsgrade erweitern kann, wenn die täglichen Rituale äußere Sicherheit schaffen.

Das Kind kann in seinem Spiel zwischen äußerem und innerem Bezugssystem oszillieren und verarbeitet auf diese Weise Belastungserfahrungen mit unterschiedlichem Belastungsgrad. Die Fähigkeit, über innere Freunde und Feinde einen Bezugsrahmen herzustellen, schafft gleichzeitig die notwendige Distanz, die das Kind braucht, um mit den Erlebnissen umgehen zu können. In den Spielinszenierungen bringt das Kind die täglichen Erfahrungen unter und kann in der Daraufschau für sich Lösungsmöglichkeiten entwickeln bzw. alternative Handlungen ausprobieren, ohne in allzu großen Stress zu geraten, weil das Spiel ohne direkte Folgen in den Kommunikationsprozessen mit den Bezugspersonen im Alltag des Kindes bleibt. Es lernt spielerisch mit Konflikten umzugehen. Wie Freud (1908) annahm, ermöglicht das Spiel auch das folgenlose Ausleben verbotener Wünsche: »Jedes spielende Kind benimmt sich wie ein Dichter, indem es sich eine eigene Welt erschafft oder richtiger gesagt, die Dinge seiner Welt in eine neue, ihm gefällige Ordnung versetzt. Es wäre dann unrecht zu meinen, es nähme diese Welt nicht ernst; im Gegenteil, es nimmt sein Spiel sehr ernst, es verwendet große Affektbeträge darauf. Der Gegensatz zu Spiel ist nicht Ernst, sondern – Wirklichkeit. Das Kind unterscheidet seine Spielwelt sehr wohl, trotz aller Affektbesetzung, von der Wirklichkeit und lehnt seine imaginierten Objekte und Verhältnisse gerne an greifbare und sichtbare Dinge der wirklichen Welt an. Nichts anderes als diese Anlehnung unterscheidet das ›Spielen‹ des Kindes noch vom ›Fantasieren‹.«

Die Begegnung von Erwachsenen (seien es Therapeuten oder nicht) und Kindern beruht auf Bindung, die sicher oder unsicher sein kann und von der jeweiligen kindlichen Erfahrung geprägt ist. Im Umgang mit Kindern wird oft nicht berücksichtigt, wie unterschiedlich Kinder Zeit und Raum und Beziehungsdimensionen wahrnehmen, was zu falschen Annahmen über die Stärke von Belastungen führt. Für ein Kind bedeutet Zeit etwas anderes als für den Erwachsenen. Das kleine Kind hat noch keine Vorstellung von Entfernung und Dauer einer Zeiteinheit. Es orientiert sich vielmehr an seinen Tagesrhythmen. Noch einmal schlafen, dann ... Oder: wenn es dunkel ist, sind wir da. Da die Zeiteinheit von Stunden und Minuten und Sekunden für das kleine Kind noch zu abstrakt ist, kann es auch die Dauer des sich Entfernens von Bezugspersonen nicht einschätzen. Das Kind ist von den unmittelbaren Bezugspersonen abhängig, eine Trennung und sei es nur eine partielle durch Abwenden der Mutter, die außerhalb der bisher erfahrenen Routine und Beziehungsmodalitäten liegt, kann beim Kind zu erheblichen Belastungsreaktionen führen, insbesondere, wenn äußere Faktoren ebenfalls verändert werden.

Hierzu ein Beispiel:

*Anna ist fünf Jahre alt, als ich sie das erste Mal sehe. Sie ist ein hellwaches, sehr zurückhaltendes Mädchen mit auffällig dunklen Augenrändern.*

*Anna war 3 Jahre alt, als ihr kleines Brüderchen geboren wurde. Sie war die erste Tochter eines noch relativ jungen Paares. Nach anfänglichen Schwierigkeiten beim Stillen gelang beiden, eine harmonische Beziehung aufzubauen. Anna war das erste Enkel- und Urenkelkind in der Familie. Sie war überall der Sonnenschein und wurde auch verwöhnt. Während der Schwangerschaft mit ihr litt die Mutter unter einer schweren Hyperemesis gravidarum bis zum 5. Monat und gegen Ende der Schwangerschaft unter einer Eklampsie.*

*Ein Jahr vor der Geburt ihres Bruders zog die Familie in eine neue Wohnung. Kurz vor der Geburt wechselte Anna aus ihrem Zimmer in ein größeres Zimmer, ihr Zimmer wurde für den Bruder vorbereitet. Gleichzeitig mit der Geburt des Bruders sollte sie der Windel entwöhnt werden, was für den Harn tagsüber auch gelang.*

*Die zweite Schwangerschaft verlief etwas weniger auffällig und auch das Stillen war inzwischen routinierter. Da es der erste Sohn seit Generationen in der Familie war, ging ein Großteil der Aufmerksamkeit von Anna auf den Bruder über. Erschwerend kam hinzu, dass Annas Mutter mit 5 Jahren eine Schwester bekommen hatte, welche die bis dahin uneingeschränkte Aufmerksamkeit der Erwachsenen von ihr abgezogen hatte. Ihre eigene Eifersucht und Zorn wurden reaktiviert und richteten sich jetzt gegen ihre Tochter.*

*Anna reagierte mit übertriebener Fürsorge für ihren Bruder, was sich in Äußerungen wie »mein Baby« äußerte. Wütende Affekte erlaubte sie sich nie, stattdessen fragte sie ständig, ob die Mama sie lieb habe. In der Folge entwickelte sie einen extremen Stuhlverhalt. Sie verkniff sich über Tage den Gang zur Toilette, wurde immer stummer und blasser und aß fast kaum noch etwas. Nach 3–4 Tagen entleerte sich der Darm dann nachts in die Windel, was ihre Mutter zwar nach außen tolerierte, aber nicht wirklich guthieß. Die bestehende Eifersucht wurde von der Mutter nicht registriert. Der Vater, obwohl sehr bemüht, war viel außer Haus und konnte die Beziehung zwischen Mutter und Tochter nicht ausgleichen.*

*Nach vier Sitzungen mit EMDR im Beisein von Eltern und Großmutter, die als wichtige Bezugsperson oft ausgleichend wirkte, gelang es Anna, auf gesunde Weise mit Wut und Eifersucht umzugehen. Dabei war die Oma eine große Hilfe, weil sie hier erstmals ihre Wutaffekte zum Ausdruck brachte und die Reaktionen testete. Auch die Mutter bemühte sich anders als bisher mit ihr umzugehen und widmet ihr viel Zeit und Aufmerksamkeit. Der Gang zur Toilette ist zwar nach wie vor noch nicht problemlos, aber nicht mit den bisherigen Schwierigkeiten verbunden.*

*Über den Stuhlgang hält sie sozusagen alle aggressiven Affekte fest, um die Mutter nicht noch mehr gegen sich aufzubringen. Die gleichzeitig vorhandene Traurigkeit wird in ihrem inneren Rückzug gebunden und drückt sich in den tiefen bläulich violetten Augenringen aus.*

Ich erlebe bei Kindern öfter, dass sich ihre Traurigkeit in fast schwarzen Augenrändern ausdrückt wie bei Schwerkranken. Kann die Trauer bearbeitet werden, verschwinden auch die Augenränder.

Das Kind erlebt die Gegenwart viel intensiver als der Erwachsene, weil die Aufmerksamkeit meistens auf bestimmte innere und äußere Ereignisse und Objekte gerichtet ist, die im unmittelbaren Erfahrungsraum des Kindes liegen und noch nicht zum Bestandteil von übergreifenden Routinen und übergeordneten Konstrukten geworden ist. Bei einem hyperaktiven Kind ist die Aufmerksamkeit auf viele Dinge gleichzeitig gerichtet, so als müsste es beständig die Umgebung unter Kontrolle halten bzw. innere unerträgliche körperliche und psychische Zustände abwehren, aber ohne über die erworbenen Fertigkeiten eines Erwachsenen zu verfügen und eine Unterscheidung von wichtig und unwichtig treffen zu können. In Therapien habe ich oft erlebt, wie hochsensibel für Schwingungen in der Beziehung zu Erwachsenen und der Beziehung der Erwachsenen untereinander diese Kinder sind und wie wenig sie in der Lage waren, ihre eigene Befindlichkeit in Worte fassen. Über die Wahrnehmung ihres Körpers, insbesondere ihres Herzens konnten sie die eigene Erregung hingegen viel besser spüren. Viele dieser ADHS-Kinder, die ich in Behandlung hatte, waren traumatisierte Kinder, die bereits pränatal durch die Lebensumstände der Mutter in ihrer Selbstregulationsfähigkeit beeinträchtigt waren. Diese Kinder sind in ihren Beziehungen oft unterschiedlichen Rollenzuschreibungen ausgesetzt, die sie als Täter oder Opfer, Helden, Clowns oder kleine Eltern erfüllen. Diese Rollen können innerhalb kürzester Zeit wechseln und dienen der Entlastung des Familiengefüges. Oftmals spielen hier mehrgenerationale Verstrickungen, Loyalitäten und Traumatisierungen eine Rolle (Borszormenyi-Nagy u. Spark 2001).

Für die Interaktion zwischen Mutter und Kind ist auch der optimale Abstand zwischen den Augen der Mutter und des Kindes von entscheidender Bedeutung. Der optimale Abstand mit Scharfsehen beim Neugeborenen beträgt etwa 25 bis 35 cm. In dieser Entfernung kann das Kind die Mimik der Mutter gut beobachten und interaktiv die Beziehung gestalten. Diesen Abstand stellen Mütter, die ein gutes Interaktionsgefühl haben, instinktiv her. Neugeborene können schon kurze Zeit nach der Geburt ihre Eltern von anderen am Aussehen unterscheiden und suchen immer wieder den Blickkontakt (Chamberlain, D. 2003, Klaus M. u. Ph. 2003).

Die Bindung zwischen dem Kind und einem Gegenüber wird von beiden aktiv gestaltet und ist ein interkommunikativer Vorgang, der in winzigsten Fragmenten aufeinander abgestimmt sein muss, um eine Passung zu ermöglichen (Sander 1977). Beide, sowohl der Säugling als auch die Eltern, brauchen zur Verständigung ein Empfangs- und Sendesystem, was hochsensibel auch die kleinsten Veränderungen in der Kommunikation registriert und im wechselseitigen Dialog immer wieder neu aufeinander abstimmt. Diese interaktiven Microszenen (Plassmann 2006) lassen Rückschlüsse auf das Bindungssystem des Kindes zu. Lenneberg (1967) nahm als Grundlage der Organisation von sozialer Bezogenheit zeitliche Muster (Timing) und sprachliche Rhythmen an. Unter Timing versteht man das Innehalten, das Unterbrechen, das abwechselnde Sprechen und die Lautgebung in der Interaktion mit Kleinkindern sowie die Sprachgeschwindigkeit und die Pause am Ende des einen Beitrags zum Beginn des anderen Beitrags. Dieses Timing ist eine Art Feedbacksystem, welches dem Anderen wichtige Hinweise für die Interaktion und Kommunikation gibt, die bei nicht aufeinander abgestimmtem Timing zum Durcheinanderreden und gestörtem Kommunikationsverhalten führt. Dieses System ist sehr komplex und der Säugling lernt schon sehr früh in der gelungenen Interaktion mit der Mutter, wie und wodurch er einerseits Informationen über Emotionen der Mutter erhält und andererseits unmittelbar Reaktionen beim Gegenüber durch sein Verhalten auslöst. Um dieses Timing verstehen zu können, werden alle zur Verfügung stehenden Informationen einbezogen, dazu gehören auch Mimik, Sprachmodulation, Körperhaltung des Gegenübers.

Beebe, Jaffe et al (2002) fanden heraus, dass » dass die zeitliche Abgestimmtheit von Dialogen in der vorsprachlichen Zeit (sowohl in Lauten als auch in Bewegungen) der zeitlichen Abgestimmtheit des sprachlichen Dialogs von Erwachsenen sehr ähnlich ist. Beide sind beispielsweise bidirektional koordiniert. Tatsache ist, dass die Koordination zwischen Kind und Erwachsenem sogar eine engere Kontingenz aufweist als die von erwachsenen Gesprächspartnern untereinander (Jaffe 2001). Auch die Regulierung des Sprecherwechsels durch die Dauer der Wechselpause ist bei beiden sehr ähnlich.« (Beebe et al. 1988)

Für die Vorhersage einer sicheren Bindung ist demnach ein mittleres Maß an Koordination ausschlaggebend. Bindung verläuft in einem rhythmischen Auf- und Ab von Passung und Nicht – Passung und mit mittleren Belastungsstärken, erst dann ist Lernen möglich, wie wir weiter oben bereits beschrieben haben.

Physiologische Analysen der Herzschlagfrequenz in einer fremden Situation ergaben bei vermeidenden Kindern eine Erhöhung, wenn sie nach der ersten Trennung spielten, bei bindungssicheren Kindern fällt die Herzschlagfrequenz hingegen beim Spielen ab als Ausdruck ihrer Konzentration auf das Spiel. Zusätzlich fand man heraus, dass der Cortisolspiegel steigt, wenn das Kind von der Mutter als gehemmt beschrieben wurde und ein unsicheres Bindungsmuster zeigte (Nachmias et al. 1996, Spangler und Schieche 1998). Die Cortisolerhöhung blieb aus bei sicheren Bindungsmustern, auch wenn das Leid groß war.

Main (1995) hat in ihren Untersuchungen festgestellt, dass ein Kleinkind in der Lage ist, sich auf Eltern, die zwar nicht feinfühlig, aber auch nicht direkt beängstigend sind, einzustellen und »bedingte Strategien« entwickeln kann, um mit dem defizitären Verhalten der Eltern umgehen zu können. Dem vorausgegangen sind die Untersuchungen von Ainsworth (1978), die nachweisen konnten, dass eine feinfühlig reagierende Bindungsperson in Zeiten von Furcht und Distress als Quelle von Trost und Zuwendung erlebt werden kann. Nach Main (2002) scheint das zurückgewiesene Kind, besonders in der fremden Situation, »Anzeichen für kleinere Gefahren zu ignorieren, indem es seine Selbstorganisation durch beharrliche Ausrichtung seiner Aufmerksamkeit auf unbelebte Objekte aufrecht erhält. Wie spiegelbildlich dazu verhalten sich Kleinkinder, deren Mütter sich ihnen gegenüber auf eine unvorhersehbare Weise verhalten: sie übertreiben ihre Reaktion auf die allerkleinsten Gefahren (wie etwas Neuem) und sind im Verlauf der Episode nahezu ausschließlich mit der Bindungsperson beschäftigt; sie richten also ihre ganze Aufmerksamkeit auf sie.«

Lyons-Ruth at al (2002) beschäftigten sich ebenfalls mit dem Verhalten der Eltern und den Auswirkungen auf die Kinder. Mischen beispielsweise die Eltern zurückweisende und verwickelnde Strategien, was kindliche Bindungsaffekte sowohl steigert als auch zurückweist, wie etwa gleichzeitiges Ignorieren des kindlichen Kummers und die Aufforderung, der Mutter oder dem Vater einen Kuss zu geben, dann reagiert das Kind mit einer desorganisierten Bindung. Das Forscherteam schreibt dazu: »In diesem theoretischen Rahmen werden bestimmte negative mütterliche Verhaltensweisen, wie etwa verdeckte Feindseligkeit, Rückzug, übertriebene Selbstbezogenheit oder widersprüchliches Annäherungs- und Vermeidungsverhalten als Anpassungsstrategien betrachtet. Diese sollen verhindern, dass die Mutter von ungelösten, Angst besetzten Affekten überflutet wird, die im Zusammenhang mit Bindung stehen. Bei solchen unberechenbaren Verhaltensweisen vermeidet die Mutter ein Übermaß an empathischem

Kontakt zu den angstbesetzten Affekten und der ängstlichen Erregung des Kindes, um dadurch ihren eigenen Erregungszustand in erträglichen Grenzen zu halten. Außerdem verraten ihre Verhaltensweisen den Wunsch, Affekte von sich fernzuhalten, die mit dem Trauma in Verbindung stehen, wie etwa die Wut, die durch eine Identifikation mit ihrem verletzbaren Kind entstehen könnte. Diese Wut wäre überwältigend, wenn sie tatsächlich bewusst wahrgenommen würde.«

Lyons-Ruth & Block (1996) konnten in ihren Arbeiten bestätigen, dass es einen Zusammenhang zwischen dem Ausmaß an mütterlichem Rückzugsverhalten und mütterlichen intrusiv-feindseligem Verhalten gegenüber dem Kind und der Schwere und der Art der Gewalttätigkeit oder des Missbrauchs in der früheren Familiengeschichte der Mutter gibt. Es scheint so zu sein, dass Mütter, deren Kinder desorganisiert gebunden sind, zur Vermeidung einer eigenen Überflutung durch ihre Affekte, die Emotionen des Kindes unterdrücken oder ängstlich durch Dissoziation und inneren Rückzug vermeiden. In einer derartigen Situation, in der die Mutter beschäftigt ist, sich selbst unter Kontrolle zu bekommen, kann sie nicht feinfühlig auf die Bedürfnisse des Kindes eingehen und Missverständnisse in der Kommunikation aufklären. Die Kinder wiederum reagieren mit einer Mischung aus Annäherungs-, Vermeidungs-, erstarrtem bzw. dissoziiertem Verhalten, um mit der Situation umgehen zu können.

Hierzu ein Beispiel:

*Der 2 1/2 jährige David kommt mit seiner Mutter zu einem Gespräch in mein Zimmer. Während des Gesprächs ist auffällig, dass er rund um den Tisch alle Gegenstände, die dort deponiert sind, untersucht und keinerlei Kontakt zur Mutter oder mir aufnimmt. Während des Gesprächs, was sich um das permanente Schreien des Kindes, sobald er im Kinderzentrum abgegeben wird, beschäftigt, nimmt er mehr und mehr Kontakt zu mir auf. Ein Suchen nach Bindung wird deutlicher. Ich beginne ein Annäherungsspiel und will die Mutter mit einbeziehen, indem ich sie beide bitte, sich gegenseitig über die Wange zu streichen. Der Kleine macht mit Freude mit. Die Mutter wiederum scheint merkwürdig unbeholfen zu sein und kann auf die Annäherungsversuche ihres Kindes kaum reagieren. Als David ihr den Mund zu einem Küsschen hinstreckt, sagt die Mutter »Gib mir ein Küsschen«. Sie hat nicht bemerkt, dass das Kind eigentlich selbst von Mama ein Küsschen haben wollte. Ich erkläre der Mutter die Situation, woraufhin sie sich diesmal dem Kind ganz zuwenden kann und spielerisch mit ihm Zärtlichkeiten austauschen kann. Einige Tage später erhalte ich von der Tagesstätte die Rückmeldung, dass David seit dieser Stunde beim Weggehen der Mutter nicht mehr geweint hat und sich gerne im Kinderzentrum aufhält.*

Bindung ist kein Vorgang, der mit Beendigung der Kindheit abgeschlossen wäre, sondern ist ein permanenter Prozess. So haben Untersuchungen ergeben, dass ein Kind mit dem einen Elternteil eine durch sichere Bindung bestimmte Spielsituation gestalten konnte, auch wenn dies mit dem anderen Elternteil nicht möglich war. Gleichzeitig haben die Untersuchungen ergeben, dass die Eltern sich mit der Zeit angleichen und nahezu gleiche Spielmuster und Spielfeinfühligkeit entwickeln konnten. Kinder tragen also auch zur Weiterentwicklung der Eltern und Großeltern bei, helfen Defizite auszugleichen und Wunden zu heilen (Grossmann u. Grossmann 2004).

## 10.4 Mehrgenerationale Einflüsse auf Erleben und Therapie von Kindern und Eltern

Die eingangs erwähnten Erziehungspraktiken, aber auch die Belastungen der perinatalen Zeit können bei Eltern und Kindern Traumatisierungen auslösen, die dann wiederum die gesunde Entwicklung der Folgegeneration beeinträchtigen können.

Am Beispiel der 10jährigen Maja habe ich bereits die Auswirkungen mehrgenerationaler Traumatisierungen geschildert.

Nicht nur die unmittelbar erlittenen Traumata führen zu Störungen und Erkrankungen, sondern auch die Traumata der Eltern, Großeltern und Urgroßeltern. Beim Erstellen von Genogrammen, insbesondere bei Patientinnen, die an Anorexie und Bulimie leiden, fiel mir auf, dass auffallend häufig extrem divergierende politische Weltanschauungen in der Großeltern- und Elterngeneration vorkommen. Almut Massing hielt in Lindau 1997 einen Vortrag über ein anorektisches Mädchen, dessen Großvater in der Zeit des Nationalsozialismus andere Dorfbewohner denunziert hatte und zur Deportation derselben beigetragen hatte. Dieses Mädchen machte in der Familie mit seiner Erkrankung auf die Opfer der politischen Verfolgung des Nationalsozialismus in den Konzentrationslagern und die geleugnete Täterschaft in der eigenen Familie aufmerksam. Diese Vortrag hat mich veranlasst mehrgenerational zu denken und in die Therapien verstärkt diese Perspektive einzubeziehen, da sie eine weitreichende Auswirkung auf die Entwicklung der nachkommenden Generationen hat. Die Großelterngeneration war im ersten und zweiten Weltkrieg selbst schweren Traumatisierungen ausgesetzt. Die eigene Traumageschichte wird dann in Wiederholungen ausagiert, auch Täteranteile in sadistischer Weise, basierend auf dem emotionalen Muster: »Entweder ich werde zerstört oder der Andere.« Der Schwenk zum Ausagieren am Gegenüber geschieht innerhalb von Bruchteilen von Sekunden, wie ich immer wieder von PatientInnen höre, die ihr eigenes »Täterverhalten« reflektieren konnten.

Wiederholt habe ich Kinder Situationen spielen sehen, die auf den ersten Blick ein »normales« Spiel zu sein schienen, aber in weiteren Stunden mit den Eltern oder einem Elternteil plötzlich eine andere Bedeutung gewannen.

Hierzu ein Beispiel:

*Der achtjährige Markus spielte, während ich mit der Mutter über ihre Pläne sprach, sich von ihrem Mann zu trennen, neben mir auf dem Boden mit Playmobil-Figuren. Auf einmal bemerkte ich, wie er von KZ sprach und Guillotinen baute, mit denen er die kleinen Figuren köpfte. Hellhörig geworden, fragte ich die Mutter, ob sie wisse, was ihr Sohn denn da spiele. Sie schüttelte den Kopf und verneinte auch meine Frage, ob in ihrer Familie jemand mit den Konzentrationslagern des Nationalsozialismus zu tun hatte. Nachdem Markus bei diesem Thema blieb, begann die Mutter zu erzählen, dass ihr Vater als 12jäh-*

*riger wegen der Verteilung von Flugblättern im KZ gewesen sei und letztlich an den Folgen der Misshandlungen gestorben sei. Sie hätte aber dem Kind nie davon erzählt.*

Ein weiteres Beispiel:

*Julian wohnt mit Stiefvater, Mutter und kleiner Schwester zusammen. Er kommt zur Therapie, weil er sehr aggressiv zu Hause ist und seine kleine Schwester ärgere, außerdem zanke er sich oft mit dem Stiefvater. Während ich mit der Mutter über deren eheliche Konflikte spreche, baut Julian aus Knete und Playmobilutensilien einen Grenzwall, der schwer bewacht wird, während vor dem Wall ein einsamer Mann versucht, diesen Grenzwall zu durchbrechen, was ihm aber nicht gelingt.*

*Zwei Therapiestunden später erzählt die Mutter von ihrem Vater, der mehrere Fluchtversuche aus der DDR unternommen hatte und in einem solchen Grenzwall hängen geblieben ist, von Hunden gejagt und im Maschendraht gefangen. Die Schilderung der Mutter stimmte weitestgehend mit der Spielszene des Sohnes überein. Auch hier betonte die Mutter, das Kind könne die Geschichte nicht kennen, da auch sie nie darüber rede. Außerdem wolle sie davon nichts wissen. Sie selbst hatte auf eine universitäre Ausbildung verzichten müssen, da der Vater nicht staatskonform war.*

Ein weiteres Beispiel:

*Frau S. lernte ich in einer psychosomatischen Klinik kennen, nachdem sie sich entschieden hatte, gerade 18jährig stationäre therapeutische Hilfe in Anspruch zu nehmen. Anlass für die Aufnahme war ein schwerer Unfall, bei dem sie selbst, die Vorfahrt missachtend, eine entgegenkommende Motorradfahrerin erfasst und schwer verletzt hatte. Diesem Unfall vorausgegangen war eine schwere Magersucht im Alter von 15 Jahren, ein Tabletten- und Alkoholabusus und zum Zeitpunkt der Aufnahme eine Bulimie mit extremen Fressanfällen, die mit heftigen Schmerzen einhergingen. Niemand in der Familie nahm Notiz von der schweren Erkrankung der Tochter. Im Verlauf der anschließenden ambulanten Therapie ließ sich eine Familiengeschichte*

*herausarbeiten, die durch Euthanasie, sexuelle Gewalt und mütter-
lichem Neid und Hass gekennzeichnet war und deren Großeltern
über weite Strecken ihres Kindesalters noch aktiv Treffen von Alt-
Nazis besuchten und sie auch mitnahmen.*

*Sie entwickelte Tinnitus und somatisierte hauptsächlich im Bauch-
bereich. Beides waren Traumaäquivalente, die im Körper gespeichert
waren. Sie zeigte ausgeprägtes dissoziatives Verhalten und beschrieb
selbst innere Aufspaltungen, die jeweils einen Teil der Traumata dar-
stellten und sie reale Bezüge im Hier und Jetzt ausblenden ließen. Der
eingangs beschriebene Unfall hatte sich ereignet, wie sich unter
EMDR herausstellte, weil sie durch ein vorbeifahrendes Auto, dessen
Fahrer sie im Spiegel als vorbeihuschendes Gesicht in einem bestimmten Winkel in der rechten Gesichtshälfte wahrnahm, getriggert wurde.
Sie dissoziierte, reagierte mit Panik und setzte zu einem riskanten
Überholmanöver an, um der vermeintlichen Gefahr zu entkommen.
Sie litt immer wieder unter wiederkehrenden Alpträumen mit Vernichtung von ganzen Dörfern und vielen Toten, die sie nicht einordnen konnte. Erst nachdem nach körperlicher und psychischer Stabilisierung Elemente der Familiengeschichte offenbar wurden, konnte
Frau S. die einzelnen Traumaäquivalente der eigenen Geschichte zu-
sammenbringen und im EMDR unter heftigen Abreaktionen die Geschichte der Großeltern und die damit verbundenen Schuldgefühle
von der eigenen Geschichte trennen.*

Ein weiteres Beispiel veranschaulicht, wie fatal Schweigegebote aus
der vorherigen Generation sich auf die Kinder auswirken.

*Im mütterlichen Zweig von Frau K.'s Familie wurden Juden versteckt
vor dem Zugriff der Nazis. Die damals 13jährige Mutter durfte mit
niemandem darüber reden, das hätte die Deportation, evtl. den Tod
bedeuten können.*

*Unsere Patientin fühlte sich an dieses Schweigegebot gebunden,
würde sie reden, könnte etwas Schlimmes passieren. Folglich erzählte
sie niemandem von der sexuellen Gewalt, die sie durch ihren Großvater erlitt, der selbst extrem traumatisiert war und während des
Krieges die Bombardierung seines U-Bootes fast nicht überlebt hatte.*

*Erneut wurde sie mit einem Schweigegebot belegt. Durch die Unfähigkeit der Eltern, miteinander über ihre Geschichte mit den eigenen Eltern zu reden, war es auch dem Kind nicht möglich, sich den Erwachsenen anzuvertrauen.*

In den verschiedenen Fallbeispielen wird deutlich, wie sehr die vorangegangenen Generationen auch über Jahrzehnte, Massing (1992) spricht von ca. 80 Jahren, noch Einfluss auf das Geschehen im Hier und Jetzt haben. In der Therapie von Kindern und deren Müttern, aber auch in der Therapie mit Jugendlichen versuche ich die Symptomatik der Kinder im Kontext der elterlichen Geschichte zu verstehen. Manchmal sind in einer Stunde mehrere Generationen vertreten, die allein durch Sprechen über bislang tabuisierte Themen eine Veränderung in ihrem Kommunikationsverhalten erfahren können. Durch die Fokussierung auf unbewusste Inhalte oder auch traumatische nicht bearbeitete Erfahrungen in den Generationen zuvor, kann deren Konfliktpotenzial bewusst gemacht, bestehende Blockaden gelöst werden und die oft notwendige Trauerarbeit nachgeholt werden. Nach Boszormenyi-Nagy u. Sparks (2001) werden in Familiensystemen bestimmte Riten und konkrete Handlungsweisen praktiziert, die durch einen Code bestimmt werden, der »geben« und »nehmen« aus Verzicht, Forderung, Verantwortlichkeiten und Pflichten reguliert. Durch die Enge der familiären Bande sind diese Riten und Rollenzuschreibungen oft sehr gefestigt, verstärkt durch die Tatsache, dass man ein Leben lang biologisch gebunden bleibt an die Herkunftsfamilie.

Dieses Geflecht von Beziehungen in einem familiären System mit Untersystemen von wechselnden Konstellationen ist für die Behandlung von mehrgenerationalen Traumata mit EMDR von großer Bedeutung. Neben klassischen familientherapeutischen Sitzungen behandele ich die Kinder oder die Erwachsenen oftmals im Beisein der gesamten Familie mit EMDR, manchmal auch parallel. Wie eine solche Arbeit aussieht, beschreibe ich im nächsten Kapitel.

# 10.5   Setting der stationären Therapie

Die stationäre Therapie bietet den Rahmen, die bestehenden Konflikte und Traumatisierungen unter Berücksichtigung der Bindungen zu den Bezugspersonen zu behandeln, d. h. emotionale Belastungen aufzulösen, Bindungsfähigkeit aufzubauen und Entwicklung zu ermöglichen. Insbesondere die Behandlung von Traumatisierungen und deren Folgeerscheinungen nehmen einen großen Raum in der stationären Behandlung ein. Zum therapeutischen Team gehören Krankenschwestern, Kinderkrankenschwestern, Erzieher, Sozialpädagogen, Ärzte, Psychologen, Kunst- und Musiktherapeuten. Darüber hinaus sind am Austausch von Eindrücken auch das Küchenteam, der Hausmeister und das Verwaltungsteam beteiligt.

Zu Beginn und während des gesamten stationären Aufenthaltes werden alle Beobachtungen und Eindrücke gesammelt und im Team erörtert. Die Kinder und Jugendlichen sollten möglichst immer wenigstens von einem Elternteil gebracht werden. Wir nehmen Kinder ab 11 Jahren ohne Eltern auf. Familiengespräche werden regelmäßig vereinbart, zu denen die Eltern und Geschwister eingeladen werden. Kommt ein Kind oder Jugendlicher in Begleitung seiner Eltern zur Aufnahme, dann wird ein Teil der Anamnese mit den Eltern erhoben. Bereits in diesen kurzen Begegnungssequenzen werden oftmals die Bindungs- und Interaktionsmuster in der Familie deutlich. Etwaige Traumata können hier schon erfragt werden, auch perinatale Traumen. Das stationäre Behandlungskonzept kann in dieser ersten Begegnung mit den Eltern erörtert und die Eltern zur Mitarbeit gewonnen werden. Tinker u. Wilson (2000, 1999) vertreten die Auffassung, die Anamnese sei besser ohne das Kind zu erheben, da sich die Eltern dann freier äußern könnten und die Kinder sich nicht langweilten. Ich selbst habe die Kinder bereits in der ersten Stunde dabei, da sie sonst das Gefühl haben, sie würden aus ihrer eigenen Therapie ausgeschlossen. Manchmal nehmen sich die Kinder dabei ein Buch oder verlassen den Raum, wenn sie merken, wie sich das Gespräch von ihnen weg bewegt hin zu Themen der Erwachsenen. Außerdem kann die Reaktion des Kindes oder auch der Jugendlichen auf die Mitteilungen der Eltern sehr aufschlussreich sein über tabuisierte Themen wie Paarkonflikte oder Konflikte mit Großeltern oder sonstigen Verwandten. Mit den Jugendlichen werden die Interviews teilweise ohne die Erwachsenen geführt, da sie oftmals nicht im Beisein der Eltern über heikle und schambesetzte Themen (Sexualität, Drogenkonsum, Zusammensetzung der Peergruppen) sprechen wollen.

Die Kinder werden tagsüber im Kinderzentrum pädagogisch betreut und sind auch dort in Kinderpsychotherapie. Die Jugendlichen ab 14 Jahren sind in einem Jugendlichen-spezifischen Setting. In Abstimmung mit allen Beteiligten werden die pädagogischen und psychotherapeutischen Ziele gemeinsam entwickelt und regelmäßig überprüft. Dabei stehen die Qualität der Bindungen, das Sozialverhalten und die altersgemäße Entwicklung im Vordergrund. Die Mütter werden in die Spiel-oder EMDR-Therapie ihrer Kinder mit einbezogen, was wiederum die Bindungen zwischen Mutter und Kind (Bonding) und umgekehrt zwischen Kind und Mutter fördert. Darüber hinaus werden die Mütter pädagogisch unterstützt bei der Wahrnehmung ihrer erzieherischen Kompetenz und Verantwortung. Väter werden soweit möglich ins therapeutische Setting mit einbezogen, auch bei Trennungsfamilien.

# 10.6 Traumatherapie bei Kindern und Jugendlichen

## 10.6.1 Symptomatik

Jede Traumatisierung, die nicht bewältigt werden konnte, hinterlässt Spuren. Nicht immer sind die Störungen so eindeutig einer Traumatisierung zuzuordnen wie bei einer Posttraumatischen Belastungsstörung (PTBS), oftmals treten sie in Form von Störungen des Sozialverhaltens, Bindungsunsicherheiten oder mangelnder Ressourcenentwicklung und Selbstregulationsfähigkeit auf. Oftmals sind traumatische Belastungen wie physische und psychische Gewalt über lange Zeiträume Alltag im Leben vieler sozial auffälliger Jugendlicher. Die Komplexität der erlittenen Traumata und die Einbindung in das Bindungsgefüge der Kinder führen zu komplexen Symptombildern, die nicht die Kriterien einer PTBS wie im ICD 10 beschrieben, erfüllen (Cook et al. 2003). Nach van der Kolk (2005) ist die PTBS nicht die häufigste Diagnose bei chronischen Traumatisierungen bei Kindern und Jugendlichen, sondern deren Auswirkungen zeigen sich in Trennungsängsten, oppositionellem Verhalten, zahlreichen Phobien oder auch in einer ADHS-Symptomatik.

Bei Jungen ist die Aggressivität ausgeprägter als bei den Mädchen, wie inzwischen durch zahlreiche Untersuchungen belegt wurde (Grossmann u. Grossmann 2004; Petermann; Döpfner et al. 2001; Kluge 1974, um nur einige zu nennen). Heinemann (1992) fand in ihren Untersuchungen von delinquenten Jugendlichen keinen einzigen, der eine intakte Vaterbindung gehabt hätte. Inwieweit hier auch die Entwicklung von Aggressions- und Sexualtrieb bei den Jungen eine Rolle spielt, wird diskutiert (s. auch Heinemann 1992, Rauchfleisch 1996).

Van der Kolk (2005) schlägt für das DSM-V vor, die Diagnose »Developmental Trauma Disorder« einzuführen, um solche Kinder mit frühen und lang anhaltenden Traumatisierungen besser erfassen zu können, die in ihrer Symptomatik deutlich von der beschriebenen Symptomatik der PTBS abweichen. Unter diese Diagnose könnten alle durch Auslösereize aktivierten traumabedingten Muster und Dysregulationen, die die Entwicklung des Kindes blockieren, gefasst werden. Van der Kolk (2005) unterteilt die Muster und Dysregulationen in fünf Kategorien:

1. Affekte
   Defizite in der Affektregulation und -Toleranz
2. Körper
   Somatisierungstendenzen und -manifeste Somatisierungen
3. Verhalten
   Mangelnde Impulskontrolle, Selbstverletzungen, delinquentes Verhalten
4. Denken
   Negative destruktive Gedankenkreisläufe, Kognitionen und Erwartungen
   Dissoziation
5. Beziehungsgestaltung
   Bindungsstörungen mit oder ohne übermäßiges Misstrauen, z.B. desorganisierte Bindungen

Die traumabedingten Folgen umfassen auch stoffgebundene Abhängigkeiten als Versuch der Selbstmedikation und Betäubung, Persönlichkeitsveränderungen bis zur Persönlichkeitsstörung, delinquentes, promiskuöses und dissoziales Verhalten (Fiedler 2001, 2003). In der Schule und Ausbildung treten oft schwerwiegende Störungen auf und führen auf dem Hintergrund eines dysfunktionalen Weltbildes mit Hoffnungslosigkeit und fehlender Zukunftsperspektive zu Abbruch der beruflichen Ausbildung und Resignation. Die Wahrnehmung ist nachhaltig gestört durch die belasteten Beziehungserfahrungen und durch die damit verbundenen negativen Selbstüberzeugungen wie z.B.»Ich bin ein Versager. Man kann niemandem vertrauen. Ich bin ganz allein. Ich schaff' das nicht.«

Braithwaite et al. (2001) untersuchten 860 jugendliche Häftlinge mit Tattoos und Körper-Piercings. Sie fanden eine signifikante Korrelation von Alkohol und Marihuana mit dem Vorhandensein von Tattoos und Körper-Piercings.

Stirn (2003) u. Stirn et al. (2006) vermutet besonders beim Körper-Piercing einen Versuch, sich psychologisch abgespaltene Organe (z.B. beim Genital-Piercing von Mädchen) unter kontrollierten Bedingungen zurückzuerobern, da der Schmerz unter der Traumatisierung, z.B. sexueller Gewalt nicht integrierbar war. In der klinischen Arbeit sehen wir viele Jugendliche, die z. T. extrem gepiert und mit Tattoos verziert sind, die aber nach wie vor Wahrnehmungs- und deutliche Empfindungsstörungen in der Genitalregion aufweisen. Meines Erachtens ist das Körper-Piercing oder das Setzen von Tattoos als Reinszenierung von Traumatisierungen zu sehen, sozusagen als Handlungsnarrativ.

Somatisierungen finden sich in vielfältiger Form. Bei Kindern äußern sie sich häufig in Kopf- oder Bauchschmerzen, bei Jugendlichen kommen Bauchschmerzen ohne organisches Korrelat vor. Manifeste körperliche Erkrankungen wie in der Fellitti-Studie (2002) beschrieben, treten eher im Erwachsenenalter auf als Folge früher Traumatisierungen.

Dissoziationen können sowohl auf Körperebene als auch auf psychischer Ebene auftreten. Die Aufspaltung in verschiedene Wahrnehmungsqualitäten hat den Nachteil, dass in unterschiedlichen Kontexten das traumatische Geschehen reaktiviert werden kann. Es kann dann sehr schwierig sein, hierin Elemente eines Traumaschemas zu erkennen.

Hierzu ein Beispiel:

*Die 15jährige Inga wird wegen unklarer Bauchbeschwerden aus unserer Klinik in das Allgemeinkrankenhaus verlegt mit Verdacht auf Appendizitis. Sie wird dort mehrere Tage überwacht. Die Laborwerte sind unauffällig. Nach wenigen Tagen wird sie wieder zurückverlegt. Kurz darauf wiederholen sich die unklaren Bauchbeschwerden. Erst bei einer sehr genauen Anamnese stellt sich heraus, dass sie auf dem Weg zur Klinik nach einem Spaziergang in die Stadt von einem Mann angesprochen worden war, der ihr nicht ganz geheuer gewesen war. Kurze Zeit später traten die Bauchschmerzen das erste Mal auf. Beim zweiten Mal wurden in der Gruppentherapie Übergriffserlebnisse einer Mitpatientin thematisiert, in der Folge traten bei Inga erneut Bauchbeschwerden und Übelkeit auf. Bis dahin nicht verbalisiertes Belastungsmaterial aus der frühen Kindheit mit sexuellen Grenzverletzungen konnte erst jetzt angesprochen werden.*

Nicht immer sind die verursachenden Traumata dem Gedächtnis zugänglich, auch nicht den Eltern. Ich habe wiederholt erlebt, dass sich Kinder unter der Behandlung mit EMDR an Brände, beinahe Ertrinken oder ähnliche Lebensbedrohliches erinnerten, was die Mütter oder beide Eltern bis zu diesem Zeitpunkt völlig verdrängt hatten. Manchmal lassen sich die zentralen Traumata bei Kindern nur schwer identifizieren, weil sowohl die Eltern als auch wir Therapeuten unsere eigenen, nicht die kindlichen, Bewertungsmaßstäbe für die Schwere eines Traumas oder die Bedeutung einer Belastung anlegen. Die Entwicklungsblockaden des Kindes können mit ganz anderen Belastungen zu tun haben als die uns Erwachsenen ins Auge springenden. Die kindliche Erlebnis- und Wahrnehmungsweise für Belastungssituationen wird auch in den Kriterien der Klassifizierung des ICD 10 und des DSM-IV für eine PTBS nicht berücksichtigt und hat in der Vergangenheit zu Fehleinschätzungen bei der Begutachtung von Folgen von Traumatisierungen geführt (Rometsch 1997).

Die mit Intrusionen in Verbindung stehende Symptomatik ist bei Kindern schwer zu eruieren und scheint seltener vorzukommen (Steil u. Straube 2002). Bei Kleinkindern werden weder im DSM-IV noch

im ICD–10 die altersentsprechenden Reaktionsweisen bei Belastungserfahrungen erfasst (Scheeringa et al.2003, Landolt 2004). In einer früheren Untersuchung von Scheeringa et al. (2001) konnten bei Kindern
im Vorschulalter mit Belastungserfahrungen nur 12% der DSM-IV
Kriterien gefunden werden. Die Symptomatik nach Belastungen unter-
liegt bei Kindern einem rascheren Wandel.

Die Beschäftigung mit Belastungsmaterial bedarf innerer und auch
äußerer Stabilität. Eine Auseinandersetzung mit Belastungsmaterial
ist nicht ratsam, wenn das Kind oder der Jugendliche sich gerade in
einer unklaren Wohnsituation befindet oder ein Gerichtsprozess ansteht, die Mutter bei einem gemeinsamen stationären Aufenthalt noch
sehr labilisiert ist und noch keine Vertrauensbasis für die gemeinsame
Arbeit geschaffen ist. Für eine erfolgreiche stationäre Behandlung ist
eine ausgewogene Balance zwischen der Seite der Belastung (Belastungspol) und der Seite der Ressourcen (Ressourcenpol) notwendig, um Heilungsprozesse in Gang setzen zu und Entwicklungsblockaden aufheben zu können (Plassmann 2004). Das Vier – Phasen
– Modell der Traumatherapie berücksichtigt das selbstorganisatorische Prinzip und zentriert auf die ersten beiden Phasen, bevor mit Exposition begonnen werden kann.

## 10.6.2  Das Vier – Phasen – Modell
der stationären Traumatherapie

### 10.6.2.1 STABILISIERUNGSPHASE

In der Stabilisierungsphase legen wir großen Wert auf die Identifi-
zierung von Negativmustern, d.h. derjenigen Verhaltensmuster, mit
denen Eltern und Kinder sich selbst schaden. Neben Essstörungen,
die wir bereits in einem sehr frühen Alter (ca. ab dem 3. Lebensjahr)
sehen, gehören dazu Störungen des Sozialverhaltens wie zu spät
kommen, mangelnde Hygiene und fehlende Absprachefähigkeit,
Impulsdurchbrüche in Auseinandersetzungen, fehlende Motivation,
sich selbst zu beruhigen, besonders bei den Jungen, aber auch Vermeiden von emotionalem Engagement in der Therapie, sexualisier-

tes, dissoziales und delinquentes Verhalten. Mithilfe eines Vertrages und entsprechender pädagogischer Unterstützung werden die Kinder und Jugendlichen stufenweise angehalten, sich um diese Bereiche verstärkt zu kümmern. Auch mit sehr kleinen Kindern sind solche Absprachen bereits möglich. Sie fühlen sich dann ernst genommen und machen meistens bereitwillig mit. Diese Vorgehensweise in der Stabilisierungsphase schafft den nötigen Halt und die Sicherheit, die es braucht, um sich mit Belastungsmaterial zu befassen. Gleichzeitig werden das Selbstvertrauen und das Selbstwertgefühl gestärkt durch Erfolgserlebnisse. Auf der Ressourcenseite werden mit den Patienten das positive Erleben von Gemeinschaftserlebnissen und der eigenen Kreativität gefördert, damit immer auf diese Fähigkeiten zurückgegriffen werden kann. Durch Bogenschiessen und Körperarbeit wird die Wahrnehmung des Körpers und das Vertrauen in die eigenen Fähigkeiten gefördert. Durch die körperliche Betätigung lernen die Kinder ihren Körper kennen und können Spannungszustände regulieren, indem sie die vorhanden Energien nicht für Negativmuster, sondern für Spiel und Spaß einsetzen und auf selbstorganisatorische Weise ein Gleichgewicht von Belastung und Ressource herstellen.

Zur Stabilisierungsphase gehört auch die schrittweise Verantwortungsübernahme der Mütter für die Betreuung und das Wohlergehen ihrer Kinder. Die Klinik bietet einerseits einen entlastenden Rahmen für die Mütter, die sich nicht um die alltäglichen Belange wie Einkaufen oder Essenkochen kümmern müssen, auf der anderen Seite ist die Klinik ein regressionsfördernder Raum, der dazu einlädt, sich mit sich selbst und seinen Bedürfnissen zu beschäftigen. Für die Mütter ist die Balance zwischen eigener Entwicklung und derjenigen ihrer Kinder nicht einfach. Insbesondere mit kleineren Kindern können sie nicht in gleichem Maße über ihre Freiräume verfügen wie Patientinnen ohne Kinder. Der daraus entstehende Neid gegenüber anderen Patientinnen oder auch die Ablehnung den Kindern gegenüber kann zu heftigen Reaktionen führen. Die Bearbeitung der daraus aktuell entstandenen Konflikte in der Therapie der Mütter und in der Mutter-Kind-Spiel-Einheit ist Bestandteil der Stabilisierungsphase.

Zur Stabilisierungsphase gehört auch, mit den Kindern und Jugendlichen Stabilisierungstechniken wie den »Sicheren Ort«, »Innere Helfer« oder »Imaginäre Freunde« einzuüben, damit das Kind zu Belastungszeiten darauf zurückgreifen kann. Sie dienen gleichzeitig der Vorbereitung der Expositionsphase. Das Kind lernt, die Kontrolle über die eigenen Emotionen selbst zu übernehmen und mit den Inneren Helfern oder dem sicheren Ort spielerisch umzugehen. Darüber hinaus üben wir mit den Kindern, den augenblicklichen emotionalen Belastungsgrad an der Reaktion ihres Herzens abzulesen. Kinder lernen sehr schnell die Aktivität des Herzens zu beurteilen und einzuschätzen. Auch können die Kinder nach etwas Übung fühlen, ob ihr Herz sich in einer kohärenten oder chaotischen Herzschlagfrequenz (Servan-Schreiber 2004) befindet. Die chaotische Herzschlagfrequenz ist als ein leichtes Schwirren, das den eigentlichen Herzschlag überlagert, fühlbar. In Zeiten, in denen sich die Kinder aufregen oder sich in Ausnahmezuständen befinden, wirkt allein schon die Aufforderung, sich selbst zu beruhigen und den Herzschlag zu fühlen, regulierend.

Die Fähigkeit zur Selbstberuhigung ist bei manchen Kindern nur sehr gering ausgeprägt, was zum Einen mit frühen Belastungserfahrungen peri- und postnatal und im Vorschulalter zusammen hängt, zum Anderen aber auch durch das jeweilige Umfeld mit bedingt ist, in dem Kinder nicht lernen, sich an Regeln zu halten, Aufforderungen von Erwachsenen nachzukommen und gewaltfrei mit sich und anderen umzugehen.

In der ersten Phase der Traumatherapie wird verstärkt mit dem Kind daran gearbeitet, einen verlässlichen, haltgebenden und schützenden therapeutischen Rahmen aktiv aufzubauen. Gleichzeitig ist das pädagogische Setting auf verlässliches Verhalten der Erwachsenen ausgelegt. Wird durch das Verhalten des Kindes der Gesamtrahmen oder einzelne Personen in Mitleidenschaft gezogen, wird das Kind angehalten, eine Wiedergutmachung zu leisten, um die Auswirkungen seines Verhaltens auf andere zu realisieren, aber auch, um sich zu »entschulden« und die Angelegenheit abschließen zu können.

## 10.6.2.2 RESSOURCENORGANISATION

In der Phase der Ressourcenorganisation werden im stationären Setting die Fähigkeiten des Kindes durch Beobachtung und Anbieten von verschiedenen Materialien oder Spielen herausgearbeitet, gestärkt und ausgebaut. Das pädagogisch-therapeutische Setting ermöglicht es, die Kinder anzuleiten und den Ressourcenpol mit den vorhandenen Fähigkeiten im kreativen und/oder motorischen Bereich zu unterstützen. Zur Unterstützung der Verankerung von Ressourcen können auch bilaterale Stimulationen eingesetzt werden (Leedes 1998, Greenwald 2001, Young et al. 2003). Im Kindersetting benutzen wir die taktile Stimulation mit dem Gerät von NeutoTec [15] oder Bongos oder bilateralen Wechsel der motorischen Aktivität der Arme, Hände oder Füße. Für die Arbeit am Belastungspol ist auch bei den Kindern und Jugendlichen das Gleichgewicht zwischen Belastungspol und Ressourcenpol ausschlaggebend. Bei gravierenden Belastungserfahrungen neigen Kinder dazu, aus Angst die Beschäftigung mit dem Belastungsmaterial zu vermeiden oder sind oftmals noch nicht in der Lage sich den damit verbundenen Affekten zu stellen. Um das Kind zu motivieren und das Vertrauen in die eigene Kraft zu stärken, verankere ich erst positive Situationen, Bilder oder Kognitionen. Tinker (2000) zieht dafür die Begriffe der »Ziele zur Stärkung des Bewusstseins der eigenen Möglichkeiten« oder der »Selbstwirksamkeit«, »Ziele zur Stärkung des Selbstwertgefühls« oder der »Selbstachtung« oder »positive Ziele« vor, da er sie treffender findet als den bei den Erwachsenen verwendeten Begriff der Ressourcenverankerung.

In der Gruppentherapie mit Kindern setzen wir die bilaterale Stimulation auch ein, um das Kind in seinen selbstregulatorischen Möglichkeiten der Affektregulation zu unterstützen. Wir erleben immer wieder, dass sich die Kinder unter der Stimulation rasch beruhigen und von sich aus nach den Pads verlangen, wenn belastendere Themen angesprochen werden. Einen ähnlichen Effekt registrieren wir

---

15  Es handelt sich hierbei um ein Batterie betriebenes kleines Gerät, welches über zwei Pads im Wechsel Vibrationen erzeugt, deren Stärke und Rhythmus einstellbar sind. Das Gerät ist über das Internet bei NeuroTec zu beziehen.

bei der Benutzung des Trampolins. Ich habe wiederholt die Erfahrung gemacht, dass manche Kinder, bevor sie sich auf eine Therapiestunde eingelassen haben, das Trampolin benutzen, um sich zu zentrieren und sich mit ihren inneren Konflikten beschäftigen zu können. Wir nutzen das Trampolin zur Unterstützung positiver Ziele durch rhyhtmisches Springen.

Viele Belastungserfahrungen können auch als Körperrepräsentanz abgespalten sein, d.h. ein augenblicklich empfundener Schmerz gehört eigentlich der Vergangenheit an. Der Körper ist dann der Zeuge für körperlich erfahrene Gewalt. Schon sehr kleine Kinder reagieren auf zum Traumaschema zugehörige Auslösereize mit Bauch- oder Kopfschmerzen, Gliederschmerzen etc. Beispielsweise fühlen Kinder oder auch manche Erwachsene Nabelschnurumschlingungen unter der Geburt in entsprechenden Triggersituationen später als ein Würgen oder Halszuschnüren. Kinder, die intensivmedizinisch behandelt worden waren, können mit Schmerzen an den Füßen oder an den Schläfen als Folge von Blutentnahmen reagieren. Genauso wie der Körper als Ort der Speicherung von Belastung erfahren wird, kann er auch zum Ort der Ressource werden. Kinder erleben körperliche Bewegung als etwas Lebendiges, was sie mit Freude erfüllt. Sie rennen, klettern und tanzen gerne. Zu ihren Spielen gehören immer auch Bewegungselemente und sei es nur, dass sie von einer Zimmerecke zur nächsten robben, rennen oder gehen. Rothschild (2002) nennt die Wahrnehmung von Körperreaktionen auf Reize innerhalb oder außerhalb des Körpers »Körpergewahrsein«. Das Körpergewahrsein ermöglicht über das präzise subjektive Bewusstsein eine Einordnung der erfahrenen Sinneswahrnehmung und eine angemessene Reaktion z.B. zu der Differenzierung, ob die Gefahr in der Gegenwart liegt oder Bestandteil von Belastungserfahrungen in der Vergangenheit ist.

Mein Eindruck ist, dass Kinder im EMDR mit den Pads schneller ihre dissoziierten Körpererfahrungen wahrnehmen oder sie zur Verstärkung von angenehmen Körpersensationen nutzen. In der Arbeit am perinatalen Traumata nutzen die Kinder die Pads oft in maximaler Stimulationsstärke, um sie an den unterschiedlichsten Stellen des Körpers bilateral einzusetzen und auf diese Weise frühe Körpererfahrungen zu reprozessieren. Das spielerische Ausprobieren und die Freude über die gemachten Empfindungen sind eindrückliche Erlebnisse in der Therapie mit den Kindern. Auch in diese Prozesse werden die Eltern mit einbezogen. Manche gehen auf das Spiel ein und holen ihrerseits Erfahrungen nach. Gleichzeitig wird die Wahrnehmung des Körpers geschult, der dann im Bearbeitungsprozess von Belastungsmaterial als zuverlässige Quelle für das Erkennen von Belastungsgrenzen erlebt werden kann.

### 10.6.2.3 EXPOSITIONSPHASE

Seit der Entwicklung des EMDR durch Shapiro (1998), in deren Erstlingswerk die Arbeit mit Kindern nur wenige Seiten einnahm, nimmt die Integration von EMDR in die Kinderbehandlung inzwischen einen größeren Raum ein und hat in der Traumatherapie einen festen Bestandteil.

Nach erfolgreicher Stabilisierung der Kinder und deren Mütter und der Organisation von Ressourcen beginnen wir mit der Arbeit an den unerledigten emotionalen Belastungen und Traumata. Hierzu werden zunächst die Mütter nach Belastungen in der Entwicklung des Kindes und nach eigenen Belastungen im Zusammenhang mit der Entwicklung des Kindes befragt. Die detaillierte Schilderung der Mütter und der Kinder dient gleichzeitig der Überprüfung, ob die Ressourcen und die erlernten Stabilisierungsmöglichkeiten schon ausreichend sind für eine Expositionsbehandlung. Sollte die Stabilisierung noch nicht ausreichend sein, wird die Arbeit an der Belastung zurückgestellt zugunsten erneuter Stabilisierungsarbeit. Das Familiensystem ist leicht störanfällig, die Eltern können in Streit geraten, bei der Mutter können durch Mitpatienten oder das Verhalten der Kinder Traumaschemata reaktiviert werden und zu Belastungsreaktionen führen, die Kinder können durch andere Kinder und deren Grenzverletzungen ebenfalls in Krisen geraten oder durch den Streit der Eltern in ihrem innerseelischen Gleichgewicht beeinträchtigt sein. Die Stabilisierung hat immer Vorrang, auch während der Exposition. Erst wenn Belastungsmaterial ausreichend aktiv kontrolliert werden kann, wird die Arbeit am Belastungspol weiter fortgesetzt.

## 10.6.2.4 EMDR BEI KINDERN

Der Heilungsprozess ist ein komplexes Geschehen. Eine positive Einstellung zum Leben, eine Zukunftsvision, ein soziales Netz und Vertrauen in die eigenen Heilungskräfte sind notwendige Voraussetzungen.

Besonders bei früh und anhaltend traumatisierten Kindern fehlen diese Voraussetzungen für die Aktivierung von selbstregulatorischen Abläufen von Heilungsprozessen ganz oder teilweise. Die Herausbildung eines eigenen Weltbildes und das Vertrauen in den eignen Körper wurde nachhaltig erschüttert, Lernerfahrungen konnten deshalb nicht oder nur sehr begrenzt und fraktioniert gesammelt werden.

**1. Bindung fördern**

Der stationäre Rahmen hat die Aufgabe, den Kindern (und ihren Müttern) die Erfahrung der sicheren Bindung zu ermöglichen. Das klinische Setting bietet durch den Gesamtrahmen die Möglichkeit, sowohl Elternobjekte als auch durch Co-Therapeuten erweiterte Übertragungsmöglichkeiten zur Verfügung zu stellen. Die gruppentherapeutischen Prozesse und die Beziehungen der Patienten untereinander führen zu größerer Objektsicherheit und tragen entscheidend zur Stabilisierung der Patienten bei. Alles zusammen schafft die Erfahrung sicherer Bindung.

Für die Therapie bei traumatisierten Kindern wähle ich ein Setting, das nach Möglichkeit die Bezugspersonen, aber auch die Geschwister mit einbezieht. Gerade, weil die Bindungen oft unsicher sind und das Kind die Erfahrung gemacht hat, dass seine Affekte nicht ausgehalten werden, kann das Einbeziehen der Eltern und Geschwister eine Veränderung in den Beziehungsmustern bewirken. Beide, sowohl der Erwachsene als auch das Kind, können begleitet werden bei Trauerarbeit, Entsetzen und Hilflosigkeit. Anders als früher erlebt das Kind jetzt die Erwachsenen als betroffen und bemüht zu verstehen und zu begleiten. Auch den Eltern ist es in einem solchermaßen gestalteten Setting möglich, sich dem eigenen Kummer, aber auch dem Kummer des Kindes zuzuwenden, da sie sich ebenfalls gehalten und unterstützt fühlen. Gleichzeitig wird über das gemeinsame Erleben die Rivalität unter Geschwistern aufgehoben und ein gemeinsamer Erlebnisraum geschaffen, der Verstehen und solidarisches Miteinander fördert. Bei bindungsunsicheren Eltern führt die Arbeit mit den Affekten durch Benennen, Spiegeln und Halten zu größerer Sicherheit in der therapeutischen Situation, sie sind ebenso wie die Kinder entlastet und machen manchmal zum ersten Mal die Erfahrung, ihrerseits mit ihren Emotionen ausgehalten und gehalten zu werden. Eine ausreichend lange Warming-up-Phase und das Gefühl des Kindes, mit allen seinen Gefühlen, Stärken und Schwächen angenommen und Ernst genommen zu werden geht der eigentlichen Traumaarbeit voraus.

Hierzu ein Beispiel:

*Die 13jährige Marie kam zu uns wegen einer Bulimie, unter der sie seit mehreren Jahren litt. Die Beziehung zur Mutter war äußerst angespannt. Marie hatte die letzten Monate bei der ehemaligen, psychisch kranken Freundin des inzwischen getrennt lebenden Stiefvaters gewohnt, bis sie auch mit dieser in heftige Auseinandersetzungen verwickelt gewesen war. Bei Aufnahme war unklar, ob eine Fremdunterbringung notwendig werden würde.*

*Zur Vorgeschichte ist zu berichten, dass sie als 2. Kind als Frühgeborene zur Welt kam. Der Mutter wurde damals mitgeteilt, Marie werde immer geistig und körperlich behindert sein und brauche dringend Krankengymnastik nach Vojta und Frühförderung. Die Mutter ließ ihr alle zur Verfügung stehende Hilfe angedeihen. Marie entwickelte sich völlig unauffällig und besucht heute eine Realschule. Sie konnte trotz mehrmonatigem Aufenthalt in der hiesigen Klinik in der Schule weiterhin mithalten und wird die Klasse nicht wiederholen, was ihre Lernfähigkeit belegt.*

*Die Eltern trennten sich, als Marie 2 Jahre alt war. Da die Mutter arbeiten ging, betreute eine Tagesmutter die Familie, die Marie ablehnte und sowohl körperlich misshandelte als auch psychisch demütigte. Der Bruder, der wegen der Sonderbehandlung Maries zur Zeit der Geburt und danach sehr eifersüchtig war, verprügelte die Schwester häufiger. Die Mutter nahm die Klagen Maries nicht so ernst, zumal sie nicht wusste, was sie tun sollte. Die Mutter heiratete erneut und die 3 Jahr jüngere Schwester wurde geboren. Den Stiefvater erlebte Marie zunächst als sehr liebevoll.*

*In familientherapeutischen Sitzungen mit der Schwester und der Mutter wurden die Beziehungen untereinander geklärt und ein erster haltgebender Rahmen geschaffen, der es der Mutter ermöglichte, sich stützend und selbstkritisch der Tochter zu nähern. Vorausgegangen waren heftige Schuldgefühle, die nach Angaben des Hausarztes zu vermehrtem Alkoholkonsum bei der Mutter geführt hatten. Nach Stabilisierung der Mutter konnte mit der eigentlichen Traumabearbeitung in einer gemeinsamen Sitzung begonnen werden. Marie begann in der EMDR-Arbeit zunächst mit den Übergriffen des Bruders, der zwischenzeitlich ebenfalls an familientherapeutischen Sitzungen teilnahm. Er konnte sich glaubhaft nicht mehr daran erinnern und hatte sich im Alter von 12 Jahren nach einer körperlichen Auseinandersetzung mit dem Stiefvater auch gegenüber seiner Schwester im Verhalten völlig verändert. Er hat große Angst vor den eigenen Erinnerungen, auch vor traumatischen Erfahrungen in der eigenen Kindheit, die damals mit panischer Angst verbunden waren.*

*Im Zuge der weiteren EMDR-Sitzungen erinnerte sich Marie immer mehr an Einzelheiten. Es stellte sich heraus, dass der Stiefvater sie vom 5.–8. Lj. missbraucht und dabei auf Video aufgenommen hatte. Den Bruder hatte er gezwungen mitzumachen, bis dieser sich weigerte. Die Mutter konnte anhand der Details die Situationen rekonstruieren und glaubte Marie, was für diese für den weiteren Heilungsverlauf sehr wichtig war. Die Mutter konnte ihr Versäumnis, nichts mitbekommen zu haben, weil sie zum Teil unter Alkoholeinfluss gestanden hatte, annehmen und ihrer Tochter bei der Aufarbeitung eine große Stütze sein. Die beiden haben inzwischen ein entspanntes Verhältnis.*

*Ohne die Einbeziehung und Unterstützung der Mutter wäre Marie nicht bereit gewesen, sich der Traumabearbeitung zu stellen. Die unterstützende Haltung der Mutter und die dyadische Beziehung zur Therapeutin, die auch die Mutter haltend begleitet, führt zu einem sicheren Rahmen, der entwicklungsfördernd wirkt. Marie wollte sich über lange Strecken nicht mit dem Traumamaterial befassen, wohl ahnend, wie schmerzhaft es für sie sein würde. Für die Mutter waren und sind die*

*Sitzungen extrem schwer zu ertragen gewesen, zumal sie in den Abreaktionen die Heftigkeit des emotionalen Geschehens unmittelbar mit erlebte. Die gesamte Familie hat Entwicklungsfortschritte gemacht, die Kommunikation ist offener herzlicher und direkter geworden.*

Ich teile nicht die Auffassung von Shapiro (1998) und auch Tinker (2000), dass die Anwesenheit der Eltern das Kind vom Fokussieren und Prozessieren ablenken würde. Nach meiner Erfahrung ist das Gegenteil der Fall. Die Kinder und auch Jugendlichen lassen sich ganz anders auf den Prozess ein, wenn sie wissen, dass die Eltern die Emotionen aushalten und sie begleiten. Der Prozess, dessen Intensität durch Veränderungen in Mimik, Haltung und Sprache in besonderer Weise das Erleben des Kindes widerspiegelt, rühren mich immer wieder in an. Die zum Teil sehr heftigen Abreaktionen sind ergreifende und wie ich finde auch kostbare Momente, in denen die Beziehungen sich oft nachhaltig verändern in Richtung Heilung und die man Eltern nicht vorenthalten sollte.

Bei jüngeren Kindern ist die Unterstützung durch die Eltern oft unabdingbar. Vor Beginn der Stabilisierung und der Exposition mit EMDR müssen sich auch die Eltern sicher fühlen. Haben sie Zweifel oder starke Schuldgefühle, werden die Kinder durch Unruhe, Aggression oder Verweigerung den Behandlungsrahmen boykottieren.

Können die Eltern einbezogen werden, suchen die Kinder oft den Platz auf dem Schoß eines der Eltern. Unsichere Bindungen durch frühe Traumatisierungen, Entfremdung oder Verlusterlebnisse können auf dieser Basis korrigiert werden, da die Eltern den Prozess miterleben, das Kind begleiten und halten, anders als zum Zeitpunkt des Geschehens. Durch die unmittelbare emotionale Beteiligung kann die Beziehung zwischen ihnen und dem Kind zum Positiven verändert werden.

Hierzu ein Beispiel:

*Der 8jährige Sascha kommt mit seiner Mutter zur stationären Aufnahme. Er fiel in der Schule durch Unkonzentriertheit und Kaspereien auf. Er störte den Unterricht, war oft unruhig und gelegentlich prügelte er sich mit den anderen Kindern. Ihm wurde im Vorfeld die Diagnose ADS gegeben, allerdings schreckte die Mutter bislang davor zurück, ihm Methylphenidat zu geben.*

*Zur Vorgeschichte ist bekannt, dass er bei der Geburt wegen Erschöpfung der Mutter nicht von ihr gehalten worden war, sondern zuerst vom Vater getragen worden ist. Die weitere Entwicklung verlief bis zur Geburt der Schwester soweit beurteilbar problemlos. Die Schwester schrie ab der Geburt bis zum 9. Lebensmonat fast ununterbrochen wegen einer unerkannt gebliebenen Refluxösophagitis. Sascha ertrug nach Angaben der Mutter die schreiende Schwester kaum, das Schreien habe ihm in der Seele weh getan.*

*Ich nahm zunächst die Situation mit der vor Schmerz schreienden Schwester in den Fokus. Unter der Prozessierung im Beisein des Vaters wurde Sascha zunehmend entspannter und genoss sichtlich die Anwesenheit beider Eltern. Er wirkte am Ende dieser Stunde wesentlich erleichterter und ruhte in sich selbst. In der nächsten Stunde nahmen wir uns die Geburtssituation vor. Der Vater konnte sich leider nicht mehr Freinehmen, sodass diesmal Sascha mit seiner Mutter allein war. Er stellte sich vor, er wird geboren und wird an den Vater weitergereicht, statt der Mutter auf den Bauch gelegt zu werden. Sascha nimmt dabei zunehmend die Gesichtszüge eines Kleinkindes an und beginnt sich auf dem Schoß der Mutter einzurichten. Er legt sich seitlich zugewandt wie beim Stillen zur Mutter und beginnt erst bei sich und dann spielerisch bei der Mutter die Pads auf die Wangen zu legen, auf die Nase und so fort.*

*Die Kommunikation wirkt wie eine Interaktion zwischen einem Neugeborenem und seiner Mutter, was gerade anfängt sich auf die Mutter zu zubewegen und das Händchen nach ihr ausstreckt (Klaus u. Klaus 2003). Danach beginnt er sich die Pads zunächst in die Strümpfe unter die großen Zehen, dann unter die Fußsohlen, an die Knöchel, Waden usw. zu legen, bis er schließlich am Kopf angelangt ist, wo er den Mund, die Nase, die Augen usw. mit den Pads bilateral stimuliert. Er wird dabei immer lebendiger, kreativer und intensiver im Spiel mit der Mutter. Jetzt beginnt er erstmals zu reden. Ihm fallen viele Geschichten ein, aus der Zeit, als er klein war und die er teilweise beginnt nachzuspielen. Am Ende der Stunde hüpft er wie ein kleines Äffchen auf den Polstern herum, fröhlich ausgeglichen und zufrieden.*

So wie bei Sascha erlebe ich das Prozessieren früher Geburtstraumata nach anfänglicher Regression immer wieder als spielerischen Akt, mit der Mutter eine Bindung aufzunehmen, wie sie eigentlich viele Jahre zuvor hätte stattfinden müssen.

Ein weiteres Beispiel:

*Marlene ist ein 4jähriges Mädchen, welches auf die Geburt der kleinen Schwester zwei Jahre zuvor mit heftiger Eifersucht reagiert hatte. Im Verlauf des stationären Aufenthaltes stellt sich heraus, dass ihre eigene Geburt, die ihrer Schwester und die Geburt der Mutter höchst dramatisch gewesen waren mit Notfallaufnahme im Krankenhaus und Todesängsten der Mutter. Wir fokussierten auf die Geburtssituation des Kindes. Die Mutter erzählte ihr in kindgerechter Sprache, dass sie wegen schlechter Blutwerte von einer Minute auf die nächste ins Krankenhaus musste und die Ärzte die Geburt aktiv einleiteten. Da das Kind aber nicht so schnell auf die Welt kommen wollte, drückten die Ärzte mit Gewalt auf den Bauch, um die Austreibungsphase zu unterstützen. Die Mutter habe dabei Todesängste ausgestanden. Als die Tochter schließlich auf der Welt war, habe die Mutter sie nicht nehmen wollen. Der Vater habe sie als erster auf den Arm genommen und sie entwickelte im weiteren Verlauf eine besondere Beziehung zum Vater.*

*Während der Erzählung saß Marlene auf dem Schoß der Mutter, die Pads in beiden Händen. Sie hörte mit geschlossenen Augen sehr aufmerksam zu. Als die Mutter in der Erzählung bei der Phase der Austreibung anlangte, trat Marlene mehrfach mit den Füßen, als wolle sie den Arzt, der auf den Bauch der Mutter gedrückt hatte, treten. Dann wurde sie immer ruhiger und entspannter, bis sie vom Schoß der Mutter herunter wollte. Wir nahmen die Trommel zu Hilfe, mit deren Hilfe sie selbst den bilateralen Rhythmus vorgab. Marlene redete während der ganzen Zeit nicht, war aber im Kontakt zu mir, sodass ich ihren Veränderungen und Bedürfnissen nachkommen konnte. Nach einer kurzen Zeit wollte sie sich auf den Boden legen. Ich hielt die Mutter an, ihre Beine im wechselseitigen Rhythmus zu bewegen, was Marlene sichtlich genoss. Für einen kurzen Moment ging sie aus dem Kontakt, nahm dann aber wieder Blickkontakt auf. Nach einer kurzen Spielsequenz mit dem Puppenhaus war Marlene wieder in der Gegenwart präsent.*

*In einer weiteren Stunde konnte die Mutter ihr unter der bilateralen Stimulation sagen, dass sie es nach der Geburt versäumt habe ihr zu sagen, dass sie herzlich willkommen sei. Marlene saß inzwischen Bauch an Bauch bei der Mutter auf dem Schoß. Während dieses Moments weinten beide. Marlene sagte mir am Ende der Stunde »Hast du gesehen, dass ich auch geweint habe?«*

*Nach dieser Stunde zeigte Marlene nicht mehr ihr aufmerksamkeitsheischendes, bisweilen distanzloses Verhalten. Sie traute sich erstmals die Mutter zu fragen, ob sie sie auch lieb habe, wenn sie wütend sei und probierte dies auch reichlich aus. Die Eifersucht auf die jüngere Schwester ließ deutlich nach.*

Ähnliche Prozesse erlebe ich immer wieder bei frühen Bindungsstörungen, die bereits perinatal entstanden waren. Die Kinder versuchen in solchen Momenten immer wieder Blickkontakt zu den Müttern herzustellen, die manchmal aufgefordert werden müssen, dem nachzukommen. Beide, Mutter und Kind, können während des Prozessierens einen Teil gemeinsamer Beziehungserfahrungen nachholen. Bei Müttern, die ihrerseits nicht in der Lage sind, ihren Kleinkindern ein Bindungsangebot zu machen, kann unter EMDR des Kindes und Anleitung der Mutter, wie sie das Kind bei Abreaktionen unterstützen kann, ebenfalls der Bindungsprozess in Gang gesetzt werden.

Ein Beispiel:

*Sven ist sechs Monate alt und schreit ziemlich viel. Er lässt sich kaum von der Mutter halten, beide wirken in ihren Kommunikationsversuchen unbeholfen und hilflos. Als Sven sich von der Mutter wegbewegen möchte, reagiert die Mutter unwirsch. Sie setzt ihn auf den Boden, wo er anfängt wütend und immer hilfloser zu weinen. Die Mutter ihrerseits reagiert zunehmend apathisch. Ich gebe Sven die Pads in die Hände, die er bereitwillig festhält und gebe der Mutter den Rat, das*

*Kind aufzunehmen und bei sich auf den Bauch zu legen. Diese Momen-*
*te wiederholen sich zweimal. Nach dem zweiten Mal beruhigt sich Sven*
*langsam, die Mutter wird entspannter, bis beide sich anlächeln können.*
*Die Stimulation durch die Pads läuft die ganze Zeit mit. Entweder hält*
*Sven die Pads oder ich halte sie ihm auf dem Rücken.*

Auf diese Weise können Bindungsstörungen zwischen Mutter und
Kind wieder korrigiert werden und auch Jahre später Bindung unterstützt werden. Meine Erfahrung ist, dass schon die kleinsten Kinder
die Pads gerne nehmen und sie sich auch spontan holen. Der bilaterale
Stimulationsrhythmus scheint ein natürlicher Rhythmus zu sein, der
spontan ablaufen kann und von Kindern, die Zugang zu ihren eigenen
Heilungsrhythmen haben, spontan genutzt wird.

Ein Beispiel:

*Der dreijährige Kevin kam als Begleitkind mit seiner Mutter, die als*
*Patientin zur stationären Psychotherapie in der Klinik aufgenommen*
*worden war. Beide teilten sich ein Zimmer und während die Mutter*
*tagsüber ihrer Therapie nachging, verbrachte der Junge den Tag im*
*Kinderzentrum. Schon bald stellte sich heraus, dass Mutter und Kind*
*erhebliche Probleme miteinander hatten. Die Mutter reagierte auf*
*seine Versuche, sich der Umwelt zu bemächtigen und am Geschehen*
*teilzuhaben, sehr unwirsch bis zornig, er seinerseits fing bald an wie-*
*der einzunässen. Wir nahmen Kevin in der Folgezeit als Therapiekind*
*auf und gestalteten den Rahmen so, dass die Schwierigkeiten der*
*Mutter im Umgang mit dem Kind bearbeitet werden konnten. Die*
*Mutter, bei der Polizei tätig in einer Männer dominierten Umgebung*
*und als eine der weiblichen Pionierinnen, hatte sich ihrer Umgebung*
*so sehr angepasst, dass sie ihre Weiblichkeit hinter Burschikosität ver-*
*steckte. Zärtlichkeiten mit dem Sohn auszutauschen fiel ihr sichtlich*
*schwer aufgrund der männlichen Rollenübernahme, aber auch, weil*
*sie selbst wenig Zärtlichkeit erfahren hatte. Zu Hause war sie froh,*
*den Jungen zur Tagesmutter geben zu können, die ihm mehr an Müt-*
*terlichkeit entgegenbringen konnte und die er während des Aufent-*
*haltes bei uns schmerzlich vermisste.*

*Nachdem die Mutter mehr Kontakt zu ihrer inneren Sehnsucht nach mehr Weiblichkeit und Weichheit hatte herstellen können, war ihr auch ein anderer Umgang mit dem Sohn möglich. Kevin stellte das Einnässen wieder ein und wirkte insgesamt ausgeglichener und zufriedener. In einem gemeinsamen Abschlussgespräch wurden noch einmal die wichtigsten Themen angesprochen. Kevin verfolgte das Gespräch sehr wachsam, beschäftigte sich aber gleichzeitig mit den verschiedenen Spielmaterialien. Wichtig war ihm, ein Buch auszuleihen und die Bongos auszuprobieren. Als wir auf die bisherige Schwierigkeit der Mutter, ihrem Sohn mit Mütterlichkeit begegnen zu können, zu sprechen kamen, nahm sich Kevin die Trommel und begann mit beiden Händen rhythmisch darauf zu schlagen. Danach nahm er wieder Kontakt zu uns auf. Als ich ihn fragte, ob er seinen Vater vermisse und die Tagesmutter, und als die Mutter andeutete, dass er gegenüber seinem Vater wohl Zorn und Enttäuschung verspüre, weil dieser nicht da war, begann er wieder auf die Trommel einzuschlagen, diesmal aber bedeutend heftiger. Danach wirkte er sichtlich entspannt und gelöst und kuschelte sich an die Mutter zum Schmusen. Sowohl die Mutter als auch ich waren angerührt von seiner Reaktion. Er nahm dann uns beide an die Hand und schüttelte sie, so als wollte er uns etwas Gutes zurückgeben.*

Hier hatte sich spontan ein Heilungsprozess entwickelt, nachdem Kevin fühlen konnte, wie sehr er unter der Distanzierung der Mutter und der Abwesenheit des Vaters leidet.

## 2. Die Aktivierung von Glaubensprozessen

Für die Heilung schwerer Traumata, insbesondere bei mehrfach Traumatisierten ist die Vision einer Zukunft notwendig, die auch Freude, Lebendigkeit und eine andere Vorstellung vom Leben als die bisherige beinhaltet. Haben Patienten keine Idee von ihrer Zukunft, an die sie glauben können, bleiben sie ihren bisherigen Mustern verhaftet, weil sie keinen Sinn in Veränderung sehen. Für sie muss es sich lohnen, sich der affektiven Belastung zu stellen. Die Zukunftsvision ist eine zentrale Ressource.

Auch die Kinder brauchen Vertrauen in die Zukunft, um sich auf die Bearbeitung belastenden Materials einzulassen. Unsere Arbeit mit der bipolaren Technik des EMDR (Plassmann 2003) ist auch auf die Kinder anwendbar. Die Herausarbeitung des Belastungsknotens und die anschließende Arbeit im Bereich der Ressourcen einschließlich Zukunftsvisionen ermöglicht es, mit Kindern auch an stark belasteten Themen zu arbeiten, ohne dass sie weglaufen oder sich verweigern. Die Zukunftsvision kann mit ihnen in Form einer imaginativen Geschichte erarbeitet werden. Kinder bleiben oft auch bei schweren Traumata im Bearbeitungsprozess, wenn mancher Erwachsene nicht mehr weiter machen würde. Kinder tun sich aber schwer, sich weiter auf die Bearbeitung der Traumata einzulassen, wenn sie ahnen, dass ihre Themen die Eltern belasten könnten. Kinder sind zutiefst loyal, und schützen die Bindung an die Eltern, auch wenn diese Täter waren oder sind. Die Kinder spüren, wenn Eltern die entstehenden Schuld- und Schamgefühle nur schwer ertragen können.

Nicht immer lassen sich insbesondere bei jüngeren Kindern negative Kognitionen finden, wie es das EMDR-Standardprotokoll verlangt (Wilson u. Tinker 2000, Hensel 2007). Es lohnt sich aber, immer danach zu suchen, da Kinder schon sehr früh negative Selbstzuschreibungen entwickeln können, die hochwirksam sind.

Ein Beispiel:

*Ein 9jähriger Junge kam zur stationären Aufnahme wegen seiner Aggressivität anderen Kindern und den Geschwistern gegenüber. Während des stationären Aufenthaltes stellte sich heraus, dass er einen recht sadistischen, gewalttätigen Großvater hatte, mit dem er verglichen wurde, wenn er selbst aggressiv reagierte. Seine Selbstüberzeugung war, so zu sein wie der Großvater, wofür er sich sehr schämte. Die positive Kognition war »Ich bin Ich!« Nach dem Durchprozessieren unter EMDR war eine spürbare Erleichterung zu merken, als die positive Selbstüberzeugung für ihn fühlbar wurde. Ab diesem Zeitpunkt, in seinem Selbstbewusstsein gestärkt, konnte er andere Lösungswege finden für konflikthafte Auseinandersetzungen, als über körperliche Aggression.*

## 3. Das Narrativ

Die Entwicklung einer Lebenserzählung ist für jeden Menschen wichtig, um seine Geschichte in den Kontext seiner Entwicklung stellen zu können (s. auch Geigges 2002). Das Narrativ der Kinder ist nicht so einfach zu verstehen, da sie sich auf einer symbolischen Ebene mitteilen und ihre Geschichte weniger in eine sprachliche »Erzählung« fassen, als die Erwachsenen. Beim Erzählen überlagern sich Selbstüberzeugungen und Zuschreibungen an Dritte, die Inhalte unzusammenhängend erscheinen lassen, sodass für den Außenstehenden oftmals eine Verwirrung entsteht. Augenscheinlich zerfällt beim Reden über Traumen auch die Sprachstruktur, werden Traumainhalte durch Aussen- oder Innenreize aktiviert. Die Kinder kommen ins Stocken, wissen nicht weiter und sehen oftmals Hilfe suchend die begleitenden Erwachsenen an. Sind sie in der Lage, Spielmaterial einzusetzen, dann bekommen die Geschichten Inhalte, die die innere Wirklichkeit vermitteln und ein szenisches Verstehen ermöglichen. Eine Wirklichkeitskonstruktion, die in sich logisch ist, brauchen die Kinder, um sich in der Umwelt mit ihren zahlreichen Anforderungen und Erfahrungen zurecht zu finden. Erscheinen die Geschichten unecht und aufgesetzt, sind ihre Geschichten nicht selten überlagert von den Narrativen der Eltern, die aber nicht ihre eigenen sind (s. auch Greenwald 2001).

## 4. Arbeit mit den Stimulationsrhythmen

EMDR nutzt rhythmische bilaterale Stimulation entweder durch Augenbewegungen, taktile Reize oder akustische Signale (Shapiro & Forrest 1998).

Interessant ist, dass Kinder, deren Prozessieren unter EMDR noch nicht abgeschlossen ist, die rhythmische Bewegung selbstständig ausführen z.B. durch Klopfen oder spontane Augenbewegungen. Möglicherweise stellt das Schaukeln einer Wiege einen Vorgang dar, der durch die rhythmische Bewegung mentale Verarbeitung fördert. Die Kinder werden tatsächlich ruhig. Leider haben Kinder heute kaum noch eine Wiege, öffentliche Spielplätze verfügen immer weniger über Schaukeln, ebensowenig Schulhöfe. Kinder gehen auch kaum noch zu Fuß. Unsere Welt scheint linear, arhythmisch und monoton geworden zu sein nach dem Vorbild des Autos, nicht der Wiege.

EMDR mit Kindern unterscheidet sich vom Ablauf her nicht vom EMDR der Erwachsenen. Zu beachten ist allerdings, dass Kinder und Jugendliche eine altersentsprechende Vorbereitung brauchen. Um ein Narrativ der Kinder zu bekommen und die innere Wirklichkeit der Kinder besser erfassen zu können, spiele ich im freien Spiel mit ihnen. Angestoßen durch aktuelle Konflikte oder durch Erzählungen der Eltern wird in einem nicht gesteuerten Spiel das traumatische Geschehen inszeniert und dazu ein Spiel geschaffen. Man erhält auf diese Weise Einblick in die Erfahrungen, in die Präsenz und affektive Besetzung innerer Objekte, z. B. einer Hexe oder des Teufels.

Für die Entscheidung, wann EMDR bei Kindern zum Einsatz kommt, ist eine sorgfältige Anamnese wichtig, um eine Differenzierung zwischen mono- oder komplextraumatisierten Kindern vornehmen zu können. Kommen die Kinder mit Monotraumen, so ist die Vorbereitungsphase abhängig von deren Bindungsverhalten. Sind sie sicher gebunden, können sie sich vertrauensvoll auf die Übung einlassen ohne lange Vorbereitungsphase.

Ein Beispiel:

*Die 5jährige Lisa kam zur ambulanten Vorstellung wegen nächtlicher Alpträume. Der Cousin hatte sie beim Spielen mit einer Axt an der Nase verletzt. Im Gesicht ist nur eine relativ kleine Narbe zurückgeblieben, aber die Erinnerungen sind unverheilt. Die Selbstüberzeugung war »mir droht Gefahr«. Die positive Kognition war »es ist vorbei«. Der VoC lag bei 1. Die Gefühle, die bei der Erinnerung an den Moment, als sie die Axt im Gesicht spürte, auftraten, waren Angst und Schrecken. Der SUD lag bei 8. Sie spürte es hauptsächlich in Brust und Bauch. Das Prozessieren dauerte knapp 20 Minuten, danach war der SUD bei 2 und der VoC bei 7. Erst in der zweiten Sitzung mit dem selben Focus ging der SUD auf 0, der VoC ging immer noch hinauf. Eine Schwierigkeit bei Kindern ist, dass sie oft keine genauen Vorstellungen haben, wie man sich wirklich gut fühlt, insbesondere, wenn in der Vorgeschichte noch andere Traumata wirksam sind. Dieses Mädchen hatte als 3 jährige mitbekommen, wie der Vater niedergestochen worden war und die Mutter, weil man ihr die Tat anlastete, vor ihren Augen verhaf-*

*tet wurde. Der SUD ging deshalb bei der ersten Sitzung nicht auf 0. Nach Angaben der Angehörigen ging es Lisa danach bereits sehr gut, sie schlief ohne Probleme und war auch sonst wieder ein fröhliches Kind. Vermutlich wurden in beiden Sitzungen Traumainhalte des ersten Traumas mit abgearbeitet, sodass bereits nach der zweiten EMDR-Sitzung eine deutliche Veränderung der Symptomatik in Richtung Heilung eintrat. Insgesamt habe ich das Mädchen fünfmal gesehen.*

Manchmal tauchen unter EMDR Ereignisse auf, die von den Eltern nicht mehr erinnert werden, aber deutliche Symptomspuren, auch als Körpererinnerungen hinterlassen haben. Die Symptome der Kinder werden nicht mehr als Folgestörungen der Belastungserfahrungen gesehen, sondern werden als Charaktereigenschaften gesehen, die oft die Diagnose ADHS nach sich ziehen. Die Gabe von Medikamenten und umerziehende Strategien stehen dann im Vordergrund, die Eltern sind erleichtert und entlastet, das Kind erhält durch seine Diagnose Entlastung für sein aggressives und unruhiges Verhalten, aber keine Therapie (Dammasch 2003, Hopf 2003). Die innere Erlebniswelt des Kindes findet kein Gegenüber, welches verstehend die innere Not, das Entsetzen und das innere Alleinsein annehmen und integrieren helfen könnte.

Ich hoffe, ich habe Ihnen auch die Freude vermittelt, die diese Arbeit mit sich bringt. Die heilsame Wirkung des Lachens, trotz belastender Inhalte, ist ein wichtiger Bestandteil der Therapie mit Kindern. Kinder sind auch beim Prozessieren unter EMDR sehr kreativ und wissen sehr genau, was ihnen gut tut. Sie steuern beispielsweise das Gerät eigenständig während des Prozessierens mit Kommandos wie schneller, langsamer, stärker, schwächer, lauter usw. Außerdem probieren sie spielerisch aus, wo die Pads ihnen am ehesten am Körper helfen, den Integrationsprozess dissoziierter körperlicher Traumaäquivalente zu unterstützen.

Parallel zur Arbeit mit den Kindern arbeiten wir mit den Müttern an ähnlichem Belastungsmaterial, da bei den Müttern oder auch Vätern durch die Arbeit mit den Kindern Belastungsmaterial aus der selben Zeitspanne reaktiviert wird. Dadurch wird eine Veränderung und mentale Reorganisation im gesamten System erreicht. Für die Erwachsenen ist entlastend zu sehen, dass die Kinder sich mit komplexem Traumamaterial auseinander setzen und es ihnen hinterher besser geht, sodass sie selbst sich auch eine Durcharbeitung zutrauen können. Hier tragen die Kinder zur Entlastung der Eltern bei.

Nach einer erfolgreichen EMDR-Sitzung sind die Kinder verändert. Sie bewegen und verhalten sich anders. Die Kommunikationsprozesse sind oft unmittelbar nach einer Sitzung verändert. Die jüngeren Kinder schreien weniger, jüngere wie ältere sind spontaner im Spiel und nehmen schneller Kontakt auf.

Ein Beispiel:

*Der 2jährige Aldo schrie immer, wenn die Mutter ihn im Kinderzentrum abgab. Er ließ sich über Stunden nicht beruhigen. Auch wenn die Mutter sich bereit erklärte, da zu bleiben, konnte er sich nur schwer beruhigen. Da nichts das Kind zur Ruhe brachte, nahm ich ihn auf den Schoß und begann, bilateral zu stimulieren. Nach einer Weile legte er sich quer über meine Beine, schrie weniger und begann spontan mit seinen Fingern den Rhythmus nach zu machen. Nach ca. einstündiger Stimulation hörte er auf zu weinen, blieb aber in seiner Position liegen und wurde zusehends ruhiger. Ab diesem Zeitpunkt war der Weg ins Kinderzentrum und die Trennung von der Mutter kein Problem mehr. Er begann die Welt auch außerhalb des Kinderzentrums, beispielsweise im Speisesaal, zu erkunden und brauchte nicht mehr die unmittelbare Nähe der Mutter.*

Bei solchem, aus der Not geborenem spontanem Anwenden von EMDR habe ich immer wieder sehr positive Veränderungen auf das Gesamtverhalten erlebt. Bei älteren Kindern tauchten spontan positive Selbstüberzeugungen auf. Auch die Leistungen in der Schule waren oft deutlich verbessert.

Ein Beispiel:

*Die 9jährige Nadja kommt zur stationären Aufnahme wegen Aggressivität der großen Schwester gegenüber. Sie hat sie in den Bauch getreten, als die Schwester sich zum Schuhe zubinden bückte. In der Schule zeigte sie Konzentrationsstörungen und Störungen in der Interaktion mit anderen Kindern. In der Klinik war sie einerseits ein angepasstes Mädchen, andererseits zeigt sie auch hier heftige Affektdurchbrüche. Zur Vorgeschichte war bekannt, dass sie und der jüngere Bruder einen gemeinsamen Vater hatten, von dem sich die Mutter vor sechs Jahren getrennt hatte. Nadja war sein Liebling gewesen, die Mutter hatte kaum Chancen, mit dem Kind guten Kontakt herzustellen. Nach der Trennung kümmerte der Vater sich nie mehr um die Kinder, worunter Nadja stark litt. Ein Leistungs-Test (K-ABC) ergab einen IQ von 69, was formal eine geistigen Behinderung gleichkam, aber nicht ihrem tatsächlichen Intelligenzniveau entsprach.*

*Nach mehreren Sitzungen mit EMDR zum Verlassenheitsgefühl durch ihren Vater und der entstandenen Bindungslosigkeit, verbesserten sich ihre Schulleistungen drastisch und ihre Affektdurchbrüche traten nicht mehr auf.*
*Ein wiederholter Intelligenztest nach abgeschlossener Behandlung zu einem späteren Zeitpunkt ergab bei Nadja normale Werte für Konzentration und Aufmerksamkeit und keinerlei Beeinträchtigungen in der intellektuellen Entwicklung mehr.*

Ähnliche Erfahrungen wie bei diesem Fallbeispiel machen wir häufig. Die Entwicklungsblockaden sind oft so schwerwiegend, dass die Kinder in ihrer intellektuellen Entwicklung deutlich blockiert sind.

## 10.6.2.5 NEUORIENTIERUNG

Die Integration von Belastungsmaterial mit Auflösen der Entwicklungsblockaden und negativen Kognitionen führt zu einer Veränderung der Bindungsfähigkeit und der Wahrnehmung von Bindungsangeboten. Wurden die Interaktionen zwischen Kind und Erwachsenem bis zur Therapie durch das Trauma und die damit verbundenen negativen Selbstüberzeugungen bestimmt, rücken jetzt andere Erfahrungen in den Mittelpunkt der Aufmerksamkeit. Durch die Anwesenheit der Eltern bei der Integration von Belastungsmaterial wird gleichzeitig die Sicherheit der Bindung unterstützt. Beide, Eltern und Kind, machen die Erfahrung, dass Emotionen aushaltbar und zu bewältigen sind. Das gemeinsame Wiedererleben z. B. von Geburtstraumata fördert nachträglich die Bindung, eine aufgrund der Umstände versäumte Annäherung kann nachgeholt werden. Die Entlastung von eigenen Schuldgefühlen trägt zur Festigung einer sicheren Bindung bei und lässt die Eltern spontaner auf die Bedürfnisse der Kinder reagieren. In Folge dessen erlebt man oft, dass sich die Kinder nach erfolgreicher Therapie mit EMDR in der gesamten Körperhaltung verändern und ihre Kreativität sich spontan und ungebremst entwickeln kann.

Die beiderseitige Entlastung und die Anregung des Bindungsprozesses ermöglichen neue Erfahrungen, die sowohl die Gestaltung der Gegenwart als auch die Erwartungen an die Zukunft betreffen. Gegenwart und Zukunft werden nicht mehr durch unaufgelöste Traumata bestimmt, sondern ermöglichen aktuelle Aufgaben den Gegebenheiten entsprechend zu entwickeln und zu lösen.

Hierzu ein Beispiel:

*Der 1-½ jährige Niklas konnte sich nach der Trennung von der Mutter selbst für nur kurze Zeit nicht beruhigen. Er blieb in der Nähe eines Erwachsenen, aber nahm keinerlei Kontakt mit seiner Umgebung oder anderen Personen auf. War die Mutter anwesend, ignorierte er sie. Nach einer zweistündigen EMDR-Sitzung zeigte sich in den folgenden Tagen und Wochen eine deutliche Veränderung im Verhalten. Niklas begann seine Umgebung zu erkunden, konnte eine Trennung von der Mutter auch über einen längeren Zeitraum gut tolerieren und begann sich auch motorisch weiter zu entwickeln. Innerhalb kürzester Zeit war aus einer unsicheren Bindung eine sichere Bindung mit normalem Entwicklungs- und Explorationsverhalten geworden.*

Die Neuorientierung nach gelungener Integration von Belastung kann auch eine Veränderung der bisherigen Lebensumstände umfassen mit sozialer und personeller Umorientierung. Nicht immer kann die Familie oder soziale Gruppe mit der Verhaltensänderung und dem neu gewonnenen Selbstbewusstsein der Kinder und Jugendlichen gleich umgehen. Die eingespielten familiären Verhaltensmuster und Beziehungskonstellationen laufen dann der gesunden Entwicklung der Kinder und Jugendlichen zuwider, sodass unter Umständen der Besuch eines Internats oder sogar Fremdunterbringung sinnvoll erscheinen kann. Gelegentlich führt die Lösung der Entwicklungsblockade auch zur Auflösung der Kernfamilie mit verändertem Beziehungsgefüge.

## 10.7 Schluss

Die gemeinsame stationäre Behandlung von traumatisierten Kindern und Jugendlichen mit ihren Müttern bzw. Eltern macht mir viel Freude, wenn zu sehen ist, wie sich Eltern und Kinder entwickeln, neue Erfahrungsspielräume erkunden und weiterentwickeln. Als ich erstmals 1998 mit der Methode des EMDR in Berührung kam, war ich, wie so viele vor mir, sehr skeptisch. Ein knappes Jahr später besuchte ich die erforderlichen Fortbildungen und machte sehr bald die ersten Erfahrungen in der Behandlung von Kindern und Erwachsenen. Die wichtigste Erfahrung für mich war die Erkenntnis, dass diese Methode mehr konnte als ich es vorher, insbesondere bei komplextraumatisierten Patienten, erfahren hatte. Die positive Veränderung erfolgte rasch, insbesondere bei den Kindern und die Erfolge waren unmittelbar sichtbar. Es ist sehr beeindruckend, wenn Kinder nach erfolgreicher Behandlung später von Selbst erneut zur Therapie kommen wollen, weil sie mit dieser Methode weitere Traumata erarbeiten wollen und die bisherige Arbeit trotz manchmal großer emotionaler Belastung als heilsam erlebt haben. Große Freude bereitet mir auch zu sehen, wie sich die Mütter verändern, wenn die Kinder in ihrer Entwicklung nicht mehr gebremst sind und sich voller Freude neuen Herausforderungen zuwenden.

# Kapitel 11: Wie passen Verhaltenstherapie und Körpertherapie zu EMDR?

EMDR ist ein Psychotherapieverfahren, welches von bereits weitergebildeten Therapeutinnen und Therapeuten zusätzlich erlernt und angewendet wird. Deshalb sind es Therapeuten aller Fachrichtungen, die mit EMDR arbeiten. Ich selbst bin, wie verschiedentlich erwähnt, Psychoanalytiker und bin es gerne. Das psychoanalytische Denken, welches die Übertragungsprozesse wahrnimmt, ist mir zur zweiten Natur geworden. Nun bekommt aber jedes Psychotherapieverfahren von den dynamischen Entwicklungen in der modernen Traumatherapie starke Impulse, dies gilt für das Verfahren als Ganzes und selbstverständlich auch für jeden Therapeuten, der oder die mit EMDR arbeitet. Deshalb wird jede Therapeutin, sei es wissenschaftlich und modelltheoretisch oder sei es intuitiv, aus dem Erlernten und dem Neuen ein Ganzes bilden. Die in diesem Buch vorgestellte Arbeitsweise verlangt diesen Integrationsschritt von jedem Therapeuten und wir haben deshalb zwei Kapitel in das Buch aufgenommen, in denen ein Körpertherapeut und ein Verhaltenstherapeut beschreiben, wie ihre eigenen Behandlungstechniken, ihre Sichtweise, ihre Überzeugungen vom Heilungsprozess sich mit der modernen Traumatherapie und dem EMDR verbunden haben.

# 11.1 Als Verhaltenstherapeut mit EMDR arbeiten: Überlegungen zur Bulimie-Behandlung mit EMDR

*Thomas Burkart*

## 11.1.1 Einführung

Die Verhaltenstherapie hat durch die Arbeiten von F.H. Kanfer zur Selbstmanagement-Therapie viele kreative Impulse erfahren (Kanfer, Reinecker & Schmelzer 1996). Seine Ideen und Haltungen stellen heute einen Standard in der Ausbildung von Verhaltenstherapeuten und der Behandlung psychischer Störungen dar. In Abgrenzung zum Begriff des Selbstmanagement meint Selbstorganisation (Dress, Hendrichs & Küppers 1986) etwas anderes: In der Theorie der Autopoiese (Selbsterzeugung), der Theorie sozialer Systeme (Luhmann, 1984) und in naturwissenschaftlichen Systemtheorien werden Systeme als autonom definiert. Die Fähigkeit zur Selbstorganisation setzt Autonomie unbedingt voraus. Selbstorganisation meint die autonome Transformation eines Systems von Unordnung hin zur Ordnung.

Die moderne Traumatherapie entstand aus genau dieser Erkenntnis, dass Heilung ein selbstorganisatorischer Prozeß ist. Aufgabe des Therapeuten (der Institution) ist es demnach, einen förderlichen Entwicklungsrahmen aufzubauen, in dem die Heilungsprozesse von selbst ablaufen können. Wir gehen davon aus, dass diese Prozesse von bipolarer Natur sind und in rythmischen Bewegungen zwischen dem Ressourcenpol und dem Belastungsmaterial stattfinden. Diese Prozesse werden nicht kognitiv, sondern über unsere Emotionen gesteuert (vgl. Plassmann 2005).

Ich möchte in diesem Kapitel zunächst Gemeinsamkeiten und Unterschiede zwischen den Methoden der kognitiven Verhaltenstherapie und EMDR (Eye Movement Desensitization and Reprocessing) herausarbeiten. Danach möchte ich am Beispiel der Bulimia nervosa zeigen, wie die Methodik der modernen Traumatherapie mit den Phasen Stabilisierung, Ressourcenorgansiation, Exposition und

Neuorientierung auch auf bindungsrelevante Traumatisierungen erweitert werden kann. Hier möchte ich vor allem die Möglichkeiten erfolgreicher Exposition deutlich machen.

## 11.1.2 Verhaltenstherapie und EMDR

Vergleicht man verhaltenstherapeutische Reizkonfrontation mit dem Expositionsprozeß unter den Bedingungen des EMDR-Standardprotokolls, so finden sich hier bedeutsame Unterschiede. Bei der verhaltenstherapeutischen Konfrontationsbehandlung werden Patienten dazu angeleitet, genau solche Situationen aufzusuchen, welche die Anspannung auslösen. Dadurch sollen Habituationsprozesse begünstigt und neue Verhaltensmuster aufgebaut werden.

Die optimale Vorgehensweise beinhaltet verschiedene Phasen. In der Diagnostikphase wird vor allem verhaltensanalytisch die Indikation für eine Exposition geprüft. Durch die Vermittlung eines Erklärungsmodells und eines Konfrontationsrationals bereitet der Verhaltenstherapeut den Patienten sorgfältig vor und reduziert dadurch Widerstände und schafft Akzeptanz für die anstrengende Konfrontationsphase. Therapeuten unterstützen den Prozeß der kognitiven Vorbereitung durch eine systemimmanente Gesprächsführung, d.h. sie versetzen sich in das kognitive und emotionale System des Patienten, antizipieren dessen Einstellungen, Schlussfolgerungen und Bedenken und verbalisieren diese. In der folgenden Expositionsphase wird eine direkte Konfrontation mit den symptomauslösenden Reizbedingungen hergestellt und es wird darauf geachtet, dass jegliche Form der Vermeidung verhindert wird (Reaktionsverhinderung), z.B. auch kognitive Vermeidung im Sinne von Ablenkung.

Die genaue Betrachtung einer kritischen Situation, wie wir sie in der Verhaltenstherapie in der Mikroanalyse durchführen, ist ähnlich wie die Arbeit mit dem Standardprotokoll beim EMDR. Die Frage nach dem »schlimmsten Moment« im EMDR entspricht der exakten Prüfung der Stimulusbedingungen, die dann zu einem bestimmten Verhalten führen. Die Bedeutung von Ressourcen ist in der Verhaltenstherapie unumstritten. Sie sollten von Beginn der Therapie an systematisch aktiviert werden (Grawe 2004; Smith & Grawe 2005) und die Ressourcenaktivierung sollte über den ganzen Therapie- prozeß immer stärker ausgeprägt sein als die Problemaktivierung (Grawe 2004). In der verhaltenstherapeutischen Vorbereitung auf den Expositionsprozeß wird aber normalerweise kein Bi-Pol aus Trauma- schema und spezifischem Heilungsschema aufgebaut. Der Ressourcen- begriff hat zwar zunehmend Bedeutung in der Behandlung gefunden, die Ressourcen werden aber nicht derart systematisch in den Behand- lungsprozeß eingebaut.

In der modernen Traumatherapie (Plassmann 2006) gehen wir aber davon aus, dass Heilungsprozesse in einer rythmischen Bewegung zwischen dem Ressourcenpol und dem Belastungspol stattfinden. Der Heilungsprozeß ist sozusagen dialektisch, die dritte von zwei Möglichkeiten.

Im Rahmen des EMDR-Standardprotokolls wird sowohl die Ver- gangenheit, also der ursprüngliche (traumatische) Vorfall fokussiert, als auch die Gegenwart, also gegenwärtig wirksame interne Stimuli, die langfristig dysfunktionales Verhalten auslösen, berücksichtigt. Und es werden neue, adaptive Bewältigungsstrategien verankert, um die Selbstwirksamkeitserwartung zu verbessern. Wenn es in einer ver- haltenstherapeutischen Sitzung gelingt, dass der Patient im Kontakt mit gegenwärtig aktiven Ressourcen ist und gleichzeitig mit seiner Aufmerksamkeit am Belastungsmaterial, so ist die Methode genauso wirkungsvoll wie die EMDR-Methode. Oder anders gesagt: Verhal- tenstherapie ist nur dann wirksam, wenn sie auch bipolar ist. Wenn beide Muster, Ressourcen und Belastungsmaterial, gleichzeitig aktiv sind entsteht die Grundlage für selbstorganisatorische Prozesse. Der durch das EMDR-Standardprotokoll aufgebaute Rahmen ist offen- sichtlich sehr gut geeignet, die Verbindung zwischen der Vergangen- heit und den Ressourcen im Hier und Jetzt im Patienten entstehen zu lassen.

Der Expositionsprozeß beim EMDR hat noch einen weiteren wichtigen Unterschied zur Verhaltenstherapie: In der Expositions- phase des EMDR wird die Patientin dazu aufgefordert, »einfach auf das zu achten«, was geschieht (mindful attention). Die Standard- instruktion ist, es soll einfach gelassen werden, was geschehen möchte, und ganz häufig tauchen bei der Exposition mit belastendem Material spontan Ressourcen auf, denen dann wiederum gefolgt wird. Diese spontanen Heilungskräfte werden durch die Fokussierung auf das Belastende und die strikte Unterbindung von Vermeidungsverhalten im verhaltenstherapeutischen Expositionsprozeß zu wenig berücksichtigt. Was spontan im Prozeß auftaucht, sollte nicht *per se* als negatives Vermeidungsmuster verstanden werden; häufig finden genau in diesem Moment sehr kreative selbstorganisatorische Prozesse statt, die durchaus in ein verhaltenstherapeutisches Theorie- und Therapiemodell integrierbar wären. In der dialektisch behavioralen Therapie (Linehan 1996) werden diese Elemente des Behandlungsprozesses erkannt und finden sich in der therapeutischen Haltung wieder. Es muss wahrscheinlich davon ausgegangen werden, dass Habituation an eine bestimmte Reizkonstellation nur einen Teil des Veränderungsprozesses ermöglicht; wahrscheinlich bilden neue, kreative Informationsverarbeitungsprozesse, im Sinne einer Modifikation emotionaler Erinnerungsnetzwerke, den wesentlicheren Bestandteil des Heilungsprozesses (vgl. Foa & Kozak 1986; Foa et al. 1989; Shapiro 2001).

## 11.1.3 Was macht einen Stressor traumatisch?

Die Methodik des EMDR wurde von Shapiro (1989) zur Behandlung traumabezogener Störungen entwickelt. Mittlerweile wird EMDR aber auch bei anderen Krankheitsbildern erfolgreich eingesetzt (Shapiro 2003). Dadurch entstehen eine Reihe von theoretischen Fragen. Was genau ist ein Trauma? Hilft EMDR nur dann, wenn es auch zu dissoziativen Prozessen kommt?

In der revidierten dritten Auflage des Diagnostischen und Statistischen Manuals psychischer Störungen (DSM-III-R; American Psychiatric Association 1987, S. 250) wurde der Traumabegriff (anders als in der Umgangssprache) so definiert, dass ein traumatischer Stressor außerhalb der normalen menschlichen Erfahrung liegen müsse. Im DSM-IV wurde weniger streng formuliert, dass der Betroffene eine Situation erlebt beziehungsweise beobachtet haben muss, die Tod, Lebensgefahr oder starke Körperverletzung beinhaltet,

z. B. sexueller Mißbrauch, Vergewaltigung, Kriegserlebnisse, Folter, etc. (American Psychiatric Association 1994, S. 427). Im ICD–10 heißt es »eine Situation außergewöhnlicher Bedrohung oder katastrophenartigen Ausmaßes, die bei fast jedem eine tiefe Verzweiflung hervorrufen würde« (ICD–10, 2006, S. 253).

Linden (2005) beschreibt als Subkategorie der Anpassungsstörungen die Posttraumatische Verbitterungsstörung PTED (Posttraumatic Embitterment Disorder), die nach gravierenden Kränkungsereignissen auftreten kann. Traumatisch werden demnach Bindungsstressoren vor allem dann erlebt, wenn sie zentrale Grundannahmen und Wertvorstellungen des Betroffenen verletzen. Ganz analog zur Posttraumatischen Belastungsstörung finden wir als Leitsymptome Intrusionen, Hyperarousal, depressive Verstimmungen und Vermeidungsverhalten. Auf emotionaler Ebene finden wir Verbitterung und Aggression als Kernaffekte.

Mit solchen Bindungstraumata haben wir es häufig auch im Rahmen der Bulimiebehandlung zu tun.

## 11.1.4 Bulimia nervosa – Stand der Therapieforschung zur Wirksamkeit psychotherapeutischer Behandlung

Zur Wirksamkeit psychotherapeutischer Behandlung bei der Bulimia nervosa liegen vor allem kontrollierte Studien zur Verhaltenstherapie vor. Daneben gibt es Untersuchungen in Bezug auf die Erfolge interpersonaler Psychotherapie (Agras et al. 2000; Fairburn et al. 1995). Hier werden langfristig ähnliche Ergebnisse erzielt, sodass man insgesamt die Ergebnisse zusammenfassend darstellen kann: ca. 61 % der Patientinnen sind zum Therapieende symptomfrei in Bezug auf Heißhungerattacken, etwa die Hälfte in Bezug auf das Erbrechen oder andere Verhaltensweisen zur Gewichtskontrolle. Bei drei Viertel der Patienten zeigt sich eine Reduktion der bulimischen Hauptsymptome. Diese Effekte scheinen auch langfristig relativ stabil zu sein. Erste Ergebnisse zu dialektisch-behavioraler Therapie bei Bulimie zeigen erfolgversprechende Ergebnisse (Safer, Telch & Agras 2001). Für die Wirksamkeit stationärer Psychotherapie mit der Methode des bipolaren EMDR liegt noch keine kontrollierte Studie vor. Die retrospektive Auswertung der Erfolgsquote einer Stichprobe von stationären Bulimiepatientinnen (N=145), die nach dem Vier-Phasen-Modell behandelt wurden, weist aber auf die sehr hohe Effektivität der Behandlung hin: 92,3% der Patientinnen beendeten die Therapie erfolgreich (siehe Kapitel 13). Kriterium war eine vollständige Symptomfreiheit in Bezug auf Heißhungeranfälle und kompensatorische Verhaltensweisen zur Gewichtskontrolle in den letzten drei Behandlungswochen.

Die interpersonale Psychotherapie arbeitet fokussiert an der Verbesserung der Beziehungsgestaltung der Patienten. Studiert man die (verhaltenstherapeutische) psychologische Literatur zum Ätiologiemodell der Bulimia nervosa (z.B. Waadt, Laessle & Pirke 1992; Jacobi, Thiel & Paul 1996), so wird als psychische Vulnerabilität der Bereich Selbstwert zwar regelmäßig benannt, in dem Sinne, dass ein geringes Selbstwertgefühl ein Zentrieren auf Gewichtskontrolle zur Anpassung an gängige Gewichtsnormen wahrscheinlicher macht. Im weiteren wird aber lediglich zum Beispiel Selbstsicherheitstraining als Therapiemaßnahme genannt. Ich werde hier ein Krankheitsmodell der Bulimie als Bindungsstörung (und damit einer Störung der Selbstannahme) entwerfen und eine Behandlung im Rahmen des (traumatherapeutischen) Vier-Phasen-Modells und EMDR vorstellen. Im weiteren will ich der Frage nachgehen, wie man Exposition mit Belastungsmaterial bei diesem Störungsbild realisieren kann.

## 11.1.5 Eine Konzeption der Bulimia nervosa als Bindungsstörung

Aus dem Blickwinkel klinischer Erfahrungen in der Behandlung von Essstörungen, insbesondere der Bulimie, ergeben sich viele Hinweise auf die Notwendigkeit einer Störungskonzeption der Essstörungen als Bindungsstörung. Nach Bowlby (1975, 1988) stellen frühkindliche Bindungserfahrungen die zentralen Weichen für die Persönlichkeitsentwicklung und die (erwachsene) Beziehungsgestaltung. Man kann hier von internen Arbeitsmodellen sprechen, die als Repräsentanzen der Bindungserfahrungen eines Organismus vorhanden sind und unter bestimmten Reizbedingungen spontan aktiviert werden, wodurch dann erprobte, früh gelernte Verhaltensmuster ganz von alleine, unbewusst, quasi hypnotisch, ablaufen. Primäres Ziel dieser intraindividuellen Programme ist die emotionale Regulation. Verschiedene Autoren fanden deutliche Hinweise auf eine hohe Stabilität von frühen Bindungsstilen (Hazan & Shaver 1987; Shaver, Collins & Clark 1996).

Die Ergebnisse der Bindungsforschung (Bowlby 1975; Ainsworth et al. 1978) legen drei Bindungsstile nahe: sicher, unsicher-vermeidend und unsicher-ambivalent. Zusätzlich kann ein desorganisierter Bindungsstil vorkommen.

Der klinische Eindruck unterschiedlicher Bindungsstile bei anorektischen und bulimischen Patientinnen bildet sich in einer vorliegenden Studie (Steins et al. 2002) nicht ab. In dieser Vergleichsstudie zur Frage, ob sich essgestörte Frauen einer klinischen Stichprobe von nicht essgestörten Studentinnen hinsichtlich ihrer Bindungsmuster unterscheiden, fanden sich keine Unterschiede zwischen den beiden Diagnosegruppen Anorexia nervosa und Bulimia nervosa. Zwischen den essgestörten Patienten und der Kontrollgruppe bestanden hingegen deutliche Unterschiede: essgestörte Patientinnen sind demnach signifikant häufiger unsicher-ambivalent gebunden.

Menschen mit einem unsicher-ambivalenten Bindungsstil, wie ich ihn für die Gruppe der Bulimikerinnen annehme, empfinden eine starke Unsicherheit gegenüber anderen Menschen. Sie zeigen eine niedrige Bereitschaft, sich zu öffnen, gleichzeitig ein hohes Bedürfnis nach Nähe und suchen diese auch auf. Sie neigen dann zu anklammerndem Verhalten und sind ständig innerlich mit einer antizipierten Trennung konfrontiert. Sie fokussieren ihre Aufmerksamkeit deshalb nicht mehr nach Innen, sondern zum Gegenüber hin, um zu Erfühlen, was der Andere wünscht und erwartet und um sich diesen Erwartungen dann optimal anzupassen. Im Rahmen dieses Musters verschlechtert sich die Wahrnehmungsfähigkeit in Bezug auf die eigenen Emotionen der Betroffenen über die Zeit immer mehr; das »falsche Selbst« gewinnt zunehmend die Kontrolle. Der Betroffene verliert seine Autonomie. Andererseits ist die Anpassungsfähigkeit extrem gut ausgebildet. In einer Studie zum Selbst-konzept von Bulimikerinnen (Steins & Remy, 1996) fanden die Autorinnen eine sinifikant höhere soziale Erwünschtheit bei den Frauen, die unter einer Bulimie litten im Vergleich zu einer männ-lichen Stichprobe und zu einer Gruppe nicht eßgestörter Frauen. Sie schlossen daraus, dass die Bulimikerinnen eine stärkere Orientie-rung an stereotyp femininen Verhaltensweisen aufweisen und ein starkes Bedürfnis haben, über angepaßtes Verhalten soziale An-erkennung zu erhalten.

Der regelmäßig zu beobachtende Mangel an Offenheit verhindert, dass Nähe und Intimität entsteht, wodurch potenziell heilsame Bezie-hungserfahrungen und neue regulierende Bindungsprozesse er-schwert werden. Hier schließt sich der Kreis.

Bei bulimischen Patienten ist die prinzipiell vorhandene Fähigkeit zur Selbstorganisation mit zunehmender Krankheitsdauer ein-geschränkt.

## 11.1.6 Die stationäre Behandlung der Bulimia nervosa

### 11.1.6.1 STABILISIERUNGSPHASE

Die Stabilisierungsphase der Behandlung beinhaltet nach der Er-hebung einer Baseline schon in der Anfangsphase der Behandlung eine Entscheidung zur Mitarbeit im Bulimie-Behandlungsprogramm verbunden mit der systematischen aktiven Kontrolle von Heiß-hungeranfällen und kompensatorischen Verhaltensweisen zur Ge-wichtssteuerung und dem Aufbau einer regelmäßigen Mahlzeiten-struktur. Die Patientinnen können in einer Entscheidungsphase in den ersten zwei bis drei Wochen der Behandlung überprüfen, ob sie dem so genannten »Bulimie-Heilungsvertrag« zustimmen, mit dem sie für eine kontinuierliche Reduktion der Symptomatik Verant-wortung übernehmen. Der Vertrag ist maximal transparent gestaltet. Er unterscheidet sich von verhaltenstherapeutischen Fremdkontroll-programmen im Kern deshalb, weil alle Bestandteile (Aufbau, For-mulierungen) mit größter Sorgfalt nur einem Ziel dienen: einen selbstorganisatorischen Rahmen zu bilden, in dem die Autonomie des Systems Patientin nicht beschädigt wird. Die Kernsätze des von uns entwickelten Bulimie-Heilungsvertrags lauten:

Mit dieser Vereinbarung lege ich mich darauf fest:

§ 1  Ich bin es wert, ein normales Leben ohne Bulimie zu führen. Ich darf mich für dieses Ziel einsetzen. Ich bin gut so wie ich bin, ich werde mein wahres Selbst und mein inneres Kind nicht mehr in der Bulimie verstecken.

§ 2  Ich werde mein inneres Kind annehmen, ernst nehmen und mich darum kümmern. Ich werde es neu kennenlernen und beschützen. Ich werde deshalb Kotzanfälle und Fressanfälle komplett aus meinem Umgang mit meinem inneren Kind entfernen.

§ 3  Jeder Tag, an dem ich diese Vereinbarung verletze, ist ein schlechter Tag für mich und mein inneres Kind. Ich werde deshalb den Zimmertag und die Ruhephase sorgfältig einhalten.

§ 4  Jeder Tag, an dem ich diese Vereinbarung einhalte und fürsorglich mit mir und meinem inneren Kind umgehe, ist ein guter Tag. Ich werde mir für jeden dieser guten Tage etwas ausdenken, womit ich mir eine Freude mache.

§ 5  Falls mir neue Praktiken einfallen, wie ich mein inneres Kind weiter hungern lassen könnte (z.B. magersüchtiges Verhalten), werde ich mein inneres Kind auch davor wirksam schützen.

§ 6  Ich werde mein Therapieprotokoll sorgfältig führen.

§ 7  Ich werde mich solange an diese Vereinbarung halten, bis ich vollkommen sicher bin, dass ich es wert bin, ein Leben ohne Bulimie zu führen. Ich kann mich jederzeit gegen diese Vereinbarung entscheiden und die Therapie beenden.

Die Patientinnen führen selbstständig ihr Bulimeprotokoll und besprechen dieses täglich im Rahmen einer Gruppe mit anderen Bulimiepatientinnen und einer Pflegekraft.

Parallel bekommen die Patientinnen in Einführungsveranstaltungen das Therapierational vermittelt: die Notwendigkeit der Analyse bestehender Negativmuster, das Prinzip der aktiven Selbststabilisierung und damit einhergehend die Entscheidung zur Nutzung eigener Ressourcen zur Stabilisierung. Die Schwere der Störung – die Ausprägung der bulimischen Symptomatik ist ja extrem unterschiedlich – beeinflußt dabei nicht den Stabilisierungsprozeß. Unsere Erfahrung ist hier derart, dass häufig Behandler ihren Patienten bestimmte Entwicklungsschritte nicht zutrauen und damit eine gemeinsame Wirklichkeit konstruieren, die nicht heilungsförderlich ist. Ganz im Gegensatz dazu ist unsere durchgängige Erfahrung, dass unabhängig von der Häufigkeit und Intensität der Symptomatik vor allem wichtig ist, die Stabilisierungsentscheidung zügig zu treffen und damit die vorhandenen Ressourcen zu aktivieren.

In der Logik des zunächst im Rahmen der Traumapsychotherapie entwickelten Vier-Phasen-Modells der Psychotherapie finden Focussierungen in Bezug auf den Bereich Selbstwertstörung der Bulimiepatientinnen vor allem in der zweiten und dritten Phase statt (Ressourcenorganisation und Exposition).

## 11.1.6.2 RESSOURCENORGANISATION

Bei der Ressourcenorganisation geht es darum, im Patienten liegende Fähigkeiten, d.h. Wahrnehmungs-, Denk- und Erlebnisweisen, innere Haltungen oder Einstellungen sowie Körperrepräsentanzen, die für die Lösung eines Problems geeignet sind oder ein Gegengewicht zu einer belastenden Situation darstellen, zu utilisieren, nutzbar zu machen. Die Ressourcenorganisation entspricht teilweise verhaltenstherapeutischen Modellen, indem in einem weiteren Schritt zum Beispiel Informationsvermittlung stattfindet oder adaptive Verhaltensmuster eingeübt werden.

Eine Erweiterung findet durch den Einsatz der Methode des Standard-EMDR und des bipolaren EMDR statt. Der Rahmen der Behandlung wird so aufgebaut, dass die Patienten lernen, mit ihren positiven Gefühlen wieder eine Verbindung herzustellen. Gerade die Fähigkeit zu einem dynamischen Wechsel zwischen Ressourcenpol und Belastungspol stellt eine wichtige Voraussetzung für die spätere Expositionsarbeit dar. Die Patientinnen lernen, über selbstständige Ressourcenaktivierung in Belastungssituationen wieder emotionale Stabilität herzustellen. Eine zentrale Ressource (in der Bulimiebehandlung), und damit auch eine zentrale Stabilisierungsfähigkeit, stellt die Beziehung zum Gegenüber dar.

### 11.1.6.3 EXPOSITIONSPHASE

In der Expositionsphase wird Belastungsmaterial von geeigneter Stärke reprozessiert.

Die durchgängige Erfahrung in der Expositionsphase im Rahmen des EMDR-Verfahrens bei Patienten, die (schwere) Abwertungs- und Kränkungserfahrungen gemacht haben ist: SUD (Subjective Units of Disturbance; deutsch: Grad der Belastung) und VoC (Validity of Cognition; deutsch: Stimmigkeit der Kognition) bleiben größer als 0 beziehungsweise kleiner als 7. Somit gibt es einen Unterschied zwischen der Exposition mit im engeren Sinne traumatischen Situationen (sexueller Mißbrauch, Unfallereignis, etc.) und schweren Kränkungssituationen. Sind Bindungsstressoren also ein potenziell traumatischer Reiz? Sind Konflikte in der Verarbeitung anders als klassische Monotraumata?

Bindungsstressoren und Konfliktmaterial beziehen sich häufig nicht auf eine isolierte Situation (wie zum Beispiel bei einem als traumatisch erlebten Verkehrsunfall), sondern finden häufig wiederholt und gegebenenfalls auch unbemerkt statt. Es können multiple Verknüpfungen zu verschiedenen Personen, Umgebungsreizen usw. bestehen. Häufig ist der Kern (z.B. die Emotion des Gegenübers, z.B. Verachtung) vom Betroffenen nicht benennbar, weil nie bewusst wahrgenommen. Aber die Patientinnen leiden unter bestimmten Symptomen, die mit diesen Belastungen in Verbindung stehen. Die Stärke dieser emotionalen Belastung ist aber häufig geringer als bei klassischen Traumata.

## Kasuistik 1

*Die 23jährige Anna R. leidet seit 7 Jahren unter einer Bulimie. Es zeigt sich ein typischer Krankheitsverlauf mit vielen Diätversuchen zum Beginn der Störung, einer anorektischen Phase und dem Übergang zu regelmäßigen Heißhungeranfällen mit selbstinduziertem Erbrechen zwischen ein- und viermal täglich. Die Patientin berichtet deutliche Gewichtsschwankungen.*

*Sie beschreibt eine psychisch instabile Mutter und einen Vater, der wenig präsent ist. Die Übersiedelung in einen anderen Kulturkreis, dessen Sprache sie nicht beherrschte, musste sie weitgehend alleine bewältigen, was sie in Form von Überanpassung leistete. Sie hat schneller als alle anderen Familienmitglieder die deutsche Sprache (beinahe akzentfrei und nahezu perfekt in Wort und Schrift) erlernt, ein Studium absolviert und ist beruflich erfolgreich.*

*Im Kontakt wirkt Frau R. extrem kontrolliert, äußerlich sieht sie immer gleich aus, wie »aus dem Ei gepellt«. In jeder Therapiestunde nimmt sie die gleiche Sitzhaltung ein und verändert diese bis zum Ende der Stunde kaum. Sie ist ganz auf mich ausgerichtet, stellt gelegentlich persönliche Fragen, idealisiert mich, versucht positive Gefühle in mir zu erzeugen.*

*In den ersten Stunden findet weitgehend ein kontrollierter, kognitiv gesteuerter Dialog statt. Die Patientin zeigt dabei ein hohes Bedürfnis nach Prozeßsteuerung. Sie stimmt dem Bulimie-Heilungsvertrag schnell zu, kritische Aspekte läßt sie nicht in den Kontakt einfließen.*

*Der Patientin gelingt es in der stationären Behandlung gut, ihr bulimisches Verhalten zu regulieren, sie hat während der insgesamt sechswöchigen stationären Behandlung lediglich einen Rückfall nach vier Wochen. Parallel zu diesem Stabilisierungsprozeß fällt aber auf, dass die Patientin auf interaktioneller Ebene ihre dysfunktionalen Interaktionsmuster zunehmend deutlich präsentiert: sie kann die positiven oder belastenden Entwicklungsprozesse nicht in sich fühlen, sondern fokussiert auf das Gegenüber und verhält sich häufig konträr zu dessen Handlungen. Dieses Verhalten wirkt sehr manipulativ, ist aber ein Lösungsversuch der Patientin, um nicht mit ihrer inneren Leere in Kontakt zu kommen. Im Zentrum dieses Musters steht nach meinem Eindruck das*

*Bedürfnis, immer eine gewisse Spannung zu erhalten, nie zur Ruhe, zum Emotionalen, zum gemeinsamen Emotionieren zu kommen, weil das (unbewusst) als zu bedrohlich antizipiert wird.*

*Im größeren System, der Familie, wird dieses Muster im Laufe der Therapie ebenfalls deutlich. Als die Patientin über mehrere Wochen stabil Heißhungeranfälle und selbstinduziertes Erbrechen unterlässt, fängt die Mutter »plötzlich« mit bulimscher Symptomatik an und erzählt dies ihrer Tochter.*

*In der Expositionsphase der Behandlung wurden mehrere Sitzungen im Rahmen des EMDR-Standardprotokolls durchgeführt. Fast ausschließlich wählte die Patientin Situationen, die inhaltlich mit ihrer Mutter in Verbindung standen, im Wesentlichen schwere Kränkungssituationen, in denen Frau R. nicht das »Futter« bekam, was sie brauchte. Die negative Kognition betraf immer den Bereich der Selbstwertstörungen (»Ich bin wertlos!«), die positiven Kognitionen variierten zwischen: »Ich bin beachtenswert!«, »Ich werde gesehen!« und »Ich bin es wert, ich bin gut genug!«. Der SUD als Maß der emotionalen Belastung lag durchschnittlich bei 8, also relativ hoch, der VoC als Maß der positiven Kognition variierte stark (zwischen 0 und 5) vor dem Prozessieren. Emotional waren im Hier und Jetzt der Stunde Wut und Trauer die zentralen Emotionen. In bezug auf die Körperrepräsentanzen beschrieb die Patientin häufig einen starken Druck im Kopf, teilweise zusätzlich weitere Empfindungen, z.B. ein flaues Gefühl im Magen oder einen Kloß im Hals.*

*Als spezifische Ressourcen fokussierten wir eine Situation mit dem Ehemann, in der sie (wie in der Realität regelmäßig) sonntags zusammen frühstücken: die Situation ist sehr entspannt, es besteht eine emotionale Verbindung zu ihrem Mann, sie fühlt, dass es ihr gut tut.*

*Zur Ressourcenorganisation wurden bei der Patientin auch hypnotherapeutische Strategien eingesetzt, neben dem Reframing vor allem ideomotorische Signale. Die therapeutische Wirkung liegt beim Einsatz von Ideomotorik einmal in der Bestätigung, dass die Ressourcen im Patienten selbst vorhanden sind und in der Erfahrung, dass diese zugänglich gemacht werden können. Dies stärkt die Selbstakzeptanz und den Rapport (vgl. Revenstorf 1993).*

*Beim Prozessieren tauchten regelmäßig starke Emotionen auf, wo-*

*bei nach einer anfänglich großen Wut über mehrere Sitzungen der Traueraffekt im Vordergrund stand. Es war in keiner Sitzung notwendig, den Ressourcenkontakt aktiv zu unterstützen, weil dieser immer spontan ansprang (zum Beispiel tauchte wiederholt ein Gefühl von Wärme auf, das sich auf den Körper ausbreitete). Der SUD reduzierte sich deutlich, ein kompletter Abschluss des Standardprotokolls gelang aber in den Sitzungen nicht. Dagegen konnte in einigen Stunden die Ressourcenseite so aktiviert werden, dass die Stimmigkeit der positiven Kognition (PK) maximal war und parallel dazu die Körperrepräsentanzen der Belastung verschwanden. Die Belastung war also nicht mehr (körperlich) fühlbar, die Patientin bewertete den Grad der Belastung aber noch nicht bei 0.*

*Außerhalb der EMDR-Sitzungen verhielt sich die Patientin nach wie vor sehr kontrolliert.*

*Deutlich wurde auch, dass, wenn die Abstände der als ambulante Behandlung weitergeführten Sitzungen zu groß wurden, die Patientin zunächst rückfällig wurde. Es wurde in dieser Phase auch deutlich, dass die Patientin Symptomfreiheit mit Beziehungsende zum Therapeuten innerlich gleichsetzte und deshalb in dieser Phase noch einmal symptomatisch reagierte.*

*Im weiteren Verlauf der Sitzungen konnte die Patientin mit der Rahmenveränderung (der Sicherheit der Fortsetzung der Beziehung) eine klare Entscheidung für die dauerhafte Beendigung ihrer Symptomatik treffen. In der Folge reduzierte sich die Affektkontrolle der Patientin »wie von selbst« und »ungewöhnlich starke Gefühle tauchten auf«. In einer Sitzung tauchte das zentrale Thema auf. Beim Prozessieren einer Belastungssituation (eine soziale Situation bei einem Familienfest), die von ihr mit einem SUD von 7 als stark belastend eingestuft wurde, entwickelte sie als Positive Kognitionen die Sätze: »Ich bin sicher und geborgen!«, »Ich werde angenommen!« Hier wird aus meiner Sicht das Kernthema vieler Bulimiepatientinnen berührt: das Problem der nicht vollzogenen Selbstannahme als Voraussetzung der Ablösung. Sich körperlich (und emotional) angenommen fühlen ist nach Maturana (2005) die zentrale Voraussetzung für Selbstrepekt und Respekt gegenüber anderen Menschen. Die Patientin steht also unmittelbar vor dem entscheidenden Schritt: gelingt es ihr, sich im*

*Rahmen der sicheren Bindung in dieser Therapie, im Sich-Angenom-
men-Fühlen an sich selbst zu binden, so kann sie sich lösen. Dann dürfen wir von Heilung sprechen.*

*In den folgenden Stunden tauchen Szenen mit der Mutter auf. Als
die Mutter mit der Patientin schwanger war, erkrankte die erste
Tochter noch in Russland an Krebs (Strahlenschäden?), die Schwester
stirbt, als die Patientin auf die Welt kommt. Im EMDR-Prozeß
taucht eine frühe Szene auf: die Mutter holt die Patientin vom Kin-
dergarten ab, sie läuft aber zu schnell, die kleine Tochter kommt
nicht hinterher. Es besteht keine Verbindung und die Patientin erinnert ein Gefühl von Unwohlsein und Scham: die Mutter ist nicht zufrieden mit mir, »Ich bin nicht gut genug!« In der Stunde fühlt sie
Gelenkschmerzen, ein inneres Zittern. Die Patientin erinnert, als
Kind ein Problem mit den Beinen gehabt zu haben. Sie erinnert auch
positive Bilder: »Die Mutter trägt mich, ich kann nicht laufen!«
(Hier drängt sich der Verdacht einer damaligen konversionsneuroti-
schen Symptomatik auf. Während meiner Tätigkeit in der Kinder-
und Jugendpsychiatrie kamen viele deutschstämmige Kinder von
Auswandererfamilien mit Konversionsneurosen zur stationären Behandlung. Krankheitsbilder, die damals in Deutschland kaum mehr
zu sehen waren). Zwischen den folgenden Stunden suchte die Patientin den Dialog mit ihrer Mutter. Gemeinsam sichteten sie alte Doku-
mente über die Erkrankung der Tochter. Und die Mutter berichtet
eine verbindende, heilsame Szene: die kleine, später verstorbene
Schwester kaufte mit ihrer Mutter Kleider für das zur Welt kommen-
de Kind, die Patientin, ein.*

*Grundlage des Therapieerfolgs ist die gute (sichere) Bindung
zwischen Patientin und Therapeut. Wie ich es auch in verschiedenen
anderen Bulimiebehandlungen erlebt habe, ist es von höchster Bedeutung, auch minimales »intratherapeutisches Belastungsmaterial«
aufzulösen, hier vor allem die Angst der Patientin vor dem antizipierten Bindungsverlust nach erfolgreicher Symptomkontrolle. Dies
ist in der Bulimiebehandlung deshalb so zentral, weil dies in den
(familiären) Beziehungen nicht geschieht. Konflikte werden dort
verleugnet oder aggressiv und (verbal) gewaltvoll ausgetragen. Auf
Verletzungen der Therapeut-Patient-Beziehung und Rahmenver-*

*letzungen durch den Therapeuten (Zuspätkommen, etc.) sollte deshalb sorgfältig fokussiert werden.*

Kasuistik 2

*Petra M., eine 31-jährige Unternehmerin, leidet seit ihrem 14. Lebensjahr unter Essstörungen. Seit dem 17. Lebensjahr berichtet sie regelmäßige Heißhungeranfälle mit selbstinduiertem Erbrechen (ein- bis dreimal täglich), den Mißbrauch von Entwässerungstabletten und Appetitzüglern. Sie habe jahrelang übertriebenen Sport gemacht, wiederholt gefastet und auch Drogen zur Gewichtskontrolle eingesetzt. Insgesamt fällt eine süchtige Seite auf mit jahrelangem starkem Nikotinabusus (bis 40 Zigaretten pro Tag) und gelegentlichem Drogenkonsum (Cannabis, Ecstasy, Amphetamine und Kokain). Mehrere ambulante Therapien waren weitgehend wirkungslos geblieben.*

*Die Patientin wuchs in einer Unternehmerfamilie auf, in der die Situation einerseits von finanziellem Wohlstand, andererseits von emotionaler Vernachlässigung geprägt war. Die Eltern trennten sich bald nach der Geburt der Tochter, der Vater hatte eine offene Beziehung zu einer anderen Frau. Die Mutter lebte zunächst mit der Patientin alleine, nach sechs Jahren zogen die Eltern dann wieder zusammen, die Geliebte des Vaters blieb aber in der Firma (bis heute) beschäftigt. Der Vater, ein extrem starker Raucher (60–80 Zigaretten pro Tag), war zum Zeitpunkt der Aufnahme der Patientin in die stationäre Behandlung schwer an Lungenkrebs erkrankt, aber er rauchte exzessiv weiter.*

*Insgesamt zeigte sich das Bild einer leistungsorientierten Familie, in der das Körperliche und das Emotionale aggressiv entwertet und beschädigt werden. Konfliktlösungskompetenzen schienen kaum vorhanden, verschiedene Versuche von familiären Auseinandersetzungen führten in der Vergangenheit letztlich zum Kontaktabbruch. Die Patientin beschrieb dies so, dass in schwierigen Situationen durchaus schnell eine hohe Aktivität im familiären System entsteht, alle sind in Aufruhr, es wird ständig über das, was als problematisch definiert wird, gesprochen, aber letztlich bekommt man (die Patientin) nicht das Richtige, das Heilsame. Im Verlauf der Behandlung konnte mit der Patientin herausgearbeitet werden, dass auch sie in Stresssituationen mit ungerichtetem Aktionismus reagiert, viele Dinge anfängt, kaum etwas abschließt und damit für eine Dauerbelastung sorgt.*

*In den einzelnen Sitzungen im Rahmen der EMDR-Exposition tauchten die oben genannten Inhalte dann auch immer wieder auf: die (öffentliche) Entwertung des Körpers, der mangelnde Schutz von Grenzen und des Emotionalen durch die Eltern, aggressive oder passiv-aggressive, gewaltvolle Konfliktbewältigungsmuster. Zum Beispiel fasst die Mutter bei einer Familienfeier an den Busen der Tochter und äußert sich darüber belustigend. Oder: die Mutter betritt bei einer wichtigen Besprechung der Tochter den Raum, zwickt der Tochter (scheinbar liebevoll) in die Backe und sagt: »Ach, mein Mädchen, machst du Geschäfte?« Der Vater setzte die Tochter als Geschäftsführerin ein, läßt sie mit ihren Entwicklungsideen aber auflaufen.*

*Im Rahmen des EMDR-Standardprotokolls wurde in der Vorbereitung auf den Expositionsprozeß deutlich, dass vor allem zwei Grundthemen von Bedeutung waren: Selbstwert und Schuld. Auf kognitiver Ebene konnten als negative Sätze herausgearbeitet werden: »Ich bin schuld!«, »Ich habe etwas verkehrt gemacht!« beziehungsweise: »Ich bin nicht liebenswert!«, »Ich bin falsch!«, »Ich muss mich schämen!«. Als positive Kognitionen fand sie: »Ich bin liebenswert!«; »Ich bin ehrlich / vertrauenswürdig!« (was einem tiefen Bedürfnis nach guten Beziehungen entsprang, aber bis dahin mit der gelebten Unoffenheit der Patientin kontrastierte, was zu einer hohen alltäglichen Belastung führte). Bei den prozessierten Interaktionssituationen zeigten sich Belastungen mittlerer Stärke (SUD = 5–6). Vorherrschende Gefühle waren Leere, Ärger, Wut und Schuld. Diese Gefühle traten aber im Prozess immer weiter in den Hintergrund und eine tiefe Trauer tauchte auf, die mit einer regelmäßig auftauchenden Körperempfindung (»Mein Hals zieht sich zu!«) in Verbindung stand. Die Patientin berichtete zu Beginn der Therapie, sie habe durch das Erbrechen immer eine tiefe Stimme mit Reizungen im Hals-Rachen-Bereich. Die Beobachtungen im EMDR-Prozeß könnten aber auch anders interpretiert werden: ein weinendes, schreiendes Kind, auf das nicht reagiert worden ist.*

*Die Patientin konnte erkennen, dass ihre Mutter die Spannung in Konfliktsituationen nicht halten kann (und nicht konnte, als sie noch ein Kind war) und es dadurch immer wieder zu suboptimalen Lösungen kommt, die »nicht satt machen«. Ihr fiel in diesem Zusammenhang auf, dass sie im Rahmen ihrer Symptombildung immer das Bedürfnis hatte, »übersatt« zu sein. Das Schuldthema konnte sie so auch als eine Schwäche der Verantwortlichen identifizieren, wodurch die Verantwortung (zum Beispiel für die Gefühle der Mutter) schon früh auf ihren Schultern lag, sie dann aber als Erwachsene Widerstände produzierte, indem sie ihre eigenen Verantwortungsbereiche nicht vollständig ausfüllte (zum Beispiel Arbeiten nicht zu Ende führte). Die Patientin lernte, ihre dysfunktionale Verantwortungsübernahme für die Mutter und den drogenabhängigen Bruder abzugeben. Sie fing wieder an, regelmäßig in angemessenem Maß Sport zu treiben (Laufen, im engsten Sinne eine bipolare Aktivität) und Emotionen in den Kontakt zu bringen, anstatt sie im bulimischen Ritual auszuleben.*

*Interessant war, dass die Patientin nach kurzer Therapiezeit völlig stabil war: Heißhungeranfälle und Erbrechen traten trotz langjähriger Chronifizierung nicht mehr auf. Ein Großteil der therapeutischen Arbeit lag im Aufbau eines respektvollen und wertschätzenden Rahmens. Die Patientin hatte in den vorhergehenden Behandlungen und durch Literatur zum Thema Essstörungen schon viel Vorwissen mitgebracht. Dieses Wissen hatte aber keine Bedeutung in den Behandlungsbeziehungen, weshalb es auch nicht wirksam war. Erst durch eine durchaus auch psychoedukative Rahmenbildung unter Aktivierung des Bindungspols, konnte dieses »gemeinsame« Rational verhaltenswirksam werden. Die Patientin berichtete regelmäßig, wie sie in Alltagssituationen den Therapeuten als hilfreiches Lösungsteil in sich trage und Entscheidungsprozesse so neu gestalte. Es war der Patientin im weiteren Verlauf möglich, stark schambesetzte Themen offen einzubringen und die Arbeitsbeziehung als sichere Basis zu nutzen. Bulimische Symptomatik ist nicht wieder aufgetreten.*

## 11.1.7 Schluss

Die moderne Traumatherapie mit bipolarem EMDR zeigt Ähnlichkeiten zur Dialektisch-Behavioralen-Therapie. Die Dialektisch-Behaviorale Therapie zielt darauf ab, durch eine Balance von akzeptanz- und veränderungsfördernden Handlungen Störungen der Affektregulation zu behandeln; sie ist somit bipolar. Linehan (1996) postuliert als Grundlage der Borderline-Persönlichkeitsstörung eine Störung der Emotionsregulation, neurobiologisch oder traumatisch bedingt. Wenn wir davon ausgehen, dass die Emotionen uns unsere Orientierung im Leben geben, so wird klar, dass dann, wenn das Emotionieren nicht funktioniert, das selbstorganisatorische Heilungssystem gestört ist. Linehan arbeitet stark mit interpersonellen Ressourcen, mit der Beziehung zwischen Patient und Therapeut. Die Therapie scheint immer in Bewegung (dies symbolisiert Marsha Linehan auch – bewusst oder unbewusst – in ihren eigenen Bewegungsmustern), mit den Grundlagen von großer Wertschätzung und Akzeptanz. Eines der allgemeinen Wirkprinzipien scheint demnach die Heilungsbewegung zu sein, ein Rhythmus, der als gemeinsame Leistung zwischen Patient und Therapeut gefunden werden kann: stellt er sich ein, dann laufen die Heilungsprozesse selbstorganisatorisch ab.

# 11.2 Die Arbeit mit leibeigenen Rhythmen: Selbstorganisation und Heilung aus der Sicht eines Körpertherapeuten.

*Christian Uebele*

## 11.2.1 Das Prinzip Rhythmus

Als ich vor über 15 Jahren in einer Fachklinik für Herzkreislauferkrankungen arbeitete, sah ich mich vielen Menschen gegenüber, die Störungen ihres Herzrhythmus', also eine lebensbedrohliche Störung eines ganz zentralen Rhythmus' hatten. Weil ich in dieser Zeit auch zahlreiche Atemtherapiegruppen geleitet habe, konnte ich die Atmung als zweiten bedeutungsvollen leibeigenen Rhythmus bei diesen Patienten beobachten.

Sehr auffällig war, wie Herz und Atmung sich gegenseitig beeinflussen. Im Verhältnis 4:1 rhythmisieren sich Herz und Atmung miteinander, sodass bei normalen Verhältnissen auf ca. 15 Atemzüge pro Minute etwa 60 Herzschläge kommen.[16]

Mit wurde schon damals deutlich, dass Rhythmen etwas ganz besonderes sind. Sie integrieren, sie sorgen für Ausgleich, sie fügen Verschiedenes und Gegensätzliches zu einem Ganzen zusammen. Es ist die Zwerchfellbewegung, welche die Verdauung rhythmisiert und den durch den Bauchraum strömenden venösen Rückstrom zum Herzen.

Ich erinnere mich, dass ich damals zu Beginn meiner Berufspraxis das Gefühl hatte, es wäre gut, wenn ich mit meinen Patienten auch singe. So habe ich es auch gemacht. Mir wird heute klarer, warum die Patientinnen und Patienten das als so nützlich empfunden haben. Fast alle hatten eine starke Dominanz der Einatmung, oft waren die Lungen durch das Missverhältnis zwischen Ein- und Ausatmung überbläht. Durch das Singen bekam der Gegenpol, also die Ausatmung, mehr Gewicht. Ein- und Ausatmung kamen in ein Gleichgewicht, die Atmung stützte sich immer mehr auf den wichtigsten Atemmuskel, das Zwerchfell und weniger auf die Atemhilfsmuskulatur, während vorher die Patienten mit hochgezogenen Schultern versucht hatten, immer noch mehr einzuatmen. Sie waren aus ihrem Atemrhythmus geraten und hatten versucht, durch Einsatz der Atemhilfsmuskulatur ihr Gefühl der Atemnot zu bekämpfen, meist verbunden mit Atmung durch den offenen Mund. Wir wissen hingegen, dass Einatmung durch die Nase reflektorisch das Zwerchfell anspricht, aktiviert und eine gute Rhythmisierung der Atmung anregt.

In einer gut rhythmisierten Atmung verhindert der eine Pol, die gute Ausatmung, dass der andere Pol, die Einatmung, in ein Extrem gerät. Man könnte generell sagen: Rhythmen gleichen Ungleich-

---

16 Wenn man so möchte, kann man dieses 4:1 Verhältnis auch in der Anatomie wieder finden. Es sind 4 Lungenvenen, die in den linken Herzvorhof einmünden, während nur eine große Arterie, Aorta, die linke Herzkammer verlässt.

gewichte, einseitige Polarisierungen, aus, sodass eine natürliche Schwingung wie bei einem Pendel entsteht.

Generell sehen wir auch in der Körpertherapie, dass gesunde Rhythmen sich selbstorganisatorisch ohne willentliche und bewusste Beteiligung herstellen. Wille und Verstand können diese Prozesse eher stören. Als ich ethymologisch nachgeforscht habe, woher das Wort »Rhythmus« kommt, stieß ich auf die bekannte Quelle »rheo« (griech.) = fließen. Der griechische Philosoph Archilochos sagte im 7. Jahrhundert v. Chr. in der nach meinem Kenntnisstand ältesten Äußerung zu diesem Thema Rhythmus: »erkenne, welcher Rhythmus *den Menschen* in seinen Banden hält«.

Körpertherapeuten finden in diesem Satz viel Wahrheit. Rhythmen halten uns, auch und gerade seelisch. Ilse Middendorf (1995, 1998) spricht vom »Leitseil des Atems, das uns in keiner Minute des Abenteuers Leben im Stich lässt«. Der Atem ist ein Grundrhythmus, der uns und unseren Patienten Halt gibt, vielleicht wie bei einem Bergsteiger, der sich gerade in schwierigen Situationen auf sein Seil verlassen kann. In der stationären Psychotherapie geht es in der Phase der Stabilisierung ganz wesentlich darum, dass die Patientinnen und Patienten wieder Zugang zu haltgebenden Dingen erfahren. Die Atmung als lebendiger Grundrhythmus mit immerhin 26.000 Atemzügen pro Tag ist allgegenwärtig, eine Sicherheit, die überall abrufbar ist, eine Stabilisierung im Hier und Jetzt, ein Anker, ein Leitseil.

Zu diesem Prinzip der Stabilisierung tritt auch in der Körperpsychotherapie das Prinzip der Gegenwärtigkeit hinzu. Ich arbeite mit dem, was da ist und nicht mit dem, was nicht da ist. Selbst eine chaotische, aus dem Rhythmus geratene Atmung ist trotzdem eine Atmung, mit der dieser Mensch immerhin leben kann. Ich finde es sehr wichtig, dass die Patientin zunächst fühlt, was da ist, sich selbst fühlt und sich selbst schätzt. Auch der gestörte Rhythmus ist ihr eigener Rhythmus und er erzählt eine Geschichte über genau diesen Menschen.

Bestimmte negative Sätze sind deshalb problematisch, beispielsweise »Bei Ihnen fehlt es aber an der Bauchatmung« oder »Atmen Sie doch mehr in den Bauch«. Sie rücken das Fehlende in den Vordergrund. Das Geschehen in der Therapiestunde richtet sich dann nicht auf eine Ressource, sondern auf ein Defizit. Die Folge ist sehr leicht, dass die Patienten den »Fehler« korrigieren wollen mit der Folge einer Verkrampfung durch willentliche Eingriffe in ihre Atmung. Dadurch wird die leibliche Selbstorganisation behindert. Von Ludwig Schmitt (2003) stammt der Satz: »Weh dem, der atmen will!«. Darin kommen diese klinischen Erfahrungen zum Ausdruck und auch die neurobiologische Tatsache, dass der gute Atemrhythmus vom Atemzentrum im Hirnstamm erzeugt wird und nicht etwa vom Willen und Bewusstsein.

Ähnlich äußert sich Ilse Middendorf. Sie schreibt: »Nicht durch unser Tun, sondern durch unser Lassen können wir unseren Atem kennenlernen« (Middendorf 1995). Der Schlüssel zum erfahrbaren Atem ist nach Middendorf deshalb das Lassen. Wir *lassen* den Atem, wir *lassen* ihn wieder gehen und *warten* bis er von selbst wieder kommt. Sie betont, dass *Lassen* hier auch mit Zulassen und Gelassenheit zu tun hat.

Wer wieder lernt zu lassen und zuzulassen, erfährt automatisch die große Kraft der leiblichen Selbstorganisation im Unbewussten jenseits der willentlichen Einflussnahme. Dies gilt für Patientinnen wie auch für Therapeutinnen. Diese Grundhaltung steht in völliger Übereinstimmung mit den Erfahrungen der Psychotherapie im engeren Sinne, die in anderen Kapiteln dieses Buches dargestellt ist. Es ist der selbstorganisatorische Heilungsprozess, dem wir auch in der Körperpsychotherapie einen Rahmen geben und ihn dadurch zulassen.

Das Zulassen einer Atempause durch das Warten »bis er von selbst wieder kommt« (Middendorf 1995), lehrt ein Prinzip von leibeigenen Rhythmen. Nach der Arbeit kommt eine Pause. Dies gilt für die Pause nach der Ausatmung, aber auch für die Diastole des Herzens. Viele Patienten scheinen diese Pause der Atmung zu fürchten, sie hecheln deshalb. Vielleicht ist es die Angst vor der Ruhe. Wir finden bei Ihnen auch einen erhöhten Pulsschlag, also eine verkürzte Diastole und somit kaum noch Pause für das Herz. Es scheint auch so zu sein, dass vielen Patientinnen das Vertrauen in ihren Körper fehlt. Sie glauben nicht, dass sie nach der Atemruhe von selbst wieder Luft geschenkt bekommen. Sie glauben, sie müssten aktiv Luft holen und ziehen, sonst bekämen sie keine.

Die Erfahrung der Atempause ist für viele Patienten eigentümlich wichtig. Sie scheinen in der Atempause, auch durch das Fehlen einer Bewegung, im Hier und Jetzt eine kurze Auflösung der Polarität zu fühlen. Für magersüchtige Patientinnen beispielsweise ist es eine wichtige Erfahrung, dass es jenseits permanenter Bewegungen und permanenten Leistens auch andere Lebensprinzipien gibt, sie erfahren es leiblich, indem sie die Ruhe des Bei-Sich-Seins in der Atempause spüren. Wir können uns hier daran erinnern, dass Magersucht zahlreiche Rhythmusstörungen enthält und erzählt, die Rhythmusstörung ist eine Geschichte über diesen Menschen und dieses Krankheitsbild. Nicht nur bei Magersüchtigen ist der Atemrhythmus eine Erzählung über diesen Menschen. Er ist Symptom einer Lebensweise, Symptom von leiblichen oder seelischen Blockaden und ein Bericht über diese Störungen.

Hannelore Scharing hat in der Eutonie gelehrt, das Bewusstsein nicht auf den Atem zu lenken. Nach ihrer Auffassung tut man für den Atem das Beste, wenn man Bedingungen schafft, dass er wieder fließen kann und Blockaden, die ihm im Wege stehen, sich auflösen. Auch nach meiner persönlichen Erfahrung kommt es bei etwa 20 % der Patienten dazu, dass bewusste Aufmerksamkeit für den Atem sofort zu einer Verschlechterung des Atemrhythmus' führt, weil sie die Kontrolle an das Bewusstsein übergeben wollen. Gerade deshalb ist es so wichtig und gelingt beim weitaus größeren Teil der Patienten, dass sie eher *wahrnehmen* als *kontrollieren*. Sie erfahren die Atmung, sie erfahren die Atempause und sie erfahren, dass sie Luft geschenkt bekommen und all das leiblich selbstorganisiert vor sich geht. Gerade Ilse Middendorf hat uns hier den »dritten Weg« gezeigt zwischen vorschnellen Atemübungen und Manipulieren des Atems einerseits und völligem Unbewusstbleiben der Atmung andererseits.

Diesem Lassen stellen sich bei den Patienten durchaus auch einige Widerstände entgegen, die die Patienten beispielsweise beim Bogenschießen selbst sehr gut leiblich wahrnehmen können. Sie fühlen und sehen an sich selbst, wie sie beispielsweise dem Pfeil eine bestimmte Flugbahn aufzwingen wollen, manche schaffen es zu Beginn nicht, den Pfeil zu *lassen*. Ich verwende hier bewusst nicht den Begriff des

*Loslassens.* Er gefällt mir nicht so gut, weil er mit negativen Assoziationen verbunden ist. Er kann bei Menschen, die unter Haltlosigkeit leiden, Ängste auslösen. Wer loslässt, hat nichts mehr in der Hand, kann vielleicht die Assoziation bekommen, endlos zu fallen. Der Bogenschütze hingegen lässt mit der einen Hand den Pfeil, während die andere Hand den Bogen hält. Das Eine wird gelassen, das Andere gehalten. Loslassen hingegen hätte zur Folge, dass der Bogen auf den Boden fällt.

In der Körperpsychotherapie begegnen wir den Rhythmisierungen und Gleichgewichten und deren Störungen natürlich auch im Bereich der Muskelspannung. Es gibt den *Eutonus* eines *wohlgespannten Menschen.* Scheinbar verspannte Menschen haben anderswo in ihrem Leib zu wenig Spannung, sie sind im einen Bereich hyperton, im anderen Bereich hypoton, zwischen Beidem will sich eigentlich ein ausgleichender Rhythmus herstellen. In einer Wirbelsäule kann es hypomobile, blockierte Segmente geben, anderswo hypermobile Segmente. Wir sehen hier auch deutlich, dass es nicht einfach darum geht, die Patientinnen den generellen Unterschied zwischen Spannung und Entspannung wahrnehmen zu lassen, wie meist angenommen wird, sondern vielmehr darum, die Spannung individuell im eigenen Leib ausgleichen, d.h. rhythmisieren zu lernen.

Rhythmus ist auch ein Ausdruck des polares Spiels zwischen Schwerkraft und Ausrichtung. Das verbindende, also rhythmische dieses Spiels erzeugt das, was wir *Haltung* nennen. Viele kämpfen förmlich gegen die Schwerkraft und erst, wenn sie in der Körpertherapie am Boden liegen oder vom Körpertherapeuten gehalten werden, beginnen sie sich wahrzunehmen und ihre Haltung zu finden. Auch das vorsichtige Stützen eines Körperteils kann bewirken, dass dieses sich nach einiger Zeit von selbst zu bewegen beginnt. Blockaden werden dann von der eigenen Intelligenz des Leibes gelöst, manchmal auch richtig gehend weggeschüttelt. Es ist kein Zufall, dass die Begriffe *Haltung* und *Schwere* in ihrem Bedeutungsgehalt sowohl das seelische wie auch das Körperliche meinen.

## 11.2.2 Der Craniosacralrhythmus

Meist fällt im Zusammenhang mit der Craniosacralarbeit der Name des amerikanischen Ostepathen Dr. John E. Upledger, der wertvolle Forschungsstudien und Publikationen zur Craniosacralarbeit durchführte und auch die Bezeichnung *Craniosacraltherapie* prägte. Der eigentliche Begründer der Craniosacralarbeit war William Garner Sutherland (1873–1954). Er sprach von der »Arbeit mit den biodynamischen Kräften des craniosacralen Systems«. Sutherland war es, der den craniosacralen Impuls erstmals beschrieb. Er experimentierte viel im Selbstversuch und von ihm stammen auch die Begriffe *Breath of Life* (primärer Lebensatem). Sutherland fand auch neben dem craniosacralen Rhythmus noch zwei weitere Rhythmen oder so genannte *Gezeiten*, die *Long Tide* mit nur ca. 0,6 Zyklen pro Minute und die *Potenc Tide* auch *MID Tide* genannt, mit einem Rhythmus von ca. 2,5 Zyklen pro Minute.

Im Unterschied zum Atemrhythmus und dem Herzrhythmus ist der craniosacrale Rhythmus wesentlich subtiler. Ich habe dies erst vor etwa 8 Jahren kennengelernt in einem Vortrag über craniosacrale Körpertherapie. Ich verhehle nicht, dass ich anfangs ausgesprochen skeptisch war. Was sollte das für ein bedeutender Rhythmus sein, von dem ich noch nie etwas gehört hatte? Ich konnte mir kaum vorstellen, dass sich die Schädelknochen bewegen, dass der Schädel *atmet*. Es war vom *primär respiratorischen Rhythmus* die Rede, dieser Rhythmus pulsiere schon vor der Geburt und nach dem Hirntod weiter und sei am ganzen Körper spürbar. Die craniosacrale Körpertherapie wirke, so konnte ich hören, nicht nur auf der strukturellen, sondern auf der emotionalen Ebene. Der craniosacrale Rhythmus entstehe durch das An- und Abschwellen des Liquors.

In den Ausbildungen, die ich bis dahin absolviert hatte (Sportlehrer mit Schwerpunkt Sport und Bewegungstherapie und die Ausbildung zum Motopäden / Mototherapeuten) hatte man nie von diesem craniosacralen Rhythmus gesprochen. Man hatte mir beispielsweise in Bezug auf die Schädelknochen das Gegenteil gelehrt. Bei einem Erwachsenen seien sie fest miteinander verknöchert. Ich wollte es genauer wissen und habe einen Einführungskurs in craniosacraler Therapie gebucht.

Ich machte folgende Erfahrung: Auch dann, wenn während einer Partnerübung der Übungspartner für einige Zeit seinen Atem anhielt (damit kann ausgeschlossen werden, dass man statt des craniosacralen Rhythmusses den Atemrhythmus spürt) so nahm ich eine Bewegung in meinen Händen wahr. Manchmal schien sie auch wieder zu verschwinden, ein Phänomen, das andere Anfänger ebenfalls berichteten. Wenn ich diesen Rhythmus spüren konnte, so war er eindeutig wahrnehmbar mit einer Frequenz von etwa 6–12 Zyklen pro Minute.

Da wir hauptsächlich am Kopf übten, war sogleich klar, dass sich der Schädel in diesem Rhythmus mitbewegt. Dieser Rhythmus ist zwar subtil, aber meist gut spürbar. Milne (1999) äußert sich dazu in folgender Weise: »Die messbare Amplitude der craniosacralen Welle bewegt sich, unterschiedlichen Autoritäten zufolge, zwischen 40 Mikron und 1,5 mm. Ein Blatt Schreibmaschinenpapier ist 100 Mikron dick … Vierzig Mikron scheinen sehr wenig zu sein, sind jedoch keineswegs unmerklich. Nach dem Einsetzen einer Zahnkrone oder Zahnfüllung werden Patienten gebeten, auf ein speziell präpariertes Kohlepapier zu beißen, das dazu dient, jeglichen ungewollten vorzeitigen Kontakt der Zähne nachzuweisen. Das dünnste dieser Papiere misst lediglich 3 Mikron. Sensible Patienten können einen Unterschied von drei Mikron deutlich wahrnehmen.«

Nach wie vor sind die objektiven Messverfahren der craniosacralen Welle noch nicht weit genug entwickelt. Wir werden deshalb in unserer Klinik in Kooperation mit einem Spezialbetrieb für optische Messtechnik Methoden entwickeln, mit denen die craniosacralen Rhythmen bei bestimmten Probanden und in verschiedenen Körperregionen vor und nach Therapie gemessen, objektiviert, aufgezeichnet und evaluiert werden können. Bisherige Messmethoden hatten sich vor allem so genannter Spannungsplethysmografen bedient, die für die klinische Praxis nicht verwendbar sind.

Die Arbeit mit dem craniosacralen Rhythmus stützt sich allerdings bei aller Notwendigkeit zum objektiven Nachweis immer auf die klinische subjektive Wahrnehmung. Man braucht Geduld und Offenheit. Ich erinnere mich, wie ich vor einigen Jahren eine Gruppe von Zahnärzten des deutschen Instituts für psychosomatische Zahnmedizin in Fortbildung hatte. Es gelang allen, den craniosacralen Rhythmus zu spüren und somit auch die Bewegung der einzelnen Schädel-knochen. Sie waren anfangs ebenso skeptisch wie ich ursprünglich, dann aber sehr offen dafür, das zuzulassen, was sich zeigt und sich da-für die notwendige Zeit zu nehmen.

Mittlerweile nehme ich den craniosacralen Rhythmus in seiner Quantität und Qualität nicht nur wie einen medizinischen Befund, sondern wie eine Geschichte wahr und meine, dass es nützlich wäre, wenn alle Patienten während einer stationären Psychotherapie nicht nur vom Arzt medizinisch, sondern auch vom Körpertherapeuten untersucht würden.

Auch in der craniosacralen Therapie liegt der Fokus nicht auf dem Fehlenden, den Körperregionen, in denen kein Rhythmus spürbar ist, sondern auf dem Positiven, der Ressource: Wo spüre ich Leben in die-sem Organismus, wie zeigt es sich in diesem Augenblick, in welcher Frequenz und in welcher Qualität. Was im Positiven da ist, wird un-terstützt und gefördert, erst dann wende ich mich Gebieten zu, die Defizite haben, sich wie abgeschnitten oder tot anfühlen.

Präsenz des Therapeuten ist dann mindestens so wichtig wie Technik. Kann diese lebensspendende Welle nun auch in den wie tot wirkenden Gebieten zugelassen werden? Die Antwort bleibt der In-telligenz des Leibes überlassen. Wenn ich als Therapeut Ablehnung spüre, so akzeptiere ich diese. Ablehnung im Sinne eines körper-lichen Widerstandes muss respektiert werden, der Widerstand dient dem Selbstschutz. Im Hier und Jetzt und in dieser Konstellation von Therapeut und Patient sind nur bestimmte Veränderungen möglich, andere nicht. Eine andere Konstellation oder ein anderer Augen-blick, vielleicht schon einige Stunden später können ein völlig ande-res Bild abgeben. Auf keinen Fall führt Druck auf den Patienten zu einem Fortschritt, sondern schlimmstenfalls zu einer Retraumatisie-rung.

Durch dieses Prinzip, die Entscheidungen der Selbstorganisation zu überlassen und keinen Druck auf die Patientinnen auszuüben, kommt es in den Körpertherapiegruppen praktisch niemals zu kriti-schen Dekompensationen. Es wird das respektiert, was die Intelligenz des Leibes zu verstehen gibt. Meine Funktion als Therapeut ist wahr-zunehmen, was möglich ist und was geschehen will.

Mittlerweile ist mir die craniosacrale Welle, der ich anfangs so zögerlich und fragend gegenüber stand, etwas völlig Normales und Alltägliches, oder noch mehr: etwas Unverzichtbares. Ich brauche die craniosacrale Welle, um mich im leiblichen Geschehen zu orientieren, ohne sie zu arbeiten wäre für mich so, wie die Atmung zu ignorieren oder Ausdauersport ohne Puls und Atemkontrolle durchzuführen. Wertvollste Informationen würden verloren gehen.

Als *primär respiratorscher Rhythmus* kann die craniosacrale Welle den Atem und den Herzrhythmus sowie weitere leibeigene Rhythmen ordnend beeinflussen. Die Beobachtung von chaotischen Rhythmen gehört zum Alltag von Therapeuten in der stationären Psychotherapie. Körperlich zeigt sich dies beispielsweise in Nackenbeschwerden und Kopfschmerzen, auch Migräne, Schwindel und Tinnitus, Kiefergelenksschmerzen oder Rückenbeschwerden, um nur einen kleinen Ausschnitt der Möglichkeiten zu erwähnen. Sie lösen sich auf eine häufig geradezu phänomenale Weise auf, wenn sich während oder nach einer Craniosacralbehandlung die Gesundheit wieder ausbreitet. Der Leib *erinnert* sich gleichsam wieder an den gesunden Zustand und organisiert sich entsprechend um.

### 11.2.3 Gemeinsamkeiten von craniosacraler Therapie und EMDR

Nun stellt sich die Frage, ob es gemeinsame Wirkprinzipien zwischen der Craniosacralarbeit und dem EMDR gibt. Hierzu folgende Überlegung. Bis auf eine Ausnahme sind sämtliche für die Augenbewegungen zuständigen Muskeln mit dem Keilbein (Os sphenoidale), also dem zentralen Knochen des Schädels, verbunden. Dazu Milne (1999): »Wenn die Augen sich zu bewegen beginnen, beginnen das Sphenoidale und der ganze Körper zu reagieren. So schieben wir z. B. unseren Kiefer vor, wenn wir bedroht sind oder aggressiv werden und der kraftvollste Muskel, mit dem wir dies tun, hat seinen Ursprung im Spenoidale«.

Auch in der Craniosacraltherapie ist also der Augenbereich (wie im EMDR) und das Keilbein ein Epizentrum der Rhythmen, mit denen gearbeitet wird. Ein sich im craniosacralen Rhythmus bewegendes Keilbein scheint äußerst wichtig für Gesundungsprozesse. Ich beende deshalb nie eine Sitzung ohne das Keilbein palpiert zu haben.

Das Keilbein ist übrigens der zentrale Bezugspunkt für die Bewegung der Cranialknochen nach vorn (Flexion) und deren Bewegung nach hinten (Extension). Auch das unterstreicht die Wichtigkeit dieses Schädelknochens und des Augenbereichs für die Craniosacralarbeit. Die folgende Zeichnung des Os sphenoidale soll weniger die objektive Anatomie darstellen, sondern stammt aus der Feder unserer Kunsttherapeutin Ilka Eichner und zeigt die faszinierende Komplexität dieses Körperteils.

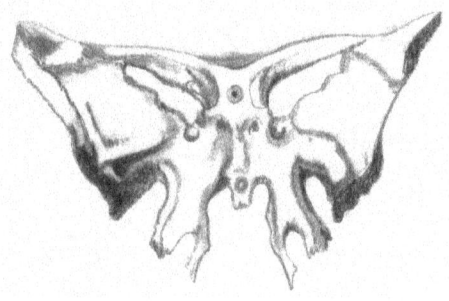

## 4. Kasuistik Frau M.

*Frau M., ca. 40 Jahre alt, kommt zu mir in die psychotherapeutische Körperarbeit, eine Form der Gruppentherapie, die von den meisten Patienten wahrgenommen wird.*

*Sie fällt mir gleich bei der ersten Sitzung durch eine gute Achtsamkeit für ihren Leib auf. Sie wirkt dunkel auf mich, in Kleidung und Haaren. Eine helle Strähne hat sie jedoch eingefärbt in ihre insgesamt stachelig wirkende Frisur. Auffallend für mich ist eine Starre in ihrem Brust- und Schulterbereich.*

*Sie wirkt sehr ruhig und zurückhaltend im Umgang, sagt auch in den Besprechungsrunden nach der Körperarbeit kaum etwas, sodass ich mich nach Wochen wundere, wie lange sie schon da ist, ohne mir wesentlich aufzufallen. Sie kann sich anscheinend gut in einer Gruppe verstecken.*

*Die Behandlung scheint aber trotz ihrer guten Achtsamkeit blockiert zu sein, es geht nicht vorwärts. Ich hatte das nach der ersten Stunde gar nicht erwartet. Daher entscheide ich mich, ihr einen Einzeltermin zu geben, um den Craniosacralrhythmus in verschiedenen Körperbereichen zu spüren und herauszufinden, wo genau die Ressourcen und Blockaden zu lokalisieren sind.*

*Dann beginnt aber ganz ungeplant die Behandlung mit einer Blockade ganz anderer Art. Da ich nicht auf den Raumbelegungsplan des Behandlungsraums geachtet hatte, ist bereits ein Kollege da, der den Raum braucht. Das war mir bis dahin noch nie passiert. Wir versuchen dann, die bereits aufgebaute tragbare Behandlungsliege aus dem Raum zu schaffen, ohne sie zusammenlegen zu müssen. Die Liege blockierte aber zwischen der Tür und einer knapp davor stehenden Tischtennisplatte, die Liege war regelrecht eingeklemmt. Drei erwachsene Menschen (mein Kollege, die Patientin und ich) versuchten die Liege wieder in Bewegung zu bringen, was erst nach einiger Zeit glückte.*

*Die Szene kommt mir vor wie ein Symbol. Eine große Menge von Kraft (drei erwachsene Menschen) verklemmt sich in einer Blockade. Als die Patientin und ich dann in einem anderen Raum angekommen waren, schlug ich ihr vor, die Craniosacralarbeit an den Füßen zu beginnen. Sie legte sich aber, ohne darauf zu achten, mit dem Kopf zu mir, was erfahrungsgemäß äußerst selten vorkommt. Als dann der Craniosacralrhythmus dieser so zurückhaltend wirkenden Frau in meinen Händen spürbar wurde, war ich erstaunt. Der Rhythmus von Schädel, Beinen und Kreuzbein war kraftvoll und vital. Wie immer regt die Wahrnehmung mit den Händen auch visuelle Bilder an, auch bei mir als Therapeut. Die Rhythmen erinnerten mich an Dünen im Nordatlantik, kräftige Wogen. Ich war sehr erstaunt. Im Gegensatz zu dieser Vitalität waren deutliche Blockaden im Herz und im Kehlkopfbereich wahrnehmbar, speziell am Zungenbein.*

*Während der Arbeit mit dem positiven Craniosacralrhythmus kam es offenbar spontan zu einer Ausbreitung. Ich hatte den Eindruck, dieser ganze Mensch schien sich eindeutig für Gesundheit entschieden zu haben und hatte auf die entsprechende Gelegenheit zur Ausbreitung der Gesundheit förmlich gewartet. Dies ist keineswegs selbstverständlich. Immer wieder erlebe ich, dass Patienten Gesundheit nicht annehmen wollen, sondern manchmal genau in dem Moment der Ausbreitung die Behandlungsstunde abbrechen. Gesundheit scheint manchem Patienten Angst zu machen.*

*Im weiteren Verlauf der Therapiestunde berichtete Frau M. von einem Gefühl im Bauch, das sie nur aus der Zeit kannte, als sie schwanger war. Ich vermute, dass es die wiedergefühlte Wahrnehmung einer starken positiven Energie war.*

*In der Nachbesprechung erwähnte ich beiläufig, dass ich solche vitalen Rhythmen wie bei ihr verschiedentlich schon bei Führungskräften wahrgenommen habe und erfuhr zu meiner Überraschung, dass sie bis vor kurzem noch in leitender Stellung gearbeitet hatte. Sie erzählte, dass in ihrem Leben dann Dinge passiert seien, die ihr buchstäblich die Sprache verschlagen hätten (in der starken Blockade im Kehlkopfbereich und im Zungenbereich war dies wahrnehmbar gewesen).*

*Die Therapiestunde wurde hier beendet. Da die in der Körperarbeit begonnenen Prozesse erfahrungsgemäß bis zu 48 Stunden lang weitere Reaktionen hervorrufen können, fragte ich sie zwei Tage später nach ihrem Befinden. Sie berichtete, sie habe viel geweint, ihre Gefühle seien wieder ins Fließen gekommen, jahrelang unterdrückte Tränen habe sie geweint. Es sei ihr gut gegangen dabei. Einige Wochen nach Beendigung der stationären Therapie berichtete sie mir am Telefon, dass sie an ihrem Heimatort einen Fachmann suche, um weiterhin Körperarbeit fortzusetzen. Ihre alte Kraft sei wieder zurückgekehrt, sie fühle sich gesund.*

*Für mich lehrreich war, wie klar und deutlich sowohl Ressourcen wie Blockaden in der Einzeltherapie spürbar wurden, während ich in der Gruppe und im Alltagskontakt einseitig nur die Ressourcen wahrgenommen hatte.*

## 5. Kasuistik Frau N.

*Auch die Begegnung mit Frau N. beginnt in der psychotherapeutischen Körperarbeit. In dieser Sitzung waren einige Anfänger dabei, ich entschließe mich deshalb, das erste Drittel der Stunde mit den Füßen zu arbeiten: Füße, Boden, Halt. Die Füße sind am weitesten vom Kopf entfernt und oft fehlt es an der Verbindung zwischen unten und oben.*

*Frau N. findet es sehr seltsam, die Füße in die Hände zu nehmen, sie kann das unten nicht spüren. In einer Partnerübung tippen sich die Patientinnen und Patienten dann mit einem kleinen Hölzchen gegenseitig die verschiedenen Zehen an. Mit geschlossenen Augen sollen sie erraten, welcher Zeh berührt wurde. Manchen gelang es sofort, auch zwei gleichzeitig berührte Zehen zu benennen. Frau N. kann das nicht, auch die Berührung nur eines Zehs kann sie nicht erkennen: »Ich spüre nichts da unten«.*

*Mir fällt dann ihre ausgesprochen starke Lordose der Lendenwirbelsäule auf. Es sieht aus, wie wenn die Oberkörperhälfte von der unteren abgeschnitten wäre. Auch ihr Atemrhythmus kann sich anscheinend nicht ins Beckengebiet ausbreiten, er verebbt an den Blockaden im Lendenbereich. Eine überstarke Lendenlordose verhindert generell die Verbindung des Zwerchfells mit dem Kreuzbein. Die Basis der Atmung ist blockiert. Auch das Getragensein von der eigenen Atmung kann sie nicht spüren, ihre Atmung ist eher ein Luftschnappen.*

*Ich hatte deshalb den Impuls, mit ihr und der Gruppe eine bestimmte Übung aus der Scharing-Eutonie zu machen und bereitete dies in der nächsten Sitzung vor, indem wir ausführlich Kontakt zum Boden spürten, mit Wahrnehmung von Kreuzbein, Beinen, Füßen. Mit diesem ersten positiven Bodenkontakt als Ressource wurde dann in der darauffolgenden Sitzung weiter gearbeitet mit der Übung des Schleifen-Lassens. Dabei schleift ein Bein langsam Zentimeter um Zentimeter nach vorne, das Kreuzbein versucht im Bewusstsein dabei zu sein. Nachdem ein Bein nach vorne bewegt worden ist, fühlt sich in der Regel die gesamte Körperseite lang an; dann folgt das andere Bein und die andere Seite. Ist auch dieses nach etwa 10–15 Minuten am Boden angelangt, so hat meist das gesamte Lendengebiet guten Bodenkontakt. Die Trennung von unten und oben ist dann (wenn der Bruch im Lendengebiet lag) aufgehoben, der Mensch kann sich wieder als durchlässige Einheit erleben. Es wird als sehr angenehm empfunden, wenn das Lendengebiet den Boden erreicht hat. Auch bei Frau N. war das so, sie kann es zunächst gar nicht glauben, dass das da unten sich nun nicht mehr wie abgeschnitten anfühlt.*

*In der darauf folgenden Stunde legen wir dann Buchstaben, Zahlen und Figuren mit Seilen auf den Boden. Die Übungspartnerin hat die Aufgabe, dieses mit den Füßen zu ertasten und dann zu erraten, Füße und Kopf arbeiten zusammen. Frau N. gelingt es nun, Zahlen und Buchstaben mit den Füßen zu erfühlen und zu erraten, bei den Figuren hat sie noch etwas Schwierigkeiten. Die Gruppe und sie selbst sind sehr erstaunt über ihre gewachsenen Fähigkeiten. In der nächsten Stunde fällt sie mir dadurch auf, dass sie mit Vergnügen ihre Füße in die Hände nimmt und diese massiert. Das da unten scheint sich nicht mehr so weit weg anzufühlen, sie kann jetzt auch den Boden und die Atmung als haltgebend erfahren und erleben. Die Atmung, auch für mich sichtbar, fließt frei ins Becken, unterstützt durch eine gemeinsame Übung mit dem Kreuzbein. Ihr Kopf ist nun wieder über seinen Gegenpol, den Füßen, mit der Erde verbunden.*

Ich fasse zusammen:

Die Craniosacralarbeit ist als selbstorganisatorische, stark mit Ressourcen arbeitende sehr subtile Methode aus meinem therapeutischen Alltag nicht mehr wegzudenken. Es war jedoch sehr sinnvoll, dass ich dieser anspruchsvollen Methode erst begegnet bin, als ich bereits ein gutes Grundwissen in Anatomie, Eutonie und Atemtherapie hatte. Craniosacralarbeit ist deshalb eher eine Aufbaumethode. Die Rhythmen, die dort erfahrbar werden, sind eine Ressource, die das Leben für den Patienten und den Therapeuten fühlbar werden lassen und eine Geschichte über diesen Menschen erzählen. Ihre feindosierte Unterstützung setzt sehr wirksam die selbstorganisatorischen Heilungsprozesse in Gang. Auch für mich als Therapeuten ist die Arbeit mit dieser Methode wohltuend, weil die Arbeit mit den leibeigenen Rhythmen immer neu ist. Nichts wiederholt sich (das könnte langweilig werden), sondern die Rhythmen *erneuern* sich. Was geschieht, ist lebendig und faszinierend. So werden Rhythmen auch zu einer Ressource für den Therapeuten.

Natürlich ist die Wahrnehmungsweise, die Arbeitsweise und auch die Sprache des Körpertherapeuten zunächst nicht die gleiche wie in der Psychotherapie im engeren Sinne. Wir arbeiten mit der Wahrnehmung, mit den Sinnen, mit den Händen, wir arbeiten vorwiegend im Jetzt. Offensichtlich sind für mich aber auch die Gemeinsamkeiten. Das Prinzip Selbstorganisation gilt in der Körperpsychotherapie ganz offenbar, wir arbeiten selbstverständlich bipolar, indem wir Gestörtes dadurch behandeln, dass wir Gesundes unterstützen. Nach meinem Dafürhalten würde es der Psychotherapie nutzen, die Rhythmen der körperlichen Selbstregulation zu kennen und es wird der Körperpsychotherapie nutzen, die Erforschung dieser Phänomene voran zu treiben.

# Kapitel 12: Behandlungsergebnisse

Die Ergebnisse der modernen Traumatherapie (und die Ergebnisse der modernen Hirnforschung) haben in den letzten 15–20 Jahren die Psychotherapie, man sollte es nicht schwächer ausdrücken, revolutioniert. Wenn wir nun also diese Erkenntnisse umsetzen in der stationären Psychotherapie, so müssen wir uns natürlich Rechenschaft ablegen, ob damit tatsächlich auch ein Fortschritt in den Behandlungsergebnissen möglich wird.

Wir haben in unserer Klinik nach längeren Vorarbeiten im Jahre 2003 die Behandlungsmethodik komplett umgestellt auf die in diesem Buch dargestellte Arbeitsweise. Ab dem Jahre 2004 wurden die Behandlungsergebnisse systematisch evaluiert und zwar mit zwei verschiedenen Methoden. Zum Einen wurde die Forschungsstelle für Psychotherapie Heidelberg, anfangs noch in Stuttgart ansässig,[17] beauftragt, die Evaluation aller stationärer Behandlungen der Klinik vorzunehmen. Diese Evaluation begann im August 2004.

Diese Auswertung, die sich nach dem so genannten Heidelberger Modell richtet und sich des Programms web-Akquasi bedient, enthält derzeit noch keine krankheitsspezifischen Auswertungen. Diese wurden deshalb durch eigene Erhebungen ergänzt seit dem Jahr 2004. Zu bestimmten Krankheitsbildern wurden alle Behandlungsfälle definiert, erfasst und ausgewertet.

Zum Zeitpunkt, zu dem dieses Buch erscheint, stehen Katamnesedaten noch nicht zur Verfügung. Diese werden mittlerweile ebenfalls von der Forschungsstelle für Psychotherapie erhoben, nachdem die dazu notwendigen Softwaremodifikationen und Verfahrensschritte entwickelt waren.

---

17 Forschungsstelle für Psychotherapie am Institut für Psychosomatische Kooperationsforschung und Familientherapie unter der Leitung von Prof. Dr. Cierpka und Dr. Hans Kordy, Universität Heidelberg, Bergheimer Straße 54 in 69115 Heidelberg

# 12.1 Die behandelte Patientenklientel

Im Zeitraum zwischen September 2004 und Dezember 2005 wurden insgesamt 498 stationäre Behandlungen durchgeführt, davon 81,5 % weibliche Patientinnen und 18,5 % männliche Patienten.
Die Altersverteilung geht aus der folgenden Abbildung hervor:

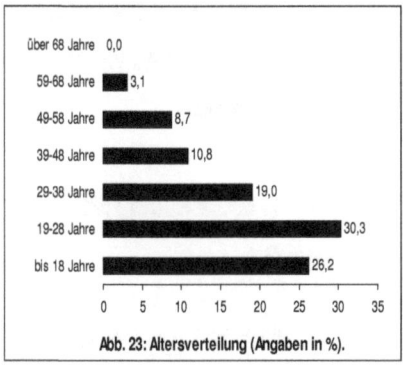

**Abb. 23: Altersverteilung (Angaben in %).**

Das Durchschnittsalter der im untersuchten Zeitraum behandelten Patienten betrug 29,2 Jahre (s=13,4). Etwa $\frac{1}{4}$ der Patienten waren minderjährig, 30,3 % befanden sich in der Altersgruppe zwischen 19–28 Jahren. Die Gruppe der Patienten über 49 Jahre machte 11,8 % der behandelten Klientel aus, die Altersgruppe der über 59jährigen war mit 3,1 % selten vertreten.
Zum Familienstand:

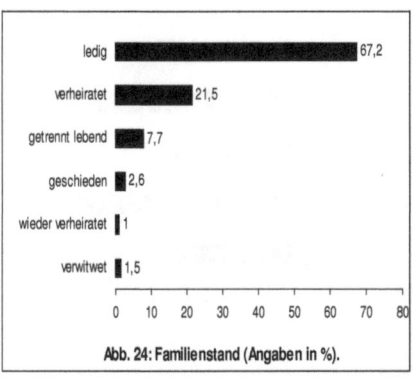

**Abb. 24: Familienstand (Angaben in %).**

273

Mehr als zwei Drittel der Patientinnen des Psychotherapeutischen Zentrums sind ledig, der Grund liegt im niederen Durchschnittsalter.

Die Verteilung der Schulabschlüsse geht aus der folgenden Abbildung hervor:

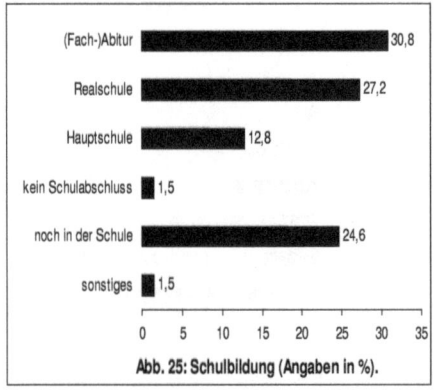

**Abb. 25: Schulbildung (Angaben in %).**

Man sieht, dass etwa ein Drittel der Patientinnen als höchsten Schulabschluss das Abitur oder Fachabitur haben, ein etwas kleinerer Anteil von 27,2 % einen Realschulabschluss und 12,8 % einen Hauptschulabschluss. Die Minderjährigen gehen fast alle noch zur Schule, der Anteil der Schüler liegt deshalb bei 24,6 %.

Die nächste Abbildung zeigt die Berufsabschlüsse.

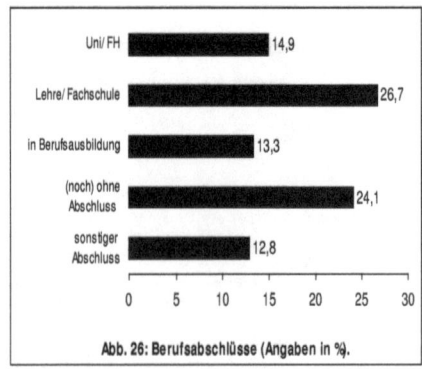

**Abb. 26: Berufsabschlüsse (Angaben in %).**

Der Anteil der Hochschulabsolventen liegt mit 14,9 % relativ hoch, ca. 26 % haben eine Lehre absolviert oder besitzen einen Fachschulabschluss. Etwa ein Viertel der Patientinnen hat keinen Berufsabschluss erreicht, dies entspricht dem Anteil der Schülerinnen und Schüler.

## 12.2   Einweisungsweg

Die Patientinnen und Patienten werden von niedergelassenen Ärzten und Psychotherapeuten eingewiesen, etwa gleich häufig von einem ärztlichen Psychotherapeuten (18,5 %), einem nichtärztlichen Psychotherapeuten (16,9 %), einem Psychiater (15,4 %), oder einem Allgemeinarzt (14,9 %). Einweisungen durch so genannte Kostenträger (Versicherungen) kommen nicht vor, weil dies nur für den Sektor der Kurkliniken Bedeutung hat.

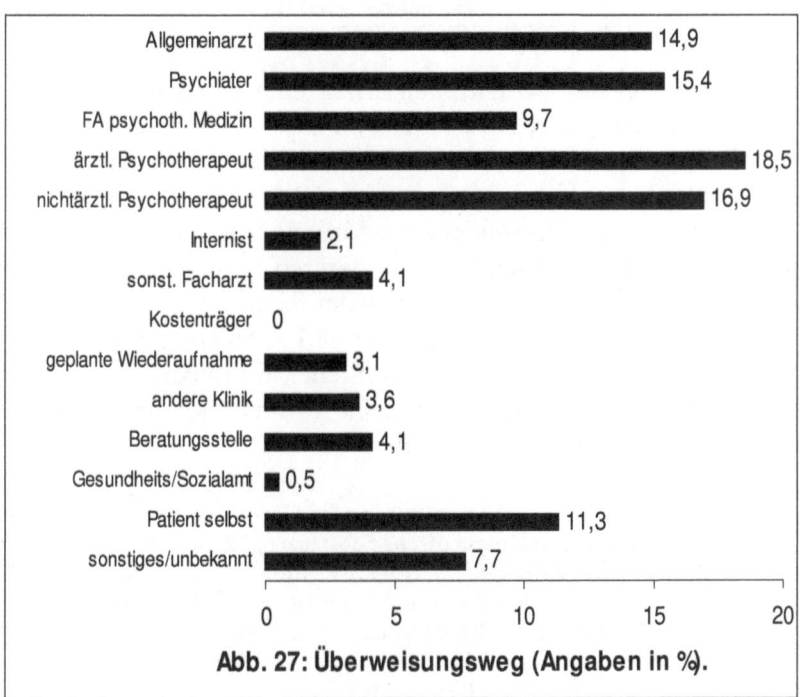

**Abb. 27: Überweisungsweg (Angaben in %).**

## 12.3   Behandlungsdiagnosen

Die Diagnosen der Patientinnen und Patienten werden bei Aufnahme nach dem ICD 10 dokumentiert. Die folgende Darstellung gibt eine Übersicht über die 10 Hauptkategorien des ICD 10.[18]

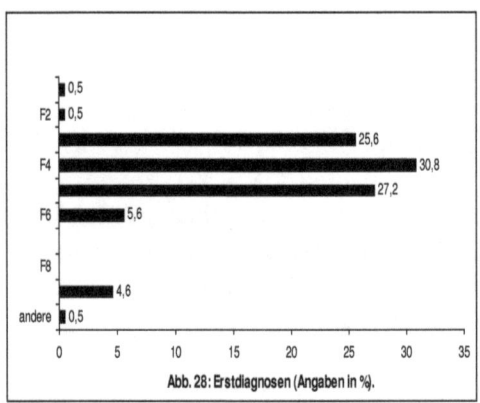

Abb. 28: Erstdiagnosen (Angaben in %).

Etwa ein Viertel der Patientinnen erhält eine Erstdiagnose aus der Kategorie »neurotische, Belastungs- oder somatoforme Störungen« (F4), »Verhaltensauffälligkeiten mit körperlichen Störungen und Faktoren« (F5) oder »Affektive Störungen« (F3).

Die Erstdiagnose »Persönlichkeitsstörung« (F6) wird bei 5,6 % der Patienten vergeben, bei 4,6 % der Patienten wird eine »Verhaltens- und emotionale Störung mit Beginn in der Kindheit und Jugend« (F9) diagnostiziert. Die Diagnosekategorien F1 (»Störungen durch psychotrope Substanzen«), F2 (»Schizophrenie, wahnhafte Störungen«), F7 (»Intelligenzminderung«) und F8 (»Entwicklungsstörungen«) spielen als Erstdiagnosen keine Rolle.

---

18  F0: Organische, einschl. symptom. psychische Störungen; F1: Psychische und Verhaltensstörungen durch psychotrope Substanzen; F2: Schizophrenie, schizotype und wahnhafte Störungen; F3: Affektive Störungen; F4: Neurotische-, Belastungs- und somatoforme Störungen; F5: Verhaltensauffälligkeiten mit körperl. Störungen und Faktoren; F6: Persönlichkeits- und Verhaltensstörungen; F7: Intelligenzminderung; F8: Entwicklungsstörungen; F9: Verhaltens- und emotionale Störungen mit Beginn i. d. Kindheit und Jugend.

Untergliedert man nun die Diagnosehauptgruppen nach spezifischen Erstdiagnosen, so ergibt sich folgendes Bild:

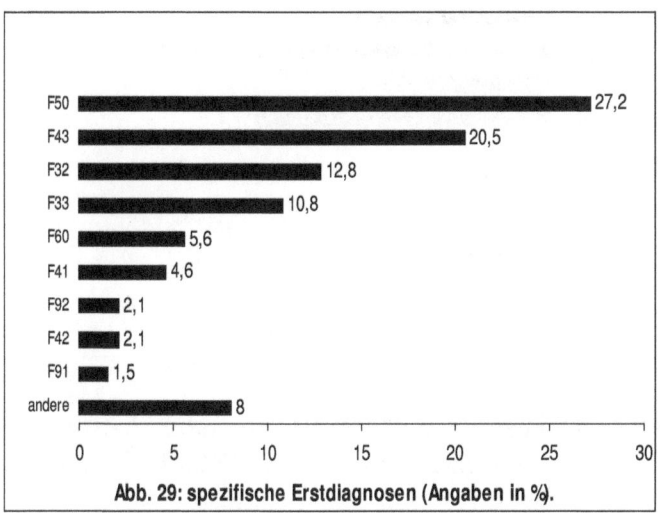

**Abb. 29: spezifische Erstdiagnosen (Angaben in %).**

Die häufigsten spezifischen Erstdiagnosen sind »Essstörungen« (F50: 27,2%) und »Reaktionen auf schwere Belastungen und Anpassungsstörungen« (F43: 20,5%). In der Rangfolge der Häufigkeiten folgen die Diagnosen »depressive Episode« (F32: 12,8%), »rezidivierende depressive Störung« (F33: 10,8%), »spezifische Persönlichkeitsstörungen« (F60: 5,6%) und »sonstige Angststörungen« (F41: 4,6%).

Bei 56,9% der Patienten (n=111) wird neben der Erstdiagnose noch mindestens eine weitere Störung diagnostiziert.

Bei den Diagnosen, die an zweiter, dritter oder vierter Stelle gestellt werden, ist die Hauptkategorie F4 (»neurotische, Belastungs- und somatoforme Störungen«) mit einem Anteil von 25,6% am häufigsten vertreten, gefolgt von »Persönlichkeits- und Verhaltensstörungen« (F6: 17,4%). Als Nebendiagnose ist auch die Kategorie »psychische und Verhaltensstörungen durch psychotrope Substanzen« (F1: 11,3%) bedeutsam.

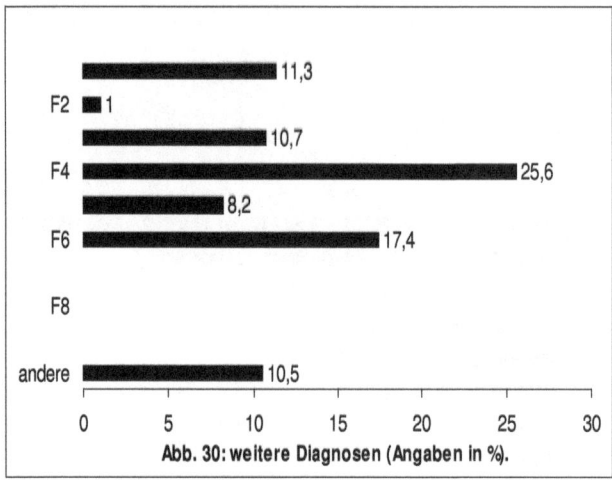

Abb. 30: weitere Diagnosen (Angaben in %).

Die häufigsten spezifischen Zweit-, Dritt- oder Viertdiagnosen sind »spezifische Persönlichkeitsstörungen« (F60: 15,3%), »Reaktionen auf schwere Belastungen und Anpassungsstörungen« (F43: 12,8%) und »depressive Episode« (F32: 8,2%).

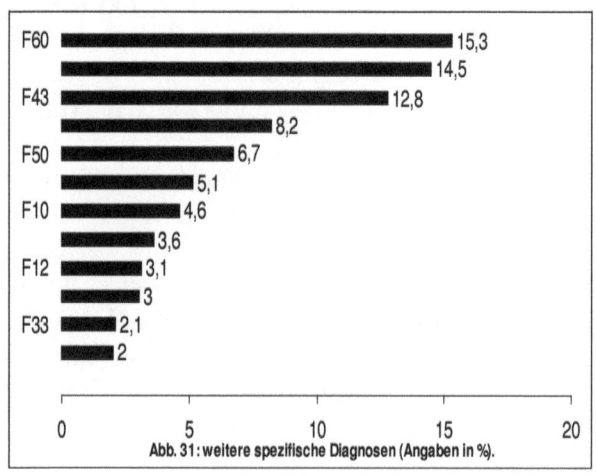

Abb. 31: weitere spezifische Diagnosen (Angaben in %).

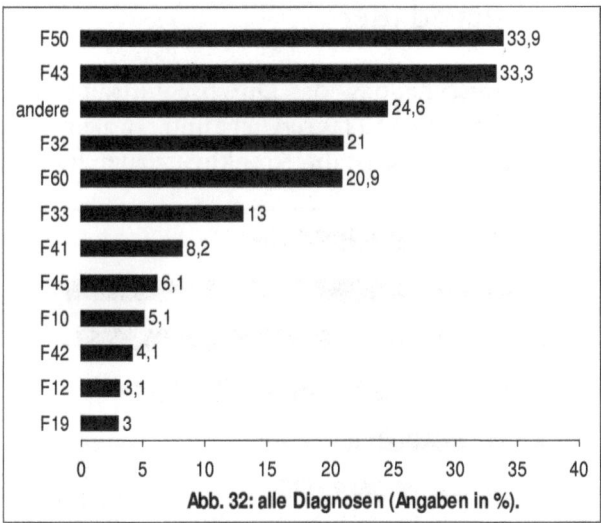

Abb. 32: alle Diagnosen (Angaben in %).

Unter Berücksichtigung aller gestellten Diagnosen weist die Klinik im Berichtszeitraum das in der oben stehenden Abbildung dargestellte Versorgungsprofil auf. Die insgesamt am häufigsten gestellten Diagnosen sind »Essstörungen« (F50: 33,9 %), »Reaktionen auf schwere Belastungen und Anpassungsstörungen« (F43: 33.3 %), »Depressive Episode« (F32: 21 %) und »Spezifische Persönlichkeitsstörungen« (F60: 20,9 %).

## 12.4 Krankheitsdauer

Bedenkt man die Tatsache, dass das Durchschnittsalter der Patientinnen und Patienten bei unter 30 Jahren liegt und etwa ein Viertel der Patienten minderjährig sind, so ist die Krankheitsdauer erstaunlich hoch:

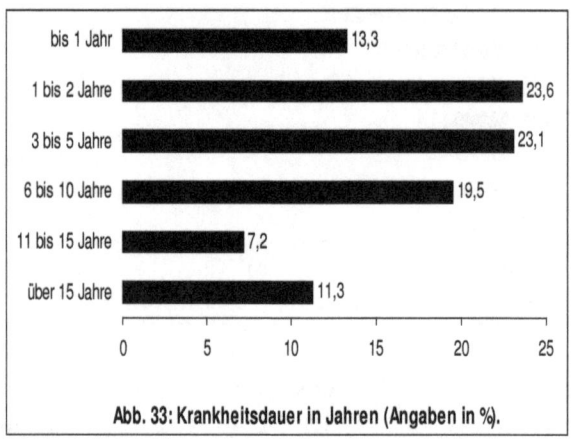

**Abb. 33: Krankheitsdauer in Jahren (Angaben in %).**

Knapp zwei Drittel der Patienten leiden seit mehr als drei Jahren unter ihren Beschwerden, bevor sie zur Behandlung in die Klinik kommen. Bei 11,3% der Patienten bestehen die Beschwerden bereits länger als 15 Jahre. 13,3% der Patienten berichten eine kurze Krankheitsdauer von bis zu einem Jahr, 23,6% eine Krankheitsdauer von ein bis zwei Jahren.

## 12.5 Behandlungsergebnisse

Die Forschungsstelle für Psychotherapie Heidelberg verwendet zur Ergebnisbeurteilung einen nach dem »Heidelberger Modell« entwickelten Bewertungs- Algorithmus. Dabei werden nach dem Konzept der »klinischen Bedeutsamkeit« (Kordy u. Senf 1985) Veränderungen auf verschiedenen Einzeldimensionen bewertet, die den physischen, psychischen und sozialen Status der Patienten sowie deren psychosoziale Ressourcen messen. Es werden sowohl die Einschätzungen der für die Behandlung zuständigen Therapeuten als auch jene der Patienten einbezogen. Durch entsprechende Bewertungsregeln werden die Behandlungen nach ihren Ergebnissen in »auffällige« und »gute« unterschieden.

Die Forschungsstelle für Psychotherapie Heidelberg kommt in ihrer Evaluation zu folgendem Ergebnis:

*Die auf diese Weise ermittelte globale Beurteilung der Behandlungsergebnisse fällt sehr positiv aus. 85,1 % der Behandlungen werden in ihrem Ergebniss als »gut« bewertet. Lediglich 14,9 % der Fälle werden als »auffällig« bewertet, d.h. sie zeigen nicht hinreichenden deutliche oder hinreichend positive Veränderungen.*

Von den nach dem Heidelberger Modell extern evaluierten Psychotherapeutischen Kliniken Deutschlands hat lediglich ein weiteres vergleichbares Krankenhaus eine ähnliche Erfolgsquote, höhere Erfolgsquoten kommen nicht vor.

In der Schlussevaluation des Behandlungsergebnisses aus Therapeutensicht wird die Beeinträchtigungsschwere mit dem BSS nach Schepank beurteilt.[19] Das Behandlungsteam schätzt bei Behandlungsabschluss in $^3/_4$ der Behandlungen die Beeinträchtigungen der Patientinnen als verbessert (21,3 %) oder sehr verbessert (51,5 %) ein. Als verschlechtert wird die Gesundheit der Patienten nur in 1,7 % der Fälle bewertet.

---

19 Für dieses diagnostische Instrument liegen Normen aus den epidemiologischen Untersuchungen der Mannheimer Arbeitsgruppe vor (vg. z.B. Schepank 1987). Demnach wird ein Patient mit einem BSS-Summenwert über 4 als »Fall« bezeichnet. Nach dieser Definition werden 91% der Patienten des Berichtszeitraums bei Aufnahme als »Fall« und damit als bedeutsam beeinträchtigt eingeschätzt. Die mittlere Beeinträchtigungsschwere zu Behandlungsbeginn beträgt 7,1 (s=1,9) und liegt damit höher als der von Schepank ermittelte Durchschnittswert in einer stationären psychotherapeutisch-psychosomatischen Klientel. Der mittlere BSS-Summenwert bei Entlassung liegt bei 4,1 (s=1,8).
Ausgehend von den Referenzdaten wird der BSS dann als sehr verbessert bewertet, wenn aus einem »Fall« ein »Nichtfall« wird. Ein Ergebnis gilt als verbessert, wenn der BSS eine reliable Annäherung an die Werte zeigt, die normalerweise bei Nichtpatienten beobachtet werden. Negative Veränderungen werden entsprechend beurteilt.

Aus Patientensicht ergibt sich folgendes Bild:

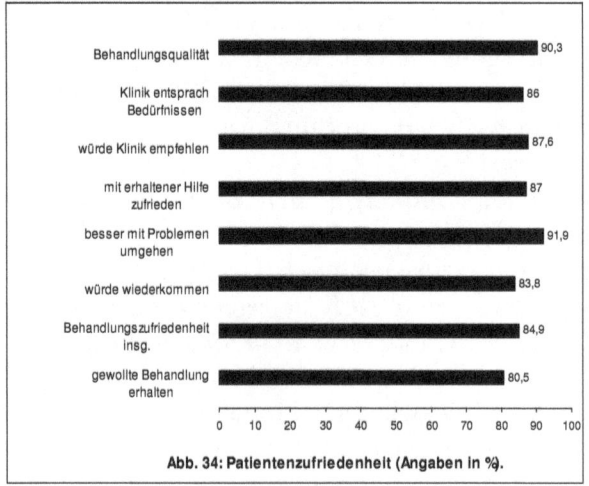

Abb. 34: Patientenzufriedenheit (Angaben in %).

Interessant ist hier, dass 91,9 der Patienten bei Behandlungsende zu dem Ergebnis kamen, sie könnten nun besser mit ihren Problemen umgehen.

## 12.6 Krankheitsspezifische Befunde

Die bisher aufgeführten Zahlen beziehen sich auf die Gesamtpatientengruppe. Zusätzlich wurden deshalb krankheitsspezifisch differenzierte Daten ermittelt.

### 12.6.1 Ergebnisse stationärer Anorexiebehandlung

In einem Zwölfmonatszeitraum (April 2005 – März 2006) haben insgesamt 39 Behandlungen magersüchtiger Patientinnen stattgefunden.

In der folgenden Abbildung ist die Altersverteilung dargestellt.

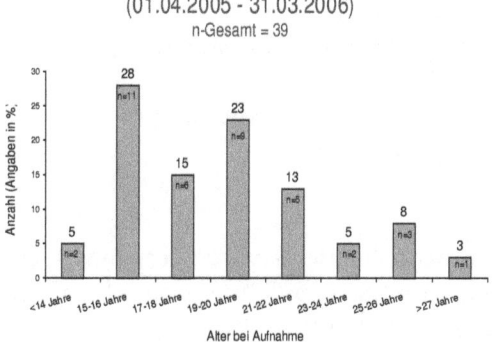

*Abb. 35: Altersverteilung der Anorexie-Patientinnen*

Man sieht, dass alle magersüchtigen Patientinnen der Altersgruppe unter 28 Jahre angehörten mit einem Altersgipfel bei etwa 16 Jahren und etwa 20 Jahren.

Verglichen mit der Altersverteilung der Gesamtpatientengruppe ergibt sich folgendes Bild:

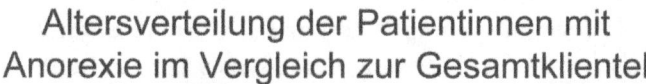

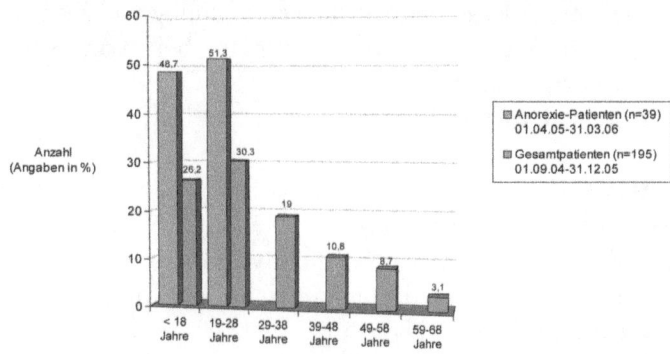

*Abb. 36: Altersverteilung der Patientinnen mit Anorexie im Vergleich zur Gesamtklientel*

283

Wie die Darstellung zeigt, gehören alle magersüchtigen Patientinnen zur Gruppe der bis max. 28jährigen und sind also deutlich jünger als die Altersverteilung in der Gesamtpatientengruppe.

Der Schweregrad der Magersucht lässt sich nach gängigen Forschungskriterien einteilen in:

Schweregrad I:
– keine lebensbedrohende Gewichtsabnahme(Gewichtsverlust auf ein Gewicht von max. 15 % unter dem für Größe u. Alter idealen Körpergewicht bei BMI 20)
– leichte essspezifische Symptomatik
– keine bis leichte Veränderungen der psychischen Befindlichkeit
– Bereitschaft zur Therapie ohne vorausgegangene therapeutische Misserfolge
– Krankheitsdauer mindestens 6 Monate

Schweregrad II:
– fortschreitende, aber noch nicht kritische Gewichtsabnahme (Gewichtsverlust auf ein Gewicht von 15–40 % unter dem für Größe und Alter idealen Gewicht bei BMI 20)
– mittelschwer ausgeprägte essspezifische Symptomatik
– mittelschwere Veränderung der psychischen Befindlichkeit mit phasenhaft stärkerer depressiver Verstimmung und Zwanghaftigkeit
– eingeschränkte Therapiebereitschaft bei vorausgegangenen Therapieversuchen
– Krankheitsdauer 1–2 Jahre

Schweregrad III:
– bedrohliches Untergewicht (Gewichtsverlust auf ein Gewicht von mehr als 40 % unter dem für Größe und Alter idealen Gewicht bei BMI 20)
– totale Nahrungsverweigerung
– ausgeprägte körperliche und psychische Symptomatik
– Indikation zur klinischen Behandlung
– Krankheitsdauer mehr als 2 Jahre

Fast alle Patientinnen gehörten zum Schweregrad I (51 %) oder Schweregrad II (46 %). Die Patientinnen mit Schweregrad 3 bedürfen meist stationär medizinischer Maßnahmen bis hin zur Sonden- oder Infusionsernährung.

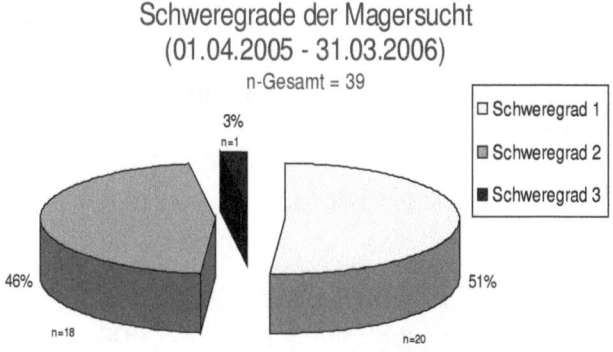

*Abb. 37: Schweregrad der Magersucht*

Die genaue Verteilung des Körpergewichts der magersüchtigen Patientinnen bei Aufnahme ergibt sich aus der folgenden Übersicht:

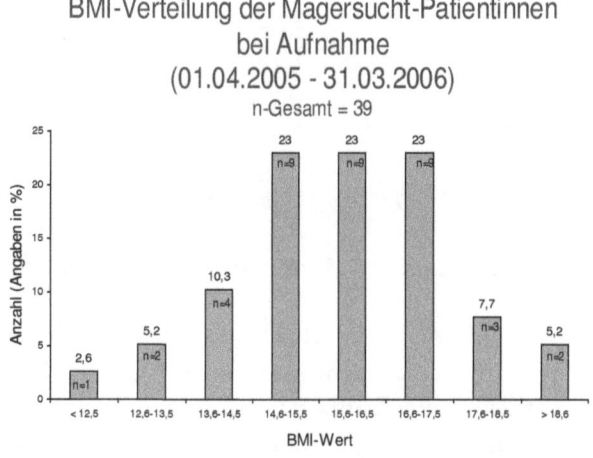

*Abb. 38: BMI-Verteilung der Magersucht-Patientinnen bei Aufnahme*

Die Übersicht zeigt, dass immerhin 7,8 % der Patientinnen mit einem BMI von unter 13,5 aufgenommen wurden. In den meisten Fällen lag wie oben schon ausgeführt eine mittlere Krankheitsschwere zwischen einem BMI von 13,6 und 17,5 vor. Die stationären Aufnahmen mit einem BMI von über 17,5, also außerhalb des definierten Magersucht-bereichs sind Wiederaufnahmen von Patientinnen, bei denen nach erfolgreicher Magersuchtstabilisierung nun im Rahmen einer Inter-valltherapie eine Expositionsphase mit Durcharbeiten spezifischen Belastungsmaterials anstand.

Die Quote der erfolgreichen Behandlungen ist in der folgenden Abbildung dargestellt:

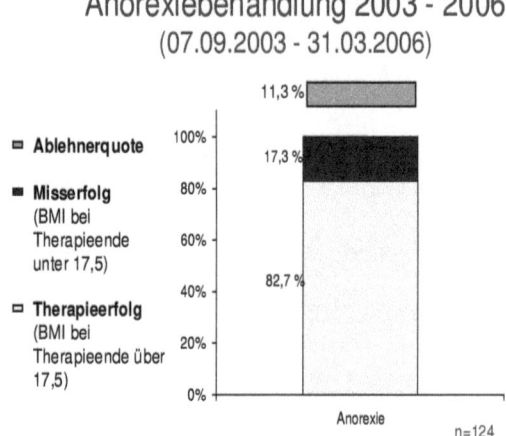

*Abb. 39: Ergebnisse stationärer Anorexiebehandlung 2003–2006*

Insgesamt wurden im Zeitraum von September 2003 bis März 2006 124 Patientinnen mit Magersucht stationär behandelt. 11,3 % dieser Patientinnen verließen die Klinik nach wenigen Tagen wieder, ohne an der Behandlung teilzunehmen. Dies hat verschiedene Gründe. Sehr häufig befinden sich die Patientinnen in einem eskalierten Machtkampf mit ihren Familien, sie lassen sich widerwillig ins Krankenhaus transportieren und setzen nach wenigen Tagen den Behandlungsabbruch durch. In anderen Fällen verweigern magersüchtige Patientinnen vom Tag der Aufnahme an jeglichen eigenen aktiven Beitrag zur Stabilisierung des Ess- und Trinkverhaltens und erzwingen auf diese Weise einen Wechsel von der psychotherapeutischen in die medizinische Klinik.

Von denjenigen Patientinnen, die ihre Behandlung tatsächlich begonnen haben, schlossen 82,7 % die Behandlung auch erfolgreich, d. h. mit einem BMI von über 17,5 bei Therapieende, ab. 17,3 % der Patientinnen beendeten ihre Behandlung mit einem BMI von unter 17,5 und wurden deshalb als Misserfolg klassifiziert. In dieser Misserfolgsquote enthalten sind auch alle Behandlungen, die knapp unterhalb der Schwelle von BMI 17,5 beendet wurden, beispielsweise weil die Patientinnen bestimmte Ausbildungstermine wie Einschreibung an der Universität und Ähnliches nicht versäumen wollten. Die Behandlungen werden dennoch zurecht als Misserfolge gewertet, auch wenn sich Körpergewicht, Essverhalten, typische Formen magersüchtigen Denkens und Körpererlebens weitgehend gebessert haben. Wir erklären unseren Patientinnen nachdrücklich, dass nicht irgendwelche Besserungen von Teilsymptomen einen Behandlungserfolg ausmachen, sondern die eindeutige und umgesetzte Entscheidung für ein magersuchtfreies Leben. Der Beschluss der Patientinnen, die Behandlung knapp vor dem vereinbarten Therapieziel zu beenden, enthält deshalb mit hoher Wahrscheinlichkeit auch die bewusste oder vorbewusste Entscheidung, sich noch einen Rest von Magersucht zu bewahren.

Was durch die in diesem Buch beschriebene Arbeitsweise niemals vorkommt, sind wochen- oder monatelang hingezogene Stagnationen, mit denen die Patientinnen eine eindeutige Entscheidung für oder gegen Magersucht vermeiden.

Die Quote der erfolgreichen Behandlungen liegt mit 82,7 % deutlich höher als in der multizentrischen Essstörungsstudie (Wietersheim, Kordy & Kächele 2004), wo sich in tiefenpsychologisch orientierten Kliniken 11 % erfolgreiche Behandlungen fanden. (»gesund« sowie »Hauptsymptom und ein weiteres gebessert« im ersten Balken »AN-Entlassung«).

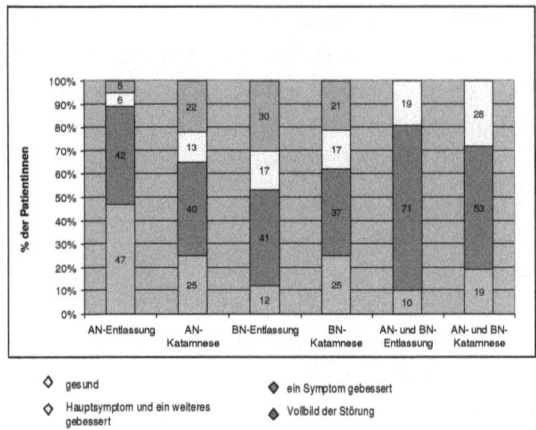

*Abb. 40: Ergebnisse stationärer Essstörungstherapie bei Entlassung*
*und in 2,5 Jahres-Katamnese*
*(J. von Wietersheim, H. Kordy, H. Kächele und MZ-ESS)*

## 12.6.2 Behandlungsergebnisse bei bulimischen Patientinnen

Die Altersverteilung der stationär behandelten bulimischen Patientinnen ist in der nächsten Abbildung dargestellt.

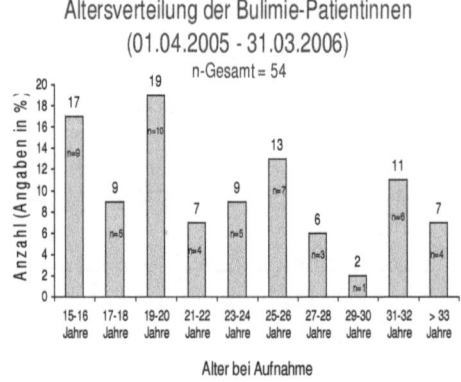

*Abb. 41: Altersverteilung der Bulimie-Patientinnen*

Das Altersspektrum reicht von 15 bis über 33 Jahre mit einer Häufung der zwischen 17- und 20jährigen Patientinnen.

Vergleicht man diese Altersverteilung mit der Gesamtpatientengruppe, so ergibt sich folgendes Bild:

## Altersverteilung der Patientinnen mit Bulimie im Vergleich zur Gesamtklientel

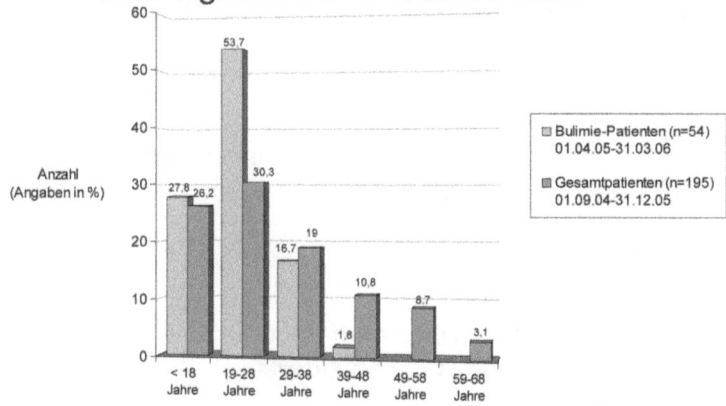

*Abb. 42: Altersverteilung der Patientinnen mit Bulimie im Vergleich zum Gesamtklientel*

Man sieht hier deutlich den bekannten Befund, dass bulimische Patientinnen bei Behandlungsbeginn etwas älter sind und sich deshalb weniger stark vom Altersspektrum der Gesamtpatientengruppe unterscheiden. Der Grund für den späteren Behandlungsbeginn der bulimischen Patientinnen liegt zum Einen im späteren Erkrankungsbeginn, (die Patientinnen erkranken nicht mit Pubertätsbeginn, sondern meistens in den ersten Verselbstständigungs- und Ablösungsschritten von Ausbildung und Partnerwahl), zum Anderen auch in der langjährigen Symptomverheimlichung, die bei Bulimie wesentlich leichter zu bewerkstelligen ist als bei Magersucht.

Die Bulimia nervosa lässt sich ebenfalls in 3 Schweregrade einteilen:
Schweregrad I:
- Essanfälle 2- bis 3mal pro Woche,
- Krankheitsdauer mindestens 6 Monate,
- keine schweren psychischen Veränderungen,
- keine Suizidgedanken,
- Bereitschaft zur Therapie.

Schweregrad II:
- tägliche Essanfälle
- Dauer der Krankheit 1 bis 2 Jahre
- mittelschwere psychische Symptomatologie
- mit phasenhaft starker depressiver Verstimmung und Suizidgedanken.
- Falls Therapieversuche, so bisher ohne genügenden Erfolg.

Schweregrad III:
- täglich mehrfach Essanfälle
- Abusus von Medikamenten und/ oder Alkohol,
- erhebliche Depressivität mit Suizidgefahr,
- großer Leidensdruck,
- absolut klinische Behandlungsbedürftigkeit.

Die Verteilung auf diese drei Schweregrade ergibt ebenfalls, dass die meisten Patientinnen eine Erkrankung vom Schweregrad I oder II aufwiesen.

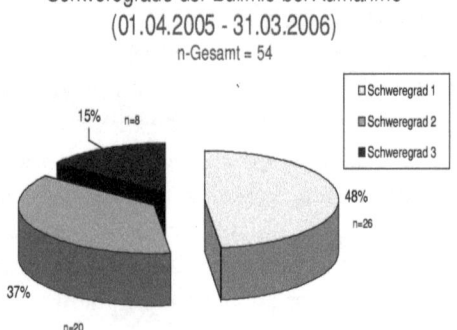

*Abb. 43: Schweregrad der Bulimie bei Aufnahme*

Die Behandlungsergebnisse bei Bulimie sind fast überraschend gut.

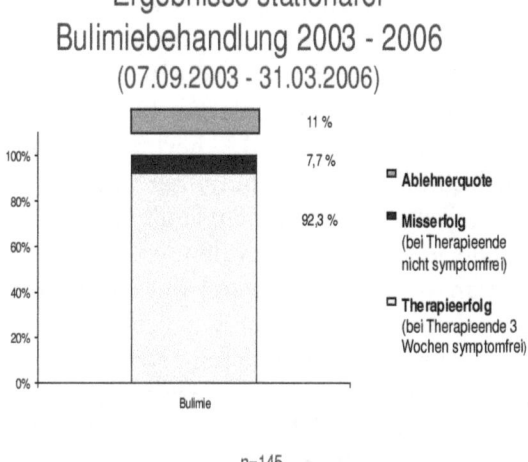

*Abb. 44: Ergebnisse stationärer Bulimiebehandlung 2003–2006*

Auch hier gibt es eine kleinere Anzahl (11 %) von Patientinnen, die nach wenigen Tagen die Klinik wieder verlassen. Es handelt sich hier meistens um Patientinnen mit einer Mehrfacherkrankung, die neben der Bulimie noch andere Suchtformen entwickelt haben und deren süchtiger Persönlichkeits- und Lebensstil derart ausgeprägt ist, dass sie sich ein Leben ohne ihre Suchtformen nicht vorstellen können. Es muss sehr bezweifelt werden, ob diese Patientinnen in irgendeiner Form von Psychotherapie erfolgreich behandelbar sind.

Von den insgesamt 145 Patientinnen des betrachteten Zeitraums haben 130 die stationäre Psychotherapie begonnen und von diesen haben 92,3 % die Behandlung erfolgreich beendet. Als Erfolgskriterium wurde hier nicht das übliche Forschungskriterium verwendet, welches lediglich eine einwöchige Symptomfreiheit verlangt. Es wäre absurd zu glauben, dass eine Patientin, welche die ICD 10-Kriterien der Bulimie nicht mehr erfüllt, tatsächlich geheilt wäre. Wir haben deshalb eine vollständige Symptomfreiheit in den letzten 3 Behandlungswochen verwendet.

291

Diese Erfolgsquote ist fast doppelt so hoch, wie in der multizentrischen Essstörungsstudie, wo die Quote der erfolgreich abgeschlossenen stationären Bulimiebehandlungen bei 47 % liegt.

Aus der Sicht der Patientinnen fällt ihnen die Stabilisierung im hier beschriebenen Behandlungskontext von Beginn an deshalb sehr viel leichter, weil schon in den ersten Behandlungstagen eindeutige Entscheidungen getroffen werden. Bei herkömmlicher Behandlungsweise wird die bulimische Patientin immer in einer Gruppe von Mitpatientinnen sein, die lange Zeit ihr bulimisches Verhalten weiter praktizieren. Die Versuchung, sich dem anzuschließen, ist gewaltig. Es wäre vergleichsweise so, wie wenn in einer suchttherapeutischen Klinik keine eindeutige Entscheidung gegen Alkohol verlangt würde und deshalb jeder alkoholkranke Patient ständig mit trinkenden Mitpatienten zu tun hätte. Dies ist in der hier beschriebenen Strategie der modernen Traumatherapie nicht der Fall. Die bulimiekranke Patientin begegnet nur anderen Patientinnen, die ebenso wie sie selbst eine eindeutige Entscheidung getroffen haben und bis auf die seltenen Rückfälle von Anfang an kein bulimisches Verhalten mehr praktizieren. Dies erleichtert die erfolgreiche Stabilisierung enorm.

Rückfälle während der Therapie kommen gelegentlich vor, meist im Zusammenhang mit derart starken emotionalen Belastungen, dass die Patientin zeitweilig in ihrer Steuerungsfähigkeit überfordert war. Die Patientinnen beschreiben dann allerdings, dass trotz Rückfall das bulimische Verhalten zunehmend ich-dysthon geworden ist. Sie fühlen und sehen sich nicht mehr als Bulimikerin. »Ich bin das nicht mehr!« ist ein häufig gehörter Satz. Die Entfernung der bulimischen Identität aus dem eigenen Selbstbild hat außerordentlich starke stabilisierende Wirkung.

Die 7,7 % erfolglos abgebrochenen Behandlungen betreffen ganz überwiegend Patientinnen, die sich schon zu Beginn der Behandlung entschieden haben, nur scheinbar mitzuarbeiten. Sie gehören in Wirklichkeit zur Gruppe der Ablehnerinnen, haben dies jedoch kaschiert. Von der Persönlichkeitsstruktur sind das Patientinnen vom ausgeprägt süchtigen Pol, sie tragen eine fassadäre Maske von Angepasstheit und Kooperation in der Therapie, während sie weiterhin bulimisches Verhalten so geheim wie möglich praktizieren. Nach einem Zeitraum von in der Regel wenigen Wochen lässt sich dieses Verleugnungsgebäude nicht mehr aufrecht erhalten und die Behandlung wird als Misserfolg beendet. Eine Strategie der zweiten Chance ist durchaus möglich, allerdings nicht als nahtlose Fortsetzung der stationären Behandlung, vielmehr wird den Patientinnen eine Stabilisierungsphase zu Hause vorgeschlagen, in der sie ihr bulimisches Verhalten aktiv verändern unter kontinuierlicher Zusammenarbeit mit der Klinik im Sinne einer poststationären und zugleich prästationären (bezogen auf die geplante Wiederaufnahme) Stabilisierung, sodass bei einem Teil der Behandlungsmisserfolge die Therapie in einem zweiten Abschnitt schließlich erfolgreich beendet werden kann.

### 12.6.3 Behandlungsergebnisse bei selbstverletzendem Verhalten

In einem Zweijahreszeitraum vom April 2004 bis März 2006 wurden 192 Patientinnen und Patienten mit selbstverletzendem Verhalten stationär aufgenommen, insgesamt haben in diesem Zeitraum 755 stationäre Behandlungen stattgefunden, sodass der Anteil der Patientinnen mit selbstverletzendem Verhalten bei 25,4 % liegt.

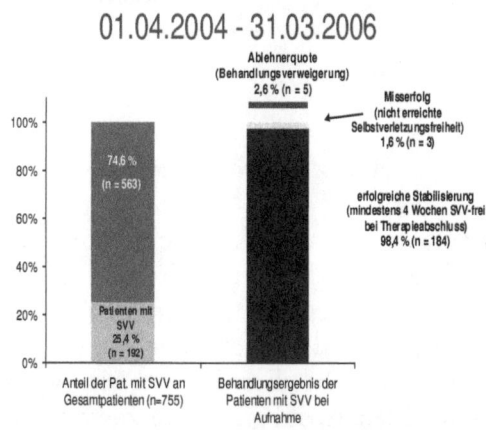

*Abb. 45: Selbstverletzendes Verhalten*

Nicht in allen Behandlungen war selbstverletzendes Verhalten das Leitsymptom, welches zur stationären Psychotherapie geführt hatte. In vielen Fällen waren es auch essgestörte Patientinnen, die zusätzlich selbstverletzendes Verhalten praktizierten.

Die nächste Abbildung zeigt die Altersverteilung der Patientinnen mit selbstverletzendem Verhalten im Vergleich zur typischen Altersverteilung der Gesamtpatientenklientel.

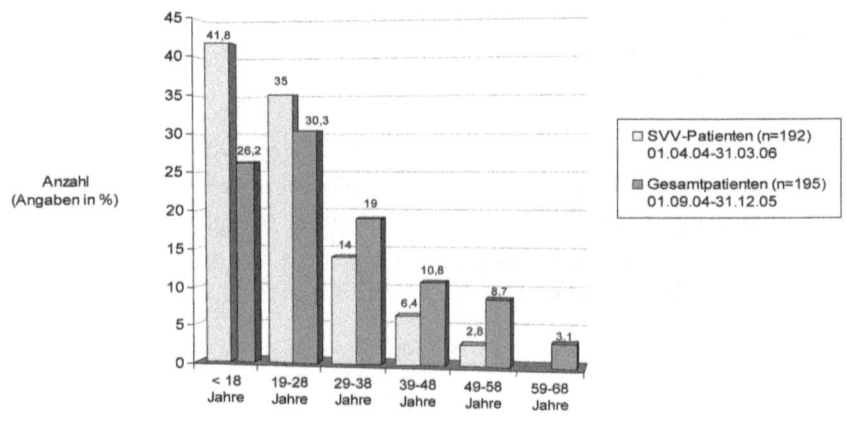

*Abb. 46: Altersverteilung*

Man sieht hier eine deutliche Linksverschiebung, d. h. die Patientinnen (ganz überwiegend Mädchen und Frauen) sind im Vergleich zur Gesamtpatientenklientel deutlich jünger, 76,8 % sind jünger als 28 Jahre, 41,8 % sind jünger als 18 Jahre. Selbstverletzendes Verhalten scheint also, sofern es nicht chronifiziert, ein typisches Pubertätsphänomen zu sein. Gleichwohl gibt es einzelne Patientinnen, die bis ins Erwachsenenalter hinein selbstverletzendes Verhalten regelmäßig praktizieren.

Die Geschlechtsverteilung liegt bei 13,5 % Männer und 86,5 % Frauen:

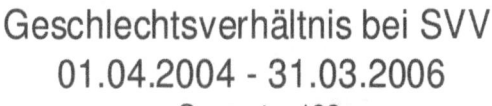

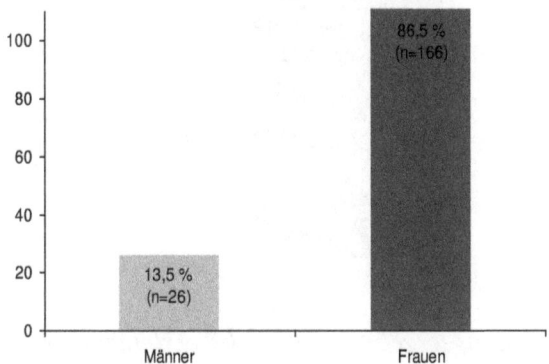

*Abb. 47: Geschlechtsverhältnis bei selbstverletzendem Verhalten*

Die Fähigkeit der Patientinnen und Patienten zur aktiven Selbststabilisierung und damit zur Selbstverletzungsfreiheit ist erstaunlich hoch und wurde bislang offenbar vollkommen unterschätzt. Wie im Kapitel 8 beschrieben, legen sich die Patientinnen darauf fest, von Beginn der Behandlung an keinerlei selbstverletzendes Verhalten mehr zu praktizieren. Wir hatten angenommen, dass dies wegen einer hohen Rückfallquote zu zahlreichen Behandlungsabbrüchen führen würde. Dies war jedoch – durchaus zu unserer eigenen Überraschung – nicht der Fall.

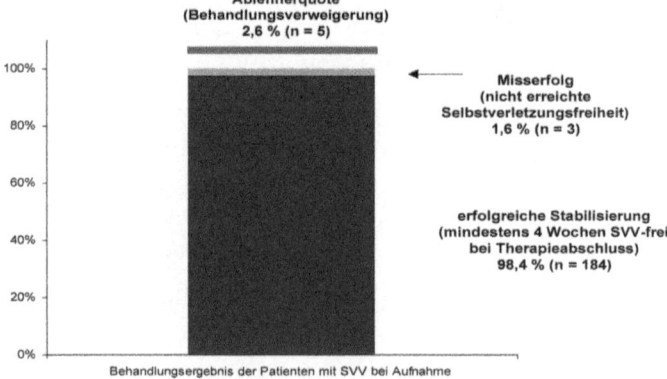

*Abb. 48: Behandlungsergebnisse bei selbstverletzendem Verhalten*

Von insgesamt 192 Patientinnen und Patienten haben 5 ≙ 2,6 % den Beginn der Behandlung verweigert. Es hat sich überwiegend um Patientinnen gehandelt, die in psychiatrischen Kliniken langzeithospitalisiert gewesen waren und die gewohnt waren, dass Rückfälle toleriert wurden. Zu einer tatsächlichen Entscheidung (anstelle einer Pseudoentscheidung) waren sie nicht bereit oder möglicherweise auch krankheitsbedingt nicht im Stande. Erfreulicherweise gibt es gerade unter psychiatrisch langzeithospitalisierten Patientinnen, die dort Monate lang in einem Milieu permanenten Selbstverletzens gelebt hatten, auch ganz andere Entwicklungen. Diese Patientinnen fühlen und wissen, dass sie mehr können, als dort von ihnen verlangt wurde und sind mit Beginn der stationären Psychotherapie geradezu erleichtert, nunmehr in eine selbstverletzungsfreie Welt zu kommen.

Von den 187 Patientinnen mit selbstverletzendem Verhalten, die sich aktiv für Behandlungsbeginn und Selbstverletzungsfreiheit entschieden haben, konnten 98,4 % dies auch erreichen. Wie im Kapitel 8 näher ausgeführt, wissen die Patientinnen, dass wenige Rückfälle die stationäre Therapie beenden und entscheiden sich dementsprechend eindeu-

tig, ihre Ressourcen für die Stabilisierung einzusetzen. In den aller-
meisten Behandlungsverläufen gibt es keinerlei Rückfall, die Patientinnen entscheiden sich einmal und endgültig. In wenigen Behandlungen
gibt es einzelne Rückfälle, die meist am Anfang liegen, das Reaktionsmuster selbstverletzendes Verhalten verschwindet dann aus dem Repertoire der Patientinnen und es verschwindet auch aus deren Selbstbild. Sie definieren sich nicht mehr als Selbstverletzerinnen, was
enorme Ressourcen freisetzt in Gestalt von Stolz auf die eigene Person.
Die wenigen Mißerfolge (3 Fälle $\hat{=}$ 1,6 %) sind auch hier Patientinnen,
die eine Pseudoentscheidung getroffen hatten und sich das Reaktionsmuster selbstverletzendes Verhalten als Option im Stillen offen gehalten hatten. Es liegt hier also eher ein Motivationsproblem vor, als eine
krankheitsbedingte Unfähigkeit.

Die weitverbreitete Überzeugung, dass selbstverletzendes Verhalten
unkontrollierbar oder sogar unverzichtbar sei, ist nach diesen Ergebnissen wissenschaftlich und klinisch nicht mehr zu halten.

# Kapitel 13: Zur Neurobiologie der Heilungsprozesse

Wir befinden uns in der Psychotherapie in einer ähnlichen Situation wie die Medizin im 17. Jahrhundert. Die anatomischen Kenntnisse machten damals enorme Fortschritte und es wurde möglich, das ärztliche Erfahrungswissen mit anatomischen Erkenntnissen zu verknüpfen.

William Harvey (1578–1657) wusste, dass das Herz Blut pumpt. Seit der Antike galt aber Galens Lehre, das Blut werde in der Leber aus der Nahrung gebildet, fließe dann in die rechte Herzkammer, von dort in die linke, werde dann in den Körper gepumpt, um dort zu versickern.

Bevor wir lächeln: Nicht alles daran ist falsch. Blut transportiert tatsächlich Nährstoffe in einem stetigen Fluss, der vom Herzen im Gang gehalten wird. William Harvey begann aber nachzurechnen: pro Herzschlag ca. 62 g Blut macht bei 72 Schlägen 286 kg Blut pro Stunde. Es musste also einen Kreislauf geben, weil es natürlich vollkommen unmöglich ist, in einer Stunde so viel Blut zu bilden und versickern zu lassen. Harvey wies diesen Kreislauf dann in Tieruntersuchungen genau nach.

Ungefähr von solcher Vorläufigkeit wie Galens Vorstellungen über das Blut sind unsere anatomischen Kenntnisse vom Gehirn bis vor wenigen Jahren ebenfalls gewesen. Das neurobiologische und neurophysiologische Wissen hat sich aber in den vergangenen Jahrzehnten derartig enorm weiterentwickelt, dass wir in der Psychotherapie nun ebenso wie Harvey seinerzeit zu überprüfen beginnen, inwiefern unsere Vorstellungen von der Funktion des Gehirns mit der Grundlagenforschung übereinstimmen.

Klinische Psychotherapie und Neurowissenschaften sind beide damit beschäftigt, in einem hermeneutischen Prozess die Funktion des menschlichen Gehirns zu verstehen. Das ist keine leichte Aufgabe, das menschliche Gehirn ist zweifellos das komplexeste lebende System, was die Evolution hervor gebracht hat.

Die klinische Psychotherapie und die Neurobiologie gehen dabei aus entgegengesetzter Richtung auf ihren Gegenstand zu. Der klinische Psychotherapeut wird seine Stärke darin haben, die volle Komplexität des Fühlens, Denkens, Handelns, Erkrankens und Gesundens zu ordnen, Gesetzmäßigkeiten zu erkennen und darauf aufbauend Heilungsprozesse zu fördern. Wir arbeiten mit dem komplexen System und versuchen seine Muster zu erkennen. Unsere Hypothesen (auch meine eigenen in diesem Buch) werden sich deshalb in ihrer Vorläufigkeit nicht sehr unterscheiden von Galens Annahmen über den Blutstrom.

Neurobiologische Forschung andererseits geht den reduktionistischen Weg. Die Komplexität des Gehirns wird, soweit es möglich ist, auf kleinste Elemente reduziert, um Strukturen und Prozesse erkennen zu können. Man muss sich dabei darüber im Klaren sein, dass ein einzelnes Neuron (eines von ca. 100 Milliarden) nur aus der Perspektive des menschlichen Auges etwas Einfaches und Kleines ist. Aus der Perspektive eines Neurotransmittermoleküls ist die Nervenzelle ein gigantisches Gebilde. Aus der Perspektive eines Zellforschers ist sie ein unvorstellbar kompliziertes System. In der Zellforschung ist es, als wollten wir versuchen, durch mikroskopische Untersuchung herauszufinden, wie der Prozessor eines Computers funktioniert. Wir werden deshalb auch in der neurobiologischen Forschung weiterhin mit sehr viel Vorläufigkeit leben müssen, gleichwohl haben sich die Befunde der Grundlagenforschung derartig explosiv vermehrt, dass der Abgleich zwischen Psychotherapie und Neurobiologie möglich und in vollem Gange ist.

Wenn sich dieses Kapitel mit der Neurobiologie von mentalen Heilungsprozessen befasst, so möchte man sich vielleicht wünschen, es gäbe ein im Gehirn lokalisierbares Organ, was hierfür zuständig ist. Dieser Wunsch wird unerfüllt bleiben. Mentale Reorganisationsprozesse sind nach allem, was wir wissen, eine Funktion, zu der das Gehirn (nicht nur das menschliche) im Stande ist, diese Funktion ist aber nicht an eine Lokalisation gebunden. Wir können also Befunde sammeln und Hypothesen bilden, wie und wo diese Funktion im Gehirn repräsentiert ist, welche Prozesse und Strukturen daran mitwirken. Wir werden auch unbedingt die Frage offen halten müssen, ob es einen oder mehrere Heilungsprozesse gibt. Wir werden aber gewiss kein lokalisierbares einzelnes Organ finden. LeDoux (2001, Seite 18) hat in Bezug auf Emotionen klar herausgearbeitet, dass es nicht nur *ein* emotionales System, sondern mehrere geben muss, die auch an verschiedenen größtenteils noch unbekannten Orten im Gehirn lokalisiert sind. In Folge dessen kann man sicher vorhersagen, dass es keinen lokalisierbaren einzelnen Ort der Heilung traumatischer emotionaler Erfahrungen geben kann.

Eins ist klar: Das Gehirn als Forschungsgegenstand zwingt den Kliniker ebenso wie den Neurobiologen zur Bescheidenheit, aber (das tröstet) wir erforschen es nicht nur, wir haben auch eins.[20]

Beginnen wir also am Anfang.

## 13.1   Das Neuron

Die Erkenntnis, dass sich alle Lebewesen aus einzelnen Zellen aufbauen, stammt aus der Mitte des 19. Jahrhunderts. Jakob Schleiden und Theodor Schwann formulierten 1839 die Zelltheorie (Mayr 2002). Natürlich war damit noch so gut wie nichts von der Funktionsweise einer Zelle bekannt. Genau betrachtet gilt das heute immer noch und wird immer gelten. Alle Forschung verkleinert den riesigen Raum des Nichtwissens lediglich um eine Winzigkeit.

Santiago Ramon y Cajal war Zeitgenosse von Sigmund Freud, fast im gleichen Jahr geboren (Cajal 1852, Freud 1856) und fast im gleichen Jahr gestorben (Cajal 1934, Freud 1939). Cajal entdeckte, dass die Nervenzelle einen Zellkörper hat, ein einzelnes Axon und viele feine Dendriten. Er war ein hochbegabter Spurenleser und schloss aus der Form der Nervenzelle (er war es, der ihr den Namen *Neuron* gab) auf ihre Funktion und begründete damit die Neuronenlehre.

Für die Verbindungsstellen zwischen Neuronen prägte Charles Sherrington den Begriff Synapse (Kandel 2006).

Man nimmt heute an, dass es ca. 100 Milliarden Neuronen im menschlichen Gehirn gibt, jedes über ca. 1000 Synapsen mit anderen

---

20  Allerdings stimmt auch der Bonmot: »Wenn das Gehirn so einfach wäre, dass wir es verstehen könnten, wären wir leider zu dumm dazu.«

Neuronen verbunden, also insgesamt die unvorstellbare Zahl von etwa einer Billiarde Synapsen.

Ende des 19. Jahrhunderts arbeitete Freud als Neurologe, er war ab 1877 im Labor tätig (Kaplan-Solms & Solms 2003, S. 15) und untersuchte Flußkrebse, Aale und andere primitive Fische (Kandel 2006, S. 89). Ab 1880 arbeitete er in der klinischen Neurologie. Seine Zeit in der Salpetriere bei Charcot in den Jahren 1885 bis 1886 brachte ihn mit der sehr stark klinisch denkenden französischen Neurologie in Berührung und bewirkte seine Abwendung von der deutschen, damals eher anatomisch und statisch denkenden Neurologie, obwohl er offenbar ein sehr erfolgreicher Neuroanatom war (Freud 1925, S. 36). Die deutsche Neurologie verweigerte sich aber der Erforschung psychischer Störungen.

In der Frühzeit der Hirnforschung des 19. Jahrhunderts wurde versucht, insbesondere in Deutschland, Lokalisationen für geistige Funktionen zu finden. Franz Joseph Gall (Gall F. J. und Spurzheim, G. 1810) definierte 27 geistige Fähigkeiten, die er mentale Organe nannte und die nach seiner Auffassung (er nannte seine Lehre »Phrenologie«) unter bestimmten Schädelhöckern zu finden seien und wollte damit die pathologisch-anatomische Hirnforschung für abgeschlossen halten. Gleichzeitig wurde aber erkannt, dass das Gegenteil richtig war und noch ein sehr langer Weg bevorstand, die enorme Komplexität des Psychischen zu ordnen.

Als Freud 1886 aus Paris nach Wien zurückkehrte, war er ein überzeugter Anhänger der klinischen Denkweise Charcots und grenzte sich entschieden von der Beschränkung der Neurologie auf pathologisch-anatomisch lokalisierbare Veränderungen ab. Es war ihm vollkommen klar geworden, dass psychische Störungen (»Hysterien«) nicht mit groben Veränderungen der Hirnbeschaffenheit einhergingen (Kaplan-Solms & Solms 2003, Seite 26). Solms fasst Freuds Standpunkt, aus dem dann die Psychoanalyse entstand, so zusammen:

»Er folgerte, dass psychische Funktionen über eine innere komplexe Organisation verfügen, die nach eigenen funktionellen Gesetzen ein kompliziertes Ganzes ergibt und aus einem vielfältigen Wechselspiel von Wirkfaktoren besteht, das sich zwischen seinen elementaren Komponenten vollzieht. Solche komplexen Prozesse sind Produkte eines dynamischen Funktionssystems, das sich durch die Fähigkeit auszeichnet, sich ständig wechselnden Umweltbedingungen anzupassen und sich neu zu organisieren. Folglich liegt die Vorstellung nahe, dass diese Prozesse *zwischen* den statischen Elementen des Nervensystems ablaufen und nicht *innerhalb* diskreter anatomischer Zentren liegen können. Freud schloss daraus, dass die klinisch-anatomische Methode, die psychische Funktionen als Mosaik von Zentren auf den Gehirnhemisphären abbildete, völlig ungeeignet sei, um die wesentlichen Merkmale seelischer Aktivität miteinander in Einklang zu bringen. Dieser Sichtweise blieb er sein Leben lang treu.« (Kaplan-Solms & Solms 2003, S. 27)

Freud hat immer darauf gewartet, die Psychoanalyse mit biologischen Befunden über die Arbeitsweise des Nervensystems zu verbinden:

»Die Unbestimmtheit all unserer Erörterungen, die wir metapsychologische heißen, rührt natürlich daher, dass wir nichts über die Natur des Erregungsvorganges in den Elementen der psychischen Systeme wissen und uns zu keiner Annahme darüber berechtigt fühlen. [...] Die Mängel unserer Beschreibung würden wahrscheinlich verschwinden, wenn wir anstatt der psychologischen Termini schon die physiologischen oder chemischen einsetzen könnten. [...] Die Biologie ist wahrlich ein Land der unbegrenzten Möglichkeiten, wir haben die überraschendsten Aufklärungen von ihr zu erwarten und können nicht erraten, welche Antworten sie auf die von uns gestellten Fragen einige Jahrzehnte später geben würde. Vielleicht gerade solche, durch die unser ganzer künstlicher Bau von Hypothesen umgeblasen wird. (Freud 1920 zitiert nach Kaplan-Solms & Solms 2003, S. 272–273)

In diesen Jahren um 1890 wurde die wissenschaftliche Herausforderung, psychische Vorgänge zu erforschen, international intensiv gespürt. Hermann von Helmholtz, einer der berümtesten Physiologen des 19. Jahrhunderts, dem jegliche Romantik fremd war, stellte 1885 fest, ein Großteil der geistigen Prozesse, die mit visueller Wahrnehmung und Handeln zusammen hingen, seien von unbewusster Natur. Der amerikanische Philosoph William James unterschied 1890 *unbewusstes Handeln* von *bewusstem Erinnern*. In diesen Jahren war die Erforschung des Unbewussten die Herausforderung für die Medizin, die Erfindung der Psychoanalyse als klinische Methode lag in der Luft. (Kandel 2006)

Der spätere Nobelpreisträger Eric Kandel wollte, wie er schreibt (Kandel 2006) eigentlich Psychoanalytiker werden und blieb zeitlebens von der Psychoanalyse und vom Unbewussten fasziniert. Er hat sich wissenschaftlich aber anders entschieden und sich mit den zellulären und molekularen Grundlagen von Informationsspeicherung, also Gedächtnis befasst. In seiner Person kommt der kreative Spannungsbogen zwischen Psychotherapie und Hirnforschung sehr deutlich zum Ausdruck.

Die Erforschung des Komplexen vollzieht sich in der klinischen Psychotherapie und in der modernen Neurobiologie parallel. Wir werden auf diesem Weg immer wieder überprüfen müssen, ob einfache Modelle, die uns plausibel und praktisch vorkommen, tatsächlich mit den Befunden der Grundlagenforschung übereinstimmen. Beispielsweise ist die Vorstellung eines *limbischen Systems* als Ort emotionaler Vorgänge allgemein verbreitet und gilt als selbstverständliches Grundwissen für jeden Psychotherapeuten (MacLean 1952). Joseph LeDoux, einer der erfolgreichsten neurobiologischen Erforscher emotionaler Systeme bestreitet jedoch, dass sich im Gehirn ein limbisches System als Zentrum der Emotionen finden lasse (LeDoux 2001, S. 106 ff). Wahrscheinlich müssen wir uns hier erneut von einer modernen Spielart von Lokalisationstheorie verabschieden, so wie seinerzeit von der Lehre von Joseph Gall, als alles so einfach schien.

Doch damit zum nächsten Abschnitt.

## 13.2 Emotionen, Gedächtnis und Bewusstsein bei Joseph LeDoux, Eric Kandel und Antonio Damasio

Diese drei Autoren stehen für Forschungslabors, in denen neurobiologische Grundlagen mit verschiedenen Methoden und verschiedenen Forschungszielen untersucht wurden. LeDoux forscht am Center for Neural Science der New York University, Eric Kandel an der Columbia University in New York und Antonio Damasio am Departement of Neurology der University of Iowa. Die Methoden sind verschieden. Damasio untersuchte Hirnverletzte, Kandel die

Meeresschnecke Aplysia, später Mäuse, LeDoux untersuchte vor allem Mäuse und Ratten.[21] Wenn wir mehr über Heilungsprozesse verstehen wollen, so sind als Bereiche der Grundlagenforschung von besonderem Interesse:

- Die Funktion von Emotionen als Organisatoren psychischer Vorgänge
- Die normale und unnormale Verarbeitung von Emotionen
- Das Verhältnis von Emotion und Körper
- Die Speicherung von psychischen Inhalten im Gedächtnis
- Die Bildung von Bewusstsein
- Die Bildung von Selbst und Identität

Ich halte es für zweckmäßig, die Vorgehensweise und die Ergebnisse dieser drei Forschungszentren nacheinander und getrennt zu betrachten und sie danach zusammen zu fassen im Hinblick auf unsere Fragestellung, wie man sich mentale Reorganisationsprozesse neurobiologisch vorstellen kann.

# 13.3 Die Emotionsforschung von Joseph LeDoux

Zunächst brauchen wir eine Verständigung darüber, was unter Emotion zu verstehen ist.

Alle Forschungszentren, deren Arbeit wir uns jetzt anschauen werden, sind sich darin vollkommen einig. LeDoux fasst das, was er unter Emotion versteht, ausführlich und prägnant zusammen (LeDoux 2001, ab Seite 18):

- Es muss genau unterschieden werden zwischen *emotionalen Reaktionen (= Emotionen)* und deren bewusster Wahrnehmung *(= Gefühl)*. Diese begriffliche Unterscheidung ist gewöhnungsbedürftig, ist aber offenbar notwendig und hat sich durchgesetzt. Sehr einleuchtend ist LeDoux's Argument, dass emotionale Re-

---

21 Auch wenn dieser Gedanke in die Vorfreude auf die Forschungsergebnisse nicht hineinpasst: Es sind unzählbare Tiere für diese Untersuchungen geopfert worden.

aktionen überall im Tierreich auftreten, dort auch ohne bewusste Wahrnehmung. Es ist dabei wissenschaftlicher Konsens, dass Emotionen über die gesamte Evolution hinweg entstanden sind und es zwischen den Emotionen der Tiere und denjenigen des Menschen keinen grundsätzlichen Unterschied gibt. Beim Menschen kommt aber die bewusste Wahrnehmung der Emotionen hinzu, also das *Gefühl*. Hieraus entstehen äußerst interessante Fragen dazu, welche Funktion das Bewusstsein hat, also warum es evolutionär entwickelt wurde. Wir werden uns darüber im Abschnitt 13.6 noch einige Gedanken machen. Vorweg: Bewusstsein scheint erforderlich zum Entscheiden. Es gibt dem Menschen die Freiheit, sich zwischen verschiedenen gefühlten Möglichkeiten zu entscheiden (Spitzer 2006).

Bewusst gefühlte Emotion ist deshalb eine dem Menschen eigene ganz besondere Art des Wahrnehmens. Die bewussten Gefühle sind eine Art Zeichen, die eine besondere Art von Sprache bilden. Daraus folgt auch: Emotionen sind zunächst unbewusst und bleiben es meistens auch, die bewusste Wahrnehmung als Gefühl ist ein sekundärer Vorgang.[22]

- die einzelnen Emotionen haben sich in der Evolution der Arten nacheinander und deshalb prinzipiell unabhängig voneinander entwickelt. Darüber, welches die Kern-Emotionen sind und welches die zusammengesetzten Emotionen, gibt es bislang keine Übereinstimmung. Als Kern-Emotionen gelten bei LeDoux: Furcht, Zorn, Ekel, Freude. In der Forschung wurde fast ausschließlich mit der Emotion Furcht gearbeitet, weil sie bei Versuchstieren und auch bei Menschen leicht erzeugt und am Verhalten leicht ablesbar ist. Die Folge ist, dass wir viel über negative Emotionen (Furcht) und sehr wenig über positive Emotionen (Freude, Sicherheit) wissen.

- LeDoux betont, dass die einzelnen Emotionen, weil sie sich evolutionär nacheinander entwickelt haben, durchaus Verschieden-

---

22 Wie nahezu alles, was die psychologische Wissenschaft herausfindet, haben die Künstler auch das schon immer gewusst. Sarte (1952, 1962) vertritt in seinem Spätwerk genau diese Vorstellung über das Wesen von Emotion.

heiten aufweisen können. Insbesondere dürfen wir nicht annehmen, dass sie alle gleich lokalisiert seien. Wie begründet diese Warnung ist, hat sich bestätigt. Positive Emotionen scheinen vom Striatum organisiert zu werden, nicht vom Mandelkern, obwohl fälschlicherweise häufig angenommen wird, der Mandelkern sei für alle Arten von Emotionen zuständig (Kandel 2006). Die Emotionsbahnen der positiven Emotionen, zu denen das Striatum anscheinend gehört, wurden aber bislang so gut wie nicht untersucht.

– Die *emotionale Reaktion* geht sowohl dem Bewusstsein wie auch der Handlung voraus. Dies ist in zahllosen teils sehr originellen Experimenten nachgewiesen (Gazzaniga und LeDoux 1978, Spitzer 2006). Bei Split-Brain-Patienten mit einer Schädigung der Verbindung zwischen rechter und linker Hirnhälfte wurde beobachtet, dass sie emotionale Reaktionen zwar haben, diese aber nicht bewusst wahrnehmen können. Damit sind sie auch nicht im Stande, ihre eigenen Verhaltensweisen zu erklären, weil sie ja nicht wissen, warum sie es tun. Fragt man sie nach einer Erklärung, warum sie lachen, sich freuen, sich fürchten, so denken sie sich eine Erklärung aus, sie konfabulieren (Spitzer 2006). Nachgewiesen ist die immer gleiche Reihenfolge: eine unbewusste emotionale Reaktion wird in einem zweiten Schritt vom Bewusstsein integriert, d. h. mit explizitem Wissen verknüpft, in das Selbstbild der Person eingefügt und zu einem mehr oder weniger komplizierten noch unbewussten Plan entwickelt, der dann noch mit einer Erklärung versehen wird. Die Willensfreiheit des Menschen ist dadurch nicht aufgehoben. Gerade die evolutionäre Neuheit von »Bewusstsein« als Entscheidungsinstanz schafft die Freiheit, einem primär unbewussten emotionalen Impuls zu folgen oder nicht. (Kandel 2006, Seite 417)

Das eindeutig nachgewiesene *Primat des Emotionalen* zeigt uns auch, wir werden uns damit noch ausführlich befassen, grundsätzliche Eigenschaften der Emotionsverarbeitung: Irgendein Ereignis löst auf direktem Weg in sehr kurzer Zeit (bei einer Ratte sind es 12 Millisekunden) eine emotionale Reaktion aus, die sofort auf eine sehr mächtige Weise den Körper verändert: Abwehrbewegung, Herzklopfen,

Blutdruckanstieg und vieles mehr. Dieser kurze, direkte schnelle, aber ungenaue Weg wird in einem langsameren komplexeren Geschehen (der *indirekte Weg* nach LeDoux) verknüpft mit Bewusstsein, Wissen und Sprache. Wir werden uns diesen Vorgang, den wir in jeder Therapiestunde mit eigenen Augen beobachten können, genau anschauen. Das Wechselspiel von niederem und hohem Weg scheint ein wesentlicher Bestandteil von dem zu sein, was wir Heilungsprozess nennen.

Zur Frage der Lokalisation von Emotionen im Gehirn äußert LeDoux sich ausführlich und dezidiert. Er bestreitet, dass es ein limbisches System gäbe. Dies ist auch für den Psychotherapeuten von Bedeutung, da man diesen Begriff häufig und selbstverständlich verwendet (ich erinnere hier an meine Warnung, vorschnell über Galen zu lächeln. Möglicherweise wird über das angebliche limbische System bald ebenso geurteilt).

Der Begriff des limbischen Systems wurde 1952 von McLean eingeführt. Er verstand darunter Areale des so genannten Papez-Kreises, die Amygdala, den präfrontalen Kortex und das Septum. Es bestehe aus phylogenetisch altem Kortex und angrenzenden subkortikalen Bereichen. LeDoux argumentiert hingegen, dass die Annahmen von McLean über die Phylogenese des Säugetiergehirns sich nicht mit den neueren Befunden decken, ebenso wenig seine Annahmen über Verbindungsbahnen und vegetative Steuerungsfunktion als Eigenschaften, die ein »limbisches System« definieren könnten. Er kommt deshalb zu Schluss, dass es nicht existiere. Nach seiner konträren Auffassung gibt es nicht nur *ein* emotionales System im Gehirn, sondern mehrere (LeDoux 2001, S. 111). Bis diese Frage geklärt ist, wäre es also besser, von *emotionalen Systemen* statt vom »limbischen System« zu sprechen. Insbesondere scheinen positive Emotionen nicht vom Mandelkern, sondern vom Striatum auszugehen. Die klinisch beobachtbare Bipolarität von negativen und positiven Emotionen entspricht deshalb wahrscheinlich auch unterscheidbaren Lokalisationen (Kandel 2006, Seite 377).

Auch die Amygdala darf man sich nicht als homogenes Kerngebiet mit einer einzelnen Funktion vorstellen, beispielswese als Zentrum emotionaler Bewertung. Die Amygdala (Mandelkern) ist vielmehr eine Kerngruppe:

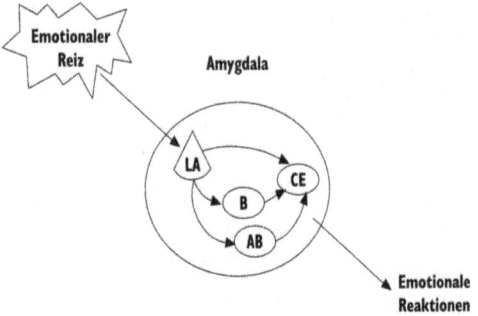

*Abb. 49: Die Amygdala. (aus LeDoux 2001)*

Aus den Sinnesorganen, beispielsweise dem Gehör, gelangen Impulse über den Thalamus zum lateralen Kern der Amygdala, von dort zu deren zentralem Kern, der seinerseits innerhalb von Millisekunden auf vom Bewusstsein völlig unbeeinflussbare Weise vielfältige Körperreaktionen auslöst. Negative emotionale Bewertung von Sinneseindrücken im lateralen Amygdalakern bewirkt direkt körperliche Reaktionen:

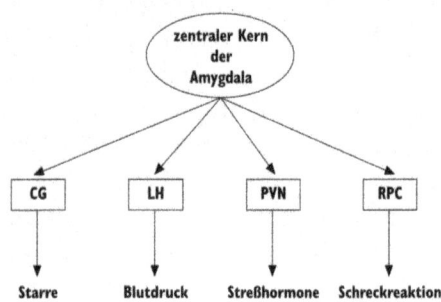

Bei Gefahr oder bei Reizen, die eine Gefahr anzeigen, treten Verhaltens-, autonome und endokrine Reaktionen auf, und die Reflexe werden moduliert. Jede dieser Reaktionen wird von einem anderen Output des zentralen Kerns der Amygdala kontrolliert. Läsionen dieses Kerns blockieren das Auslösen all dieser Reaktionen, während Läsionen der einzelnen Output-Bahnen nur die entsprechenden Reaktionen blockieren. Dargestellt sind ausgewählte Outputs des zentralen Amygdalakerns. Abkürzungen: CG = zentrales Grau; LH = lateraler Hypothalamus; PVN = paraventrikularer Hypothalamus (er erhält Inputs von der zentralen Amygdala direkt und über den unteren Kern der Stria terminalis); RPC = Reticulopontis caudalis.

*Abb. 50: Outputs des zentralen Amygdalakerns. (aus LeDoux 2001)*

Die Amygdala ist also für negative emotionale Muster und deren körperliche Folgen zuständig. LeDoux betont immer wieder, dass nur das Furcht-System, zu dem die Amygdala gehört, erforscht wurde, während wir über andere emotionale Systeme, insbesondere diejenigen für positive Emotionen, kaum etwas wissen. Wir können allenfalls vermuten, dass sie ähnlich arbeiten.

Die direkte Koppelung von negativem emotionalem Muster (Furcht) mit körperlichen Reaktionen (Muskelverspannung, blockierte Atmung, starrer Blick, geweitete Pupillen, Schweißausbruch) ist dem Psychotherapeuten aus der Therapiestunde völlig vertraut. Der *Übergang ins Körperliche* findet im Mandelkern statt und wird bei starker emotionaler Erregung so heftig, dass meist zuerst die Körperreaktion wahrgenommen und erst dann eine Emotion bewusst gefühlt wird.

Emotionales und körperliches Reaktionsschema bilden also eine unlösbare Einheit. Es ist deshalb unumgänglich, *alle* Elemente eines Traumaschemas in den mentalen Verarbeitungsprozess zu integrieren. Wir finden hier neurobiologisch volle Bestätigung für die klinischen Erfahrungen.

Bevor wir uns LeDoux Befunde über die direkte und die indirekte (kortikale) Bahn genauer anschauen, noch ein Moment des Innehaltens bei den klinischen Erfahrungen.

Was macht ein erfahrener Therapeut, wenn in der Stunde heftiges emotionales Belastungsmaterial (negative Emotion, gefühlte Belastung, starke Körperreaktionen, angstvoll eingeengte Gedanken) aktiviert sind? Man beginnt mit der Patientin zu sprechen *über* das, was gerade eben geschieht. Man geht den zeitlichen Ablauf in der Stunde durch (Beginn, Höhepunkt, Abflauen der Belastung), reflektiert die einzelnen Elemente: Was wurde zuerst bemerkt, wie waren die Körperreaktionen, wie verhielten sich die Gedanken, wie war der Kontakt zum Therapeuten, wie war die Orientierung in der Zeit und im Raum in diesem eben stattgefundenen Geschehen? Während dieser *Reflexion* tritt sofort und zuverlässig eine Beruhigung ein. Diese reflektierende Arbeit mit dem jetzt in der Stunde präsenten emotionalen und körperlichen Material beschreibt besonders plastisch Babette Rothschild (2002). Ihre empirisch gefundene Technik der permanenten Reflexion des aktuellen körperlichen Geschehens regt offenbar den Verarbeitungs- und Integrationsprozess zuverlässig an.

Klinisch sehen wir also, dass es eine schnelle direkte emotionale Reaktion gibt, ohne Bewusstsein und ohne Sprache, gefolgt (wenn es gut geht) von einem langsameren Verarbeitungprozess, der das gerade eben Erlebte integriert in Sprache, Wissen, Erinnerung, Bewusstsein, kurzum in Gesundes.

Was geht hier neurobiologisch vor sich?

Um das zu klären hat LeDoux gezielt die Hörbahnen untersucht bei Ratten und zeichnet folgendes Bild:

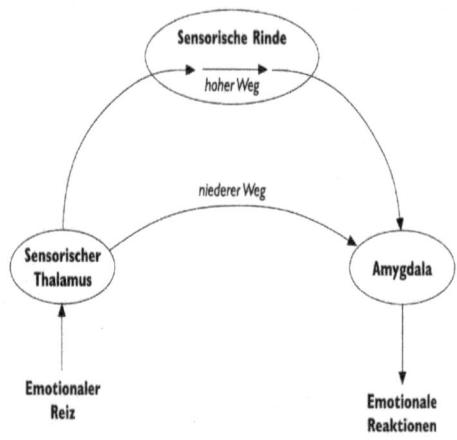

*Abb. 51: der niedere und der hohe Weg. (aus LeDoux 2001)*

Seine Erläuterung:
Informationen über äußere Reize gelangen auf zwei Wegen zur Amygdala; einmal durch direkte Bahnen vom Thalamus (dem niederen Weg), zum anderen durch Bahnen, die vom Thalamus zur Rinde und von dort zur Amygdala verlaufen. Die direkte Bahn vom Thalamus zur Amygdala ist ein kürzerer und deshalb schnellerer Übertragungsweg als die Bahn vom Thalamus über die Rinde zur Amygdala. Die direkte Bahn kann aber, da sie die Rinde ausläßt, nicht von der kortikalen Verarbeitung profitieren. Deshalb kann sie der Amyg-

dala nur eine grobe Repräsentation des Reizes liefern. Sie ist daher eine *schnelle und ungenaue* Verarbeitungsbahn. Dank der direkten Bahn können wir auf potenziell gefährliche Reize schon reagieren, bevor wir uns über den Reiz ein vollständiges Bild gemacht haben. In gefährlichen Situationen kann das sehr nützlich sein. Mithilfe der direkten Bahn zieht man beispielsweise innerhalb von Millisekunden den Fuß weg, wenn einem ein Messer aus der Hand fällt. Der Nutzen hängt jedoch davon ab, dass die kortikale Bahn die direkte Bahn korrigieren kann. (LeDoux, 2001, Seite 175)

Dieses Schema ist Ergebnis ganz spezieller Versuchsanordnungen, es stellt immer noch eine starke Vereinfachung dar. Das Gehirn tut uns allerdings nicht den Gefallen, einfach zu sein (Gottlob, könnte man sagen).

Zum Integrations- und Verarbeitungsprozess der hohen Bahn gehören auch der Hippocampus und der präfrontale Kortex. Der Hippocampus, eine Struktur im Temporallappen, stellt dem zu verarbeitenden emotionalen Material der direkten Bahn die *Kontextorientierung* zur Verfügung, also alles erworbene Wissen über die Ordnung der Dinge im Raum und in der Zeit. Der Hippocampus ist ein Integrationsorgan par Excellence. Er hat massive Verbindungen zum Neokortex, kann auf diese Weise komplexe Erinnerungen und explizites Wissen abrufen, das gesamte Repertoire dessen, was dem Menschen an Möglichkeiten des Denkens zur Verfügung steht. Wahrscheinlich fühlen wir den Hippocampus in jenen leicht versunkenen Momenten, in denen in rasantem Tempo neue gedankliche Entwürfe entstehen davon, was vor sich geht und was möglich wäre, also Momente der Musteranalyse und der Lösungssuche. Es sind Momente der intuitiven Nachdenklichkeit und Kreativität.

Hierfür braucht der Mensch – und sein Hippocampus – eine auf ein verträgliches Maß gebremste emotionale Erregung. Diese Funktion übernimmt, soweit wir wissen, der *mediale präfrontale Kortex*. Er scheint eine Art emotionale Bremse, ein Regular zu sein, der die Erregung des Mandelkerns in einen Bereich bringt, der zum Denken geeignet ist. Wir haben dieses Prinzip bereits klinisch gesehen: Im *Window of Tolerance* läuft der Verarbeitungsprozess meist ohne viel Zutun des Therapeuten ab, wird aber bei Übererregung sofort stagnieren.

Der so genannte *laterale präfrontale Kortex* übernimmt die gleiche Funktion in Bezug auf Gedanken. Wir wissen wiederum aus klinischer Beobachtung, dass emotionale Belastung die *negativen Kognitionen* hervorruft. Sie bleiben als Elemente des Traumaschemas – wenn die Verarbeitung stagniert – ebenso unverändert aktiv wie alle anderen Elemente des Traumaschemas. Der laterale präfrontale Kortex scheint Kognitionen in ihrer Penetranz soweit herabzuregulieren, dass sie nicht mehr blockierend wirken und Teil des gesunden Verarbeitungsstroms, also des Heilungsprozesses werden.

Damit verlassen wir Joseph LeDoux und wenden uns Eric Kandel und der kalifornischen Meeresschnecke Aplysia zu.

## 13.4 Eric Kandel und die Gedächtnisforschung

### 13.4.1 Was ist Wirklichkeit?

Psychotherapeuten arbeiten ständig mit krankmachenden Erinnerungen. Diese sind so wirksam und lebendig, dass man eines darüber vergessen könnte: Es gibt nur eine Zeit. Wir leben immer und ausschließlich im Jetzt und nur im Jetzt, auch wenn wir uns an Vergangenes erinnern und über Zukünftiges nachdenken können. Wenn Vergangenes im Jetzt lebendig, also erinnert wird, so entsteht etwas, was wir uns im Damals eingeprägt haben, im Jetzt neu (Stern 2005).

Psychotherapeuten sind aber sehr in Versuchung, drei typischen erkenntnistheoretischen Irrtümern zu verfallen.

Der *erste Irrtum:* Der Blick des Therapeuten sei auf das Damals gerichtet. Das Problem, mithin das emotionale Belastungsmaterial, befinde sich ebenfalls in der Vergangenheit und werde deshalb auch in der Vergangenheit geheilt. Dem ist nicht so. Der Blick in die Vergangenheit kann den Ursprung verständlich machen und kann rekonstruieren, wie dieser Mensch seit vergangenen Ereignissen vielfältige gelungene und gescheiterte Versuche der Verarbeitung unternommen hat. Und doch ist es so, dass die erneute, nunmehr therapeutische Beschäftigung mit dem Problemmaterial im Jetzt stattfindet und sich auf Muster richtet, die wann auch immer sie sich gebildet haben, *jetzt* im Patienten vorhanden sind. Ein Feuer, wann auch immer es angezündet wurde, wird im Jetzt gelöscht, nicht im Damals.

Treibende Kraft, ein Erlebnis im Gedächtnis zu speichern, ist die Emotion. Ihre Stärke und ihre Färbung – positiv oder negativ – hat *damals* darüber entschieden, wie das Erlebnis behalten wird. Stärke und Färbung der Emotionen in der Gegenwart bestimmen wiederum die krankmachende oder heilsame Kraft im Jetzt. Die Emotion im Jetzt aktiviert ein *Muster mit Geschichte*, bestehend aus Körperreaktion, Körpergefühl, bewussten Gefühlen, bewussten Gedanken, Erklärungen, Handlungsentwürfen. All dies bildet ein komplexes *Erfahrungsmuster*. Ein meist wenig beachtetes Element solcher komplexen Erfahrungsmuster sind die *Rhythmen*, die einem solchen Muster eigen sind, die inneren Schwingungen zwischen Denken und Fühlen beispielsweise, natürlich auch die körperlichen Rhythmen in den Organsystemen (Stern 2005). Sie werden gegenwärtig durch bessere technische Möglichkeiten immer besser objektivierbar, beispielsweise die Änderungen der Herzschlagvariabilität (Servan-Schreiber 2004), des EEG, der Durchblutung (Lambertz 2004).

Alle diese Elemente lebendigen Erlebens, auch wenn sie eine lange Geschichte haben, sind im Jetzt aktiv, um im Jetzt reorganisiert zu werden.

*Der zweite Irrtum:* Was auch immer gefühlt, gesehen, gedacht wird, sei als Bild des Erlebten *irgendwie wahr*. Wir werden in diesem Abschnitt betrachten, wie das Gehirn Eindrücke zerlegt, bei einer Meeresschnecke natürlich anders als bei einer Maus und bei einem Menschen – und dann wieder zusammen setzt zu einem Etwas, von dem wir sicher sagen können, dass es ist, aber nicht dass es *wahr* ist. Die Erinnerung einer Maus wird anders sein, als die eines Menschen an exakt dasselbe Ereignis. Irgendetwas, was wir *objektiv* nennen könnten, kann es niemals geben.

Wenn die Bildung von Erinnerungen für die Arbeit des Psychotherapeuten so wichtig ist, dann scheint es mir sinnvoll durchzugehen, was wir heute über Gedächtnis wissen. Wir müssen dann allerdings noch von einem *dritten Irrtum* Abschied nehmen: Psychische Vorgänge seien eben psychisch, mithin körperlos. Spätestens seit klar ist, dass die Nervenzelle für Erinnerungen Tausende von Synapsen neu bildet und zwar deshalb, weil bestimmte Gene in ihrem Zellkern bestimmte Substanzen erzeugen, die für die Bildung von Synapsen sorgen, dann könnte man zu fühlen beginnen, das es die *Zelle* ist, die denkt. Wer sonst, wir haben nichts anderes. Soweit wir heute wissen, kann jede Nervenzelle eine praktisch unbegrenzte Anzahl von biochemischen Rhythmen speichern in ihren ein- bis zweitausend Synapsen, für jedes Erlebnis eines. Die Zelle macht, man kann das ganz ohne poetische Anwandlungen so ausdrücken, Musik.

Nun also zur Gedächtnisforschung.

## 13.4.2  Kurz- und Langzeitgedächtnis

Eric Kandel, 1926 in Wien geboren, entschied sehr früh, sich mit der einzelnen Nervenzelle zu befassen, nicht mit komplexen Hirnstrukturen. Er wählte (ähnlich wie Freud) die Nervenzelle eines einfachen Tieres, der Meeresschnecke Aplysia, weil sie über so große Neuronen verfügt, dass man sie vergleichsweise gut isolieren und untersuchen kann.[23] Ausgangspunkt für Kandels Gedächtnisforschung war die Erkenntnis, dass es zwei Prozesse der Gedächtnisspeicherung geben muss: ein Kurzzeit- und ein Langzeitgedächtnis.

Hierfür hatte Brenda Milner die Grundlagen gelegt mit folgenden Hypothesen:

- Das Gedächtnis ist eine physiologische Funktion des Geistes, eindeutig unterschieden von anderen psychischen Fähigkeiten.
- Inhalte des Kurzzeit- und Langzeitgedächtnisses werden auf unterschiedliche Weise und an verschiedenem Ort gespeichert.
- Der mediale Temporallappen und der Hippocampus sind für die Fähigkeit erforderlich, neue Inhalte des Kurzzeitgedächtnisses in das Langzeitgedächtnis zu überführen.
- Es gibt zwei Formen des Langzeitgedächtnisses: das bewusste und das unbewusste Gedächtnis (Milner, Squire und Kandel 1998)

---

23 Kandel spricht übrigens, obwohl er unzählige Schnecken geopfert hat, mit großer Sympathie von diesem Tier. Seine kleine Tochter hat ein Gedicht über Aplysia geschrieben.

Alle diese Hypothesen haben sich bestätigt. Das bewusste Gedächtnis wird heute nach Squire und Schacter (Schacter 1999) als *explizites Gedächtnis*, das unbewusste Gedächtnis als *implizites Gedächtnis* bezeichnet.

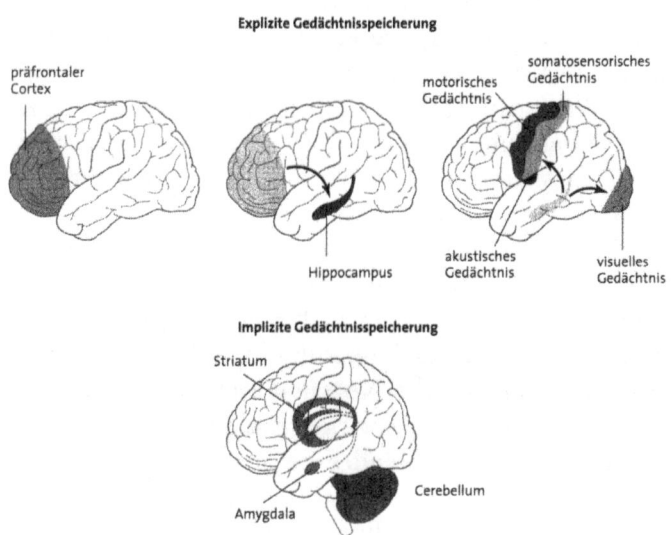

*Abb. 52: Explizites und implizites Gedächtnis. (aus Kandel 2006)*

Das implizite (prozedurale) Gedächtnis speichert, was für all jene Fähigkeiten und Tätigkeiten erforderlich ist, die wir ohne Zutun des Bewusstseins ausführen, also für komplexe motorische Abläufe, schnelle Reaktionen, auch für die geordnete Verwendung von Sprache. Diese Muster werden in der Amygdala, im Striatum und im Kleinhirn gespeichert.

Explizites und implizites Gedächtnis korrespondieren miteinander. Vieles, was neu ist, wird erst bewusst, also explizit begriffen, und dann durch häufige *Verwendung* des neu Gelernten oder durch *systematisches Training* zum Bestandteil des unbewussten, impliziten Wissens. So lernen wir gehen, sprechen, Fahrrad fahren, so lernen Sportler und Musiker mit unvorstellbarer Sicherheit und Geschwindigkeit und nur zum kleinsten Teil bewusst genau das Richtige zu tun.

Die bewussten Erinnerungen im Kortex, also in den motorischen, somatosensorischen, visuellen und auditiven Rindenarealen, sinken durch häufige Benutzung gleichsam ab in die Zentren der impliziten Speicherung. Alles, was wir mit der Zeit ohne nachzudenken tun, wird auf diese Weise zum Bestandteil des Selbstverständlichen. Das gilt solange, bis wir aus irgendwelchen Gründen diese Routine als unzweckmäßig empfinden, sie uns erneut bewusst machen, bewusst verändern und das neu Entwickelte, was sich besser bewährt, wieder in den Bereich der unbewussten Selbstverständlichkeit aufnehmen.

Wir sehen, dass Bewusstsein eine Fähigkeit ist, die für *Entscheiden* und *Verändern* erforderlich ist oder besser gesagt, hierfür evolutionär geschaffen wurde. Bewusstsein ist deshalb kein psychologisches oder philosophisches Abstraktum, sondern eine mentale Funktion, die sich eigener neurobiologischer Wege im Gehirn und eigener Zentren bedient.

Damit können wir nun auch neurobiologisch beschreiben, wie sich traumareaktive Schemata (die Negativmuster, wie im Kapitel 8 ausgeführt) bilden, wie sie sich auswirken und wie sie verändert werden.

Ein emotional stark belastendes negatives Ereignis (ein Traumaschema) wird, je länger es unverarbeitet bleibt im traumareaktiven Prozess, zahlreiche bewusste Entscheidungen hervorrufen, die alle das Ziel haben, irgendwie zu *helfen*, also die gefühlte emotionale Belastung zu verringern. Das können Entscheidungen sein, bestimmte Orte und Situationen zu meiden, die soziale Rolle zu verändern, das können Entscheidungen sein, Alkohol zur Entspannung zu trinken oder die Entscheidung, selbstverletzendes Verhalten zu praktizieren. Je häufiger dies geschieht, desto weiter geht der Anteil bewusster Entscheidung daran zurück, bis daraus eine nicht mehr reflektierte Routine, also ein Negativmuster entstanden ist, dessen Ursprung häufig ebenfalls nicht mehr gewusst wird. Dies hält solange an, bis die nun implizit gewordene Routine unterbrochen wird durch erneute explizite Entscheidungsprozesse: Will ich es jetzt? Ist es jetzt gut für mich? Ist jetzt etwas anderes besser?

Die aktive Selbststabilisierung, die wir im Kapitel 8 als Beginn jeder Psychotherapie kennengelernt haben, ist also eine *Revision impliziter traumareaktiver Routinen durch explizites Neuentscheiden*. Der Anteil dieser sekundären Routinen (sekundäre Krankheitsphänomene) am gesamten Krankheitsbild war im Verlauf ständig größer gworden, sie begannen, den Patienten zu beherrschen und sind das, was wir klinisch als *Krankheit* bezeichnen. Die ursprünglichen mit solchen Routinen bekämpften primären Krankheitsphänomene, wie z.b. die vegetative Erregung, von einer bestimmten negativen Emotion ausgelöst, wird häufig sowohl vom Patienten wie auch von der Therapeutin kaum noch wahrgenommen. Psychotherapie muss aus diesem Grund vom Patienten als Erstes die *systematische Revision seiner implizit gewordenen Krankheitsroutinen* fordern.

Schauen wir uns nun die zelluläre und molekulare Basis der Gedächtnisvorgänge an. Man könnte meinen, dass die Psychotherapeutin das nicht braucht. Ich bin jedoch anderer Auffassung. Wir müssen als Therapeuten das Gleiche tun wie unsere Patienten und unsere eigenen Routinen und implizit gewordenen Denkmodelle regelmäßig überprüfen und dann entscheiden, ob sie weiterhin zweckmäßig sind.

Kandel ging davon aus, das Kurz- und Langzeitgedächtnis beruhe bei Mensch und Tier sehr wahrscheinlich auf identischen zellulären und molekularen Prozessen. Er entschied sich, diese Vorgänge aufzuklären und zwar durch Untersuchung der Aplysia californica, in der Antike Seehase genannt, weil diese Schnecke, etwa 30 cm groß, einem Hasen ähnlich sieht, wenn sie still sitzt. Er schreibt über Aplysia: »Sie ist groß, stolz, attraktiv und offenbar sehr intelligent – mit einem Wort genau die Art Tier, die man sich für Lernstudien wünscht!« (Kandel, 2006, S. 164). Aplysia hat so große Neurone, dass einige davon mit bloßem Auge erkennbar sind.

Kandels Ausgangshypothese: Es gibt verschiedene Muster neuronaler Aktivität, jedes verändert die Stärke der synaptischen Verbindungen in ganz bestimmter Weise. Wenn solche Veränderungen der synaptischen Verbindungen überdauern, ist das Ergebnis Gedächtnisspeicherung (Kandel 2006, S. 179).

Alles Lernen beruht also auf *synaptischer Plastizität*. Die Synapse als Kommunikationsstelle zwischen zwei Neuronen kann sich unter dem Einfluss von Erregung, z.B. auf Grund von emotional bedeutsamen Sinneswahrnehmungen, verändern. Es scheint nur wenige Grundformen synaptischer Plastizität zu geben und sie bilden gleichsam das Alphabet der Zeichen, aus denen die Zelle komplexe Muster, gleichsam

Worte und Sätze bilden kann. Die Evolution hat offenbar aus diesem Grund der chemischen Übertragung der Information von einer Zelle zur anderen mittels Botenstoffen (Neurotransmittern) den Vorzug gegeben vor der elektrischen Signalübertragung. Die chemische Übertragung lässt sich sehr viel besser modulieren in Stärke und Dauer der Erregung, während die elektrische Übertragung nur eine ja-nein-Informationsübertragung zulässt. Das Neuron kann durch diese Modulierbarkeit der chemischen Informationsübertragung praktisch unendlich viele verschiedene Erregungsmuster in den Synapsen kombinieren und speichern. Das Neuron kann in unendlicher Zahl komplexe Informationsmuster bilden, so wie aus Buchstaben Worte und Sätze und aus Tönen unverwechselbare Musik entstehen.

Jedes sensorische Neuron hat nach Bailey, Chen und Kandel (1993) ungefähr 1.300 Synapsen, über die es mit etwa 25 anderen Neuronen kommuniziert. Von diesen 1.300 Synapsen sind, bevor die Zelle ein neues Muster speichert, nur ca. 40 % aktiv, also zur Ausschüttung von Neurotransmittern im Stande. Nachdem die Nervenzelle ein Erregungsmuster dauerhaft gespeichert hat, findet man mehr als doppelt so viele Synapsen (ca. 2.700), von denen etwa 60 % aktiv sind. Wird dieses neu gebildete Erinnerungsmuster über längere Zeit nicht benutzt, so verblasst es gleichsam, jedoch nicht völlig: die Zahl der Synapsen geht auf ca. 1.500 zurück.

Dieser Befund ist sehr aufregend. Wir sehen hier zum Einen, dass die Zelle sich erinnert, indem sie sich verändert. Das Psychische ist kein körperloses Abstraktum, sondern bedarf der *physischen Plastizität* aller beteiligten Zellen. Wir verstehen zum Zweiten, warum es falsch ist, wenn in einer Psychotherapie belastende Erinnerungen nur *aktiviert*, jedoch nicht *reorganisiert* werden. Das Erinnerungsmuster wird dadurch jedes Mal gestärkt, die Patientin wird kränker, das emotionale Belastungsmaterial *wächst physisch* durch Steigerung der Zahl aktiver Synapsen. Das emotionale Aktivieren von Erinnerung ist deshalb nur dann sinnvoll, wenn es in den Vorgang der mentalen Reorganisation einmündet, also in das, was wir Heilungsprozess nennen.

Nun stellt sich für die Grundlagenforschung natürlich die Frage, *wie* die Plastizität der Synapse auf zellulärer und molekularer Ebene vor sich geht.

Kandel konnte klären, dass das Kurzzeitgedächtnis auf der Fähigkeit der Synapse beruht, ihre Erregbarkeit für eine kurze Zeit von Minuten zu steigern. Interessanterweise arbeitet die Synapse hierbei nach dem selben Prinzip wie ein Transistor. Ein Steuersignal, welches von einem Interneuron kommt, signalisiert der Synapse, ihre Erregbarkeit zu erhöhen. Dabei sind komplexe Botenstoffe (cAMP, Proteinkinase A) im Spiel und die Synapse (der Meeresschnecke) schüttet Glutamat als Neurotransmitter aus.

Wie aber schafft es die Zelle, Kurzzeiterinnerung in Langzeiterinnerung umzuwandeln? Der Vorgang geht ungefähr so vor sich: Man wusste bereits, dass Gene sehr kommunikativ sind. Sie sind je nachdem, welche Informationen sie aus der Zelle bekommen, aktiv oder inaktiv, also exprimiert (aktiv) oder reprimiert (inaktiv).

Bekommt nun die Nervenzelle an einer bestimmten Stelle der Zellmembran die Information über eine starke Erregung (sie erfährt das dadurch, dass eines der Interneurone wiederholt große Mengen von Serotonin ausschüttet), so wandert ein bestimmter Botenstoff, die Proteinkinase A, zum Zellkern und veranlasst dort über einige weitere Zwischenschritte bestimmte Gene, aktiv zu werden.

Kandel sagt sehr klar, wie sprachlos er war, als er dies verstand: »Obwohl man mir lange Zeit eingeimpft hatte, dass die Gene des Gehirns über unser Verhalten bestimmen und die absoluten Herren unseres Schicksals sind, zeigte unsere Arbeit, dass die Gene im Gehirn auch als Diener der Umwelt fungieren.« (Kandel 2006, S. 288)

Für den Psychotherapeuten wichtig ist: Die Aktivierung des Langzeitgedächtnisses geschieht entweder durch *Wiederholung* (die Zelle bekommt vom Interneuron eine bestimmte Information *häufig)* oder über *Stärke* (die Zelle bekommt eine besonders *starke* Information durch maximale Serotonin-Ausschüttung).

Neurobiologisch liest sich das so:

»Ein hochemotionaler Zustand – etwa nach einem Autounfall – kann im Prinzip die normalen Schranken des Langzeitgedächtnisses überwinden. In einer solchen Situation werden so viele MAP-Kinasemoleküle so rasch in den Zellkern geschickt, dass sie alle CREB–2-Moleküle inaktivieren, dadurch die Aktivierung von CREB–1 durch Proteinkinase A erleichtern und das Erlebnis direkt ins Langzeitgedächtnis einspeichern. Darin mag die Erklärung für so genannte Flashbacks liegen, Erinnerungen an emotional besetzte Ereignisse, die so lebhaft bis in die Einzelheiten vergegenwärtigt werden, als wäre ein vollständiges Bild augenblicklich und nachhaltig ins Gehirn eingeätzt worden.« (Kandel 2006, S. 289–290)

Sobald die Gene »verstanden« haben, dass dieses Erregungsmuster stark oder häufig genug ist und deshalb gespeichert werden muss, werden sie aktiv und bilden bestimmte Botenstoffe (Messenger-RNA-Moleküle), die zu den Synapsen wandern. Kandel fand heraus, dass nur jene Synapse, deren Erregung dauerhaft gespeichert werden soll, auf die Boten-RNA reagiert. Diese Synapse verfügt über ein hochspezialisiertes Molekül (das so genannte CPEB), welches Prion-artige Eigenschaften hat: Es kann sich über Jahre und Jahrzehnte selbst reproduzieren, seine Aufgabe ist, diese Synapse aktiv zu halten und die Bildung neuer zusätzlicher junger Synapsen in der unmittelbaren Umgebung anzuregen.

Es mag uns Psychotherapeuten heute noch ungewohnt sein, während wir arbeiten, an die Tätigkeit von Zellen und Molekülen zu denken. Künftige Generationen von Psychotherapeuten werden diese Dinge im Studium kennenlernen und der »rätselhafte Sprung ins Körperliche« wird ebenso Geschichte sein, wie Galens Ideen über das Blut.

## 13.4.3 Die Raum-Zeit-Ordnung

Klinisch wissen wir: Überstarke negative Erlebnisse sind implizit gespeichert als Emotionen verbunden mit Körperreaktionen und Sinneseindrücken, sowie Bruchstücken von Gedanken. All das ist im Moment der Entstehung aber noch nicht *geordnet* in den Kategorien von Zeit und Raum. Wird es in dieser ungeordneten Weise gespeichert, so scheint es beim Erinnern im Jetzt und Hier wieder aufzuerstehen ohne definierten Ort in der Zeit.

Wie also bildet sich diese innere Zeitkarte und Landkarte, die wir für die Ordnung unserer Erinnerung brauchen, warum bildet sich diese Ordnung bei überstarken negativen Erlebnissen nicht und wie hilft Therapie, dies nachzuholen? Zunächst wurde die *Beschaffenheit* dieser Zeit- und Raumkarte untersucht.

Es wurde klar, dass die Pyramidenzellen des Hippocampus für die Speicherung eines räumlichen Bildes der Umgebung (von Mäusen) zuständig sind. Der Hippocampus verwertet aber nicht etwa die Eindrücke nur eines einzigen Sinnesorgans, etwa des Auges, sondern alle Sinnesqualitäten: Sehen, Hören, Fühlen, Bewegen etc. *Der Hippocampus ist ein multisensorisches Integrationsorgan* (O'Keefe und Dostrovsky 1971).

Die räumliche Umgebung wird in kleine, sich etwas überschneidende Areale zerlegt, gerastert gleichsam. In jedem Areal werden alle zur Verfügung stehenden multisensorischen Informationen über jeweils diese Rasterzelle gespeichert. Aber *was* wird geordnet und gespeichert und unter welchen Voraussetzungen? Wir stehen hier direkt vor dem vom Therapeuten unendlich oft benutzten Begriff der *Verarbeitung*.

Es zeigte sich ein sehr eindeutiger und sehr erstaunlicher Befund. Alle Wahrnehmungen, also Hören, Sehen, Körperwahrnehmung beginnt mit einem Prozess der *Dekonstruktion*. Die beispielsweise vom Auge aufgenommenen Informationen werden von hochspezialisierten Zellen im visuellen Kortex in zahlreiche Sinnesmodalitäten zerlegt, diese Zellen sind zu Säulen angeordnet und bilden so etwas wie einen biologischen Sensor für ganz bestimmte Wahrnehmungselemente. Im Bereich der visuellen Wahrnehmung gibt es spezialisierte Neuronen-Säulen für lineare Umrisse, Bewegung von Linien, Winkel, Abstand von Vorder- zu Hintergrund, Form und Farbe. Was wir also sehen oder erinnern, ist nicht das, was gewesen ist, sondern das, was nach vollständiger Dekonstruktion und erneuter Konstruktion neu entsteht. Wir können ganz sicher sagen, dass dieses Konstrukt *ist*, aber nicht dass es *wahr* ist. (Kandel 2006, S. 327) Ein Teil dieser dekonstruierten Informationen wird dem Hippocampus zugeleitet, um dort zur Raum-Zeit-Karte geordnet zu werden, die uns erst die kontrollierte Nutzung einer Erinnerung erlaubt.

Welche fatalen Folgen es hat, wenn ein Erlebnis nicht in das Raum-Zeit-Raster des Hippocampus integriert wird, sehen wir an unseren Patienten mit traumabedingten Symptomen. Das Erlebnis ist in ungeordnete dekonstruierte Stücke der verschiedenen Sinnesqualitäten zerfallen. Wir nennen dies nach van der Kolk *primäre Dissoziation (van der Kolk, B. et al 2000).* Was also sind die Bedingungen, damit dieses Einordnen einer Erfahrung in das Raum-Zeit-Raster geschieht?

Die Tierversuche ergaben Folgendes:

Der Hippocampus konstruiert aus den zur Verfügung stehen multisensorischen Informationen (Fühlen, Sehen, Hören, Bewegen etc.) ein Bild der Umgebung. Dieser Konstruktionsvorgang benötigt einige Zeit in der Größenordnung von mehreren Minuten. Unverzichtbare Voraussetzung für das Bilden dieses Ordnungssystems im Hippocampus ist die ungestörte Fähigkeit des Individuums zur *Fokussierung,* also zur kontrolliert gesteuerten Aufmerksamkeit. Nur wenn das Individuum *entscheiden* kann, wofür es sich im jeweiligen Moment interessiert und wofür nicht, setzt die Bildung der Raum-Zeit-Ordnung des expliziten Langzeitgedächtnisses ein. Anders ausgedrückt: *Orientierung entsteht bei ausreichend Zeit und ausreichend Ruhe.*

Auch dieser Befund ist kein psychologisches Abstraktum. Kandel hat nachgewiesen, dass die Großhirnrinde unter diesen positiven Bedingungen Zellen im Mittelhirn aktiviert, die Dopamin freisetzen, welches im Hippocampus eben diese multisensorische Intergration- und Langzeitspeicherung aktiviert.

Damit wird klar: Überstarke negative emotionale Erfahrungen lassen den Betroffenen nicht die Zeit, sich zu orientieren und nicht die Freiheit, seine Aufmerksamkeit aktiv und bewusst zu steuern. Solche Erfahrungen werden deshalb nicht im Hippocampus integriert und geordnet. Ein Traumaschema ist entstanden.

Damit lässt sich die klinische Beobachtung des Window of Tolerance neurobiologisch erklären. Es gibt eine emotionale Erregungsgrenze, oberhalb derer der Verarbeitungsprozess aussetzt, weil die Aufmerksamkeit defokussiert und unkontrolliert wird. Die therapeutische Situation stellt also geeignete Bedingungen für die Nachbearbeitung her: kontrollierbare, bewusste Aufmerksamkeit auf negative emotionale Erinnerungen und zugleich auf die gegenwärtige Situation, dabei mittlere emotionale Erregung, ständige Präsenz positiver Emotionen, den kontrollierten Wechsel zwischen negativen und positiven Emotionen in einer Art Schwingung und jederzeit präsente Orientierung im Jetzt. Man könnte das auch einfacher ausdrücken: das Prinzip Neugier.

## 13.5 Antonio Damasio und die Frage: Was ist Bewusstsein?

Damasio (2000) entwirft in einer sehr systematisch aufgebauten Argumentation ein Modell des Bewusstseins. Er stützt sich dabei (anders als LeDoux und Kandel) auf Befunde an Menschen, nicht an Tieren, indem er untersucht, welche Folgen Hirnverletzungen und Hirnschädigungen haben können.

Damasio beschränkt sich nicht darauf, zu klären, wie und wo Bewusstsein entsteht, sondern stellt auch die Frage, warum das Zentralnervensystem des Menschen (und der Tiere) im evolutionären Prozess *Bewusstsein* geschaffen hat, wo also das Mensch-Sein in der evolutionären Tradition des Tier-Seins steht und wo das Mensch-Sein, indem es einen evolutionären Prozess fortsetzt, zu etwas ausschließlich mensch-haften wird. Dies ist der Bereich des erweiterten autobiografischen Bewusstseins und der Kulturleistungen, die dadurch möglich werden: Kunst, Sprache, Gewissen.

Damasio abstrahiert aus der Gesamtheit der vorliegenden neurobiologischen Befunde ein Modell des menschlichen Denkens, was nach meinem Dafürhalten lange Bestand haben wird.

Um zu vestehen, wie »Gehirn« sich von Stufe zu Stufe weiterentwickelt, waren einige Erkenntnisse grundlegend:

Das Gehirn bildet (in der Phylogenese der Arten und in der Ontogenese des Individuums) für alle komplexen Vorgänge, die sorgfältiger Regulierung bedürfen, zusätzliche *Abbildungsebenen*. Auf einer dieser Abbildungsebenen (dem *Kernselbst)* hat sich etwas Neues gebildet: Das Bewusstsein. Es besteht aus einem *Gefühl des Erkennens, was geschieht* und ist von Sprache unabhängig.

Das Schaffen neuer Abbildungsebenen (Protoselbst, Kernselbst, autobiografisches Selbst) hat entscheidende Vorteile für die Selbstorganisation des komplexen Systems: es entstehen neue Möglichkeiten der Kontrolle und Regulation. Gefühlte Emotionen beispielsweise sind psychische Objekte, die auf der Ebene des Kernselbst neu auftauchen. Sie bilden ab und interpretieren, was im Körper geschieht. Sie wirken zurück auf den Körper in einem Abwärtseffekt und sie werden in einem Aufwärtseffekt zur Grundlage höherer Formen des Denkens.

Das Schaffen neuer Abbildungsebenen (wir können es das *Repräsentanzprinzip* nennen) lässt ferner zusätzliche Möglichkeiten der Kreativität entstehen, indem sich die neugeschaffenen psychischen Objekte der zusätzlichen Abbildungsebene miteinander verbinden und damit neue integrierte psychische Objekte schaffen können.

Ferner entsteht eine neue Dimension der Unabhängigkeit: Die Elemente einer höheren Abbildungsebene werden nicht so direkt von den Vorgängen im Organismus beeinflusst, wie die Elemente einer niederen Abbildungsebene. Man könnte das vergleichen mit dem Unterschied zwischen Straße und Schiene. Die Schiene, obwohl direkt auf den Boden aufgebracht, stellt ein sehr viel unabhängigeres System dar, in dem die Einflüsse des Wetters fast aufgehoben sind.

Jede zusätzliche Abbildungsebene wird dadurch geschaffen, dass ein neuer, ihr eigener Typ von psychischen Objekten, man könnte sie auch *Zeichen* nennen, verwendet wird. Die Ebene des Protoselbst wird von anderen Zeichen gebildet, als die Ebene des Kernselbst und des autobiografischen Selbst.

Jede dieser Metaebenen konstruiert eine neue, vorher nicht vorhandene Realität. Es entsteht aus Informationen erster Ordnung eine neue Realität zweiter Ordnung, daraus eine Realität dritter Ordnung. Dies geschieht durch zwei höchst bemerkenswere biologische Kunstgriffe, die meines Wissens von Damasio zuerst beschrieben wurden: räumliche Verknüpfung in *Konvergenzzonen* und zeitliche Verknüpfung durch äußerst präzise *Synchronisierung*. Zu einem neuen psychischen Objekt wird das gebildet, was in bestimmten Kerngruppen dicht nebeneinander repräsentiert ist und was die Eigenschaft *gleichzeitig* hat. Aus der unendlichen Zahl abgespeicherter Muster ruft das Gehirn eine kleine Zahl von Mustern auf, welche die Zeitmarkierung *gleichzeitig* haben, um ein neues psychisches Objekt zu bilden.

Auf der Ebene des Kernselbst tritt erstmals *Bewusstsein* auf. Damasio betont nachdrücklich, dass Bewusstsein ganz offenbar ein biologisches Phänomen ist, was *immer* mit einem *Gefühl des Erkennens* beginnt. Welche Eigenschaften das mentale Wahrnehmungsorgan Bewusstsein hat und welchen evolutionären Vorteil es für die Spezies und welchen Wert es für das Individuum hat, werden wir genauer betrachten.

Immer gilt: Die eben beschriebenen Vorgänge bilden, wenn wir Damasio folgen, das Grundgerüst der seelischen Wachstumsprozesse. Wir können uns deshalb diese Forschungsergebnisse über die Entstehung von Bewusstsein genauer betrachten, um zu lernen, inwiefern unser Tun als Therapeuten (oder als Patienten) geeignet ist, mentales Wachstum zu fördern.

## 13.5.1   Wie entstehen psychische Objekte?

Um die Tätigkeit der Gehirns beschreiben zu können, sind einige grundlegende Begriffe erforderlich: Repäsentanz, Bewusstsein, Selbst. Sie bezeichnen voneinander unabhängige Vorgänge. Die Vorgänge ebenso wie die Begriffe müssen klar voneinander getrennt betrachtet werden.

*Repäsentanz schafft das Gehirn als Abbildungen, Zeichen,* von allem, was geschieht. Das Bilden von Repräsentanzen geschieht deshalb, weil es für die Spezies und für das Individuum Vorteile hat. Die schon auf molekularer und zellulärer Ebene unendlich komplexen Vorgänge werden auf jeder neuen Repräsentanzenebene abgebildet, sie werden dadurch »überschaubar«, also gleichsam aus einer Distanz betrachtbar. Auf einer neuen »betrachtenden« Ebene befindet sich aber nicht das Gleiche, wie das »Betrachtete«, sondern es bildet sich jeweils eine zusätzliche Klasse neuer psychischer Objekte.

Die Evolution behält niemals Überflüssiges bei. Wenn also die Repräsentanzenbildung durch die Evolution hindurch Grundprinzip der Gehirnentwicklung war (und ist), dann dürfen wir sicher sein, dass Repräsentanzenbildung unverzichtbar ist, um komplexe Lebensprozesse zu organisieren. Wir können hier etwas vorgreifen: Damasio vertritt, ohne den Begriff ausdrücklich zu verwenden, ein *selbstorganisatorisches Modell der Gehirnfunktion.* Psychische Objekte sind *Muster,* die als *Attraktoren* benötigt werden, um die komplexen Lebensprozesse zu ordnen. Selbstorganisatorisch gedacht ist der uns immer wieder begegnende Vorgang der Repräsentanzenbildung deshalb eine Technik der Mustererzeugung, die offenbar zum Leben benötigt wird.

Wir sehen nun als zentrales Element von Damasios Modell, dass die Welt der psychischen Muster kein chaotisches Durcheinander bildet. Dies wäre auch wertlos, wenn man ihren Zweck als ordnungsstiftende Attraktoren bedenkt. Vielmehr folgt die Bildung psychischer Objekte einigen Grundregeln, die wir mittlerweile beschreiben können.

Eine Grundregel scheint zu sein, dass psychische Objekte *Klassen* bilden. Es gibt *Muster erster Ordnung*, das sind die Inhalte des *Protoselbst*. Es entsteht dadurch, dass alle körperlichen Vorgänge nicht nur einfach geschehen, sondern auch abgebildet werden, diese Abbildungsmuster sind die Inhalte des Protoselbst. Es entsteht so ein (unbewusstes) *Wissen über das, was im Körper geschieht.*

Wir können sicher sein, dass von den unendlich vielen, in jedem Moment geschehenden Regulationsvorgängen im Körper nur jener Teil bevorzugt abgebildet und damit zum Inhalt des Protoselbst wird, von dem zu wissen für den Organismus notwendig ist, beispielsweise, weil durch dieses Protoselbstwissen die Basis geschaffen wird, auf höheren Wissensebenen günstige Bedingungen für das Überleben des Organismus herzustellen. Über Wassermangel in den Zellen sollte es ein Wissen geben, sonst ist weder Durst noch Trinken möglich.

Dieses Körperwissen erster Ordnung ist vorhanden, aber unbewusst. Es bildet das Protoselbst.

*Wissen zweiter Ordnung* bildet die Abbildungsebene des *Kernselbst*. Es schafft eine neue Klasse von Mustern, indem es all das abbildet, was im Organismus geschieht, *wenn er mit der Verarbeitung eines Objekts beschäftigt ist* (Damasio 2000, S. 40).

Wir werden uns auch mit dieser Klasse von »Wissenmustern« gleich näher beschäftigen. Zu dieser neuen Form von Wissen gehört erstmals *Bewusstsein* dazu. Bewusstsein beginnt »*als das Fühlen dessen, was geschieht*«. Damasio betont nachdrücklich, dass Bewusstsein von seinem innersten Wesen her eine *Empfindung* ist, Bewustein ist das Gefühl des Erkennens. Seine Vorläufer sind erst Wachheit, dann ungerichtete, dann gerichtete Aufmerksamkeit (S. 31).

Diese Feststellung ist von größter Bedeutung. Bewusstsein arbeitet nicht wie die Lampe, die ungerichtet den psychischen Raum mit dem Licht des Erkennens füllt, sondern Bewusstsein wurde anscheinend evolutionär geschaffen, um Aufmerksamkeit zu *fokussieren*. Anders ausgedrückt: die Wissensebene des Kernselbst hat evolutionär die Aufgabe, die Interaktion zwischen Organismus und Objekten abzubilden und durch aktiv gerichtete Aufmerksamkeit *Entscheidungen* zu erzeugen. Gerade darin scheint der evolutionäre Qualitätssprung zu bestehen: das Individuum gewinnt die Fähigkeit, sein Wissen für Entscheidungen zu nutzen. Selbstorganisatorisch ausgedrückt: Bewusstsein wird benötigt, um aktiv Musterveränderungen zu erzeugen.

Wir werden dieser Eigenschaft von Bewusstsein immer wieder begegnen.

*Wissen dritter Ordnung* bildet die Ebene des *autobiografischen Selbst.* Das Wissen erster und zweiter Ordnung wird in diese Abbildungsebene eingefügt und es wird eine neue Klasse psychischer Objekte gebildet, die im Stande ist, dem Selbst eine weitere Dimension zu geben: seine Autobiografie. Während das Wissen des Kernselbst nur den Moment abbildet, kann das Wissen dritter Ordnung alle Inhalte des Kernselbst zu einer *Geschichte des Selbst* integrieren, besser gesagt *konstruieren.* Auch dieses Abbild ist nicht objektiv, sondern ein Konstrukt. Zur Ebene dritter Ordnung gehört das *autobiografische Bewusstsein,* welches wieder wie alles Bewusstsein im Kern aus einem *Gefühl des Erkennens* entsteht. Es wird dem Menschen ermöglichen, ganz neue Klassen psychischer Objekte zu bilden: Sprache, Gewissen, Kunst.

Damit hat Damasio nach meinem Dafürhalten ein äußerst elegantes Modell vorgelegt, wie das Gehirn in der Evolution und im Individuum durch Schaffen von (soweit wir gegenwärtig wissen) drei Abbildungsebenen drei verschiedene Klassen psychischer Objekte erzeugt, die für die Selbstorganisation der unendlich komplexen Lebensvorgänge nützlich und notwendig sind. Die Zuordnung aller psychischen Objekte zu diesen drei Ebenen von Protoselbst, Kernselbst und erweitertem autobiografischem Selbst wurde von Damasio erstmals beschrieben. Wir können hier allerdings mit einigem Respekt erkennen, dass diese Dreiteilung des psychischen Innenraumes schon lange bekannt war. Der amerikanische Mathematiker und Philosoph Charles Sanders Peirce (1839–1914) (Peirce 1993, Nöth 2000) hat drei Zeichenklassen beschrieben (er nennt sie ikonisch, indexikalisch und symbolisch), die praktisch deckungsgleich mit Damasios Modell der Abbildungsebenen sind. Thure von Uexküll hat deshalb die Peircesche Zeichenlehre zu einer der Grundlagen seines Modells einer integrierten Medizin gemacht (Uexküll, Geigges, Plassmann 2002). Wir wissen bei Peirce allerdings wie bei fast allen Philosophen nicht, wie sie gearbeitet haben. Sie denken nach, so viel ist sicher, wir wissen aber nicht worüber und wie. Wahrscheinlich denken sie über das Denken nach und können, wenn sie sich weit genug für die Quellen des Erkennens in sich selbst öffnen, solche fundamentalen Dinge verstehen, wie wir sie mit großem Aufwand auch in der modernen Wissenschaft beforschen.

Zurück. Eine zweite Grundregel der Abbildungsprozesse ist, dass sie stets die Eigenschaft »Selbst« herstellen. Alle psychischen Objekte müssen Informationen enthalten, *was* sie abbilden, oder sie wären wertlos. Wie diese Information »Selbst« oder »nicht Selbst« erzeugt wird und wie sie in der jeweiligen Repräsentanz hinterlegt ist, wissen wir nur teilweise. Damasio legt sich nicht eindeutig fest, ob Bewusstsein dazu erforderlich ist, also ob erst »Bewusstsein« entsteht und danach »Selbst« oder ob umgekehrt, erst »Selbst« und dann ein dies wahrnehmendes Bewusstsein entsteht oder ob, wie ich vermute, beide Vorgänge voneinander unabhängig sind. Immerhin ist sicher, dass es im Protoselbst kein Bewusstsein gibt, also kann »Selbst« auch ohne »Bewusstsein« entstehen.

Sicher scheint die absolut unverzichtbare Rolle von Emotion und Gefühl bei jeder Bildung neuer psychischer Objekte. Warum ist das so? Vermutlich ist die Erklärung sehr einfach.

Wahrscheinlich sind Emotion und Gefühl jene Informationen, mit denen das Gehirn zwischen »positiv« und »negativ« unterscheidet. Positiv wäre alles, was der Organismus für »aufbauend«, dem Organismus nützend hält, während als »negativ« alles markiert wird, was der Organismus für schlecht hält. Das wären jene inneren oder äußeren Objekte, die dem Leben schaden.[24] Natürlich sind dies wie bei allen

---

24 Damasio stellt sich hier mit seinem Modell ganz in die Tradition Freuds, der in seinem Spätwerk »Jenseits des Lustprinzips« (Freud 1920) die Begriffe *Lebenstrieb* und *Todestrieb* einführte. Wenn dem so ist, benötigt das Individuum eine Information, was aufbauend (Lebenstrieb) und was abbauend (Todestrieb) ist. Die etwas unglückliche Bezeichnung Todestrieb hat sich dem intuitiven Verstehen

mentalen Konstruktionen keine objektiven Beurteilungen, es sind emotionale Bewertungen, die notwendig sind, um die psychischen Inhalte zu ordnen. Damasio differenziert Emotionen in *Hintergrundsemotionen, primäre Emotionen (Freude, Trauer, Furcht, Ärger, Überraschung, Ekel)* und *zusammengesetzte Emotionen.* Er unterscheidet Emotion, die unbewusst ist (auf der Ebene des Protoselbst), von *Gefühl,* also wahrgenommener Emotion auf der Ebene des Kernselbst.

Eine dritte Grundregel, welche in der Welt psychischer Repräsentanzenbildung zu gelten scheint, ist, dass jedes psychische Objekt auch die Information »Zeit« enthält. Wie eingangs schon besprochen, ist dies unmittelbar plausibel, da nur die Eigenschaft »Gleichzeitigkeit« das Zusammenfügen aller psychischen Teilobjekte zu einem neuen psychischen Objekt ermöglicht. Wie die Information »Zeit« biologisch erzeugt wird, ist vollkommen unerforscht. Wir wissen nichts über beteiligte Hirnstrukturen und nichts über die Arbeitsweise und Genauigkeit dieses biologischen Zeitsinns. Jeder weiß aus eigener Erfahrung, dass man auf die Minute pünktlich erwachen kann, sehr wahrscheinlich ist aber für die Ordnung der psychischen Inhalte zu neuen psychischen Objekten eine sehr viel höhere Genauigkeit im Millisekundenbereich erforderlich. Wie dies biologisch geleistet wird, muss künftige Forschung klären.

Wir schauen uns nun die genaue Beschaffenheit von Protoselbst, Kernselbst und autobiografischem Selbst an. Wir betrachten die Eigenschaften der psychischen Objekte, die von jeder dieser Ebenen hervor gebracht werden und betrachten die Rolle von Emotion und Gefühl näher. Ferner müssen wir noch etwas mehr wissen über beteiligte Hirnstrukturen.

All das sollte uns klar machen, wie der natürliche seelische Wachstumsprozess arbeitet, wann er stockt und wie wir als Therapeuten in der Krankenbehandlung der Stockung einen wachstumsförderlichen Rahmen geben können.

---

widersetzt und hat die Nutzung von Freuds Konzept behindert. Man sollte sich aber klar machen, dass Aufbauen und Abbauen ständig vorkommende und notwendige Ereignisse sind. Auf molekularer und zellulärer Ebene wird ständig zusammengesetzt und aufgelöst, gelebt und gestorben.

## 13.5.2 Wie entsteht Identität?

Damasios Modell der Entstehung und Funktion von Bewusstsein entwirft auch ein Modell davon, wie sich Identität bildet. Auf allen mentalen Abbildungsebenen von Protoselbst, Kernselbst und auto-biografischem Selbst wird den dort gebildeten psychischen Objekten offenbar die Information »Selbst« eingeschrieben. Wir sollten genauer betrachten, wie das Gehirn *Identität* erzeugt.

Bislang waren Konstrukte wie *Persönlichkeit* oder *Ich*, auch der psychoanalytische Begriff des *Selbst* rein psychologisch definiert. Das Überprüfen solcher psychologischer Begriffe anhand der neurobiologischen Befunde ist nun möglich geworden. Klinisch wird das von einigem Nutzen sein. Wir werden genauer unterscheiden und beschreiben können, welchen Anteil Identitätsstörungen an den einzelnen Krankheitsbildern haben. Keineswegs sind Identitätsstörungen begrenzt auf seltene Phänomene wie die *dissoziative Identitätsstörung*. Wir sehen vielmehr, dass beispielsweise bei Psychosen ein Teil des emotionalen Geschehens nicht in normaler Weise als integrierter Teil des Selbst, sondern in pathologischer Weise in Wahn und Halluzination auftaucht. Wir sehen, wie Magersucht von den Patientinnen als eine Form pathologischer Ersatzidentität gebildet wird, wir sehen, wie bei süchtigen Entwicklungen manipulierte Emotionen und in der Folge verschiedene Formen von falschem Selbst entstehen. Bei traumabedingten Störungen bleibt der innerste Kern des Traumaschemas außerhalb der Persönlichkeit, desintegriert.

Wenn wir also klinisch genau betrachten, wie Desintegriertes integriert wird, so werden wir Zeuge sein, wie vor unseren Augen ein neues Stück Selbst entsteht, welches sich in die Identität der Person, also ins Ganze einfügt. Zum innersten Wesen von Selbst und Identität gehört, dass sie ein *Ganzes* bilden, also muss es im mentalen Apparat irgendein Wissen davon geben, was bei diesem Individuum das Ganze ist. Dies ist keine philosophische Frage, sondern eine in jeder Therapiestunde beobachtbare äußerst erstaunliche Tatsache: der Heilungsprozess kennt sein Ziel. Das Beste, was wir tun können, ist deshalb, den normalen Weg dahin nicht zu stören, sondern zu fördern.

Vom körperlichen Wachstum her ist uns dieser Vorgang so vertraut, dass man manchmal aufhört, darüber zu staunen. Von den allerkleinsten Anfängen der Zellteilung bis zum ausgewachsenen Menschen ist das steuernde Wissen vom Wachstum in jedem Moment präsent und aktiv. Wir wissen aber weder wie noch wo. Das Wissen vom eigenen »Selbst« ist vermutlich nur ein kleiner aber wichtiger Teil dieses noch ziemlich rätselhaften Wissens über Ganzheit.

Damasio (2000) vermutet, dass sich die einzelnen Ebenen der Lebensvorgänge in sich und die Ebenen untereinander wie Musiker eines Orchesters aufeinander einstimmen (Seite 112). Aber auch das ist nur eine Metapher. Staunen wir also über das, was wir nicht wissen und betrachten genau, was wir wissen. Wie entstehen Selbst und Identität?

Alles beginnt (wie meistens) mit dem Körper.

Im Inneren von Zellen muss ein bestimmtes Milieu bestehen und aufrecht erhalten werden, damit Leben möglich ist (Bernard 1856, zitiert nach Damasio S. 169). Auch auf dieser Ebene muss man schon ein steuerndes Wissen postulieren, mit dem dieses Milieu in jenem schmalen Bereich gehalten wird, der zum Leben geeignet ist. Dies ist der von Cannon so benannte Vorgang der *Homöostase* (zitiert nach Damasio S. 169). Zum Wesen des Nervensystems und des Gehirns als dessen Zentrum gehört es, von *allen* Körperteilen Informationen zu bekommen und aus Ihnen ein Abbild zu konstruieren. Dieses Abbild besteht aus *Wissen erster Ordnung*. Damasio nennt es das Protoselbst. Die hier erzeugten psychischen Objekte sind unbewusst, sie werden benötigt für die Steuerung des extrem komplexen Systems Körper und: diese Objekte enthalten die Information »Selbst«.

Die Wahrnehmungen aus dem Körper werden in bestimmten Gehirnregionen kartografiert, dem *somatosensorischen System*. Es besteht »aus mehreren Subsystemen, die dem Gehirn Signale übermitteln und es jeweils über ganz verschiedene Aspekte des Körpers informieren« (Damasio S. 182). Die verschiedenen Subsysteme des somatosensorischen Systems arbeiten parallel und befinden sich auf allen Ebenen des Nervensystems vom Rückenmark und Hirnstamm bis hin zur Großhirnrinde.[25] Es werden dort ständig unzählige Abbildungen des jeweiligen Körperzustands erzeugt, miteinander vernetzt, um neue psychische Objekte als Inhalte des Protoselbst zu schaffen.

Schon auf dieser Ebene ist das Phänomen *Selbst* untrennbar mit dem Phänomen *Emotion* verbunden. Emotionen sind anscheinend die früheste biologische Formulierung dessen, was wir ein *Bedürfnis des Selbst* nennen können. Die Emotion drückt aus, was das Subjekt zum Leben braucht. Auf der Ebene des Protoselbst sind Emotionen aber noch unbewusst. Sie sind die frühesten abbildenden, deutenden, ordnenden und steuernden, aber noch unbewussten Muster des mentalen Systems.

Nun muss man sich die Kartografierung des Körpers auf der Ebene des Protoselbst nicht als objektive Abbildung vorstellen, sondern wie wir es schon bei visuellen Informationen gesehen hatten, werden alle Informationen zunächst vollständig *dekonstruiert*, indem sie in Einzelqualitäten zerlegt und erst im Rückenmark und Gehirn neu gemischt und zu einem Bild des Körpers *konstruiert* werden. Bei der Synthese dieser komplexen Informationen zu neuen psychischen Objekten, die den Körper abbilden, ist wieder ein zeitlicher Steuerungsmechanismus im Spiel, der Wahrnehmungen die Informationen »gleichzeitig« einschreibt, ansonsten entstünde ein psychotisches Durcheinander von Informationen, die nicht zueinander gehören.[26] Auf diese Weise konstruiert das Protoselbst neue psychische Objekte, die das Wissen vom *physischen Selbst* darstellen.

---

25  Das Gehirn ist bekanntlich sehr wirksam chemisch abgeschirmt gegen den Körper, um ungestört arbeiten zu können in einem konstanten biologischen Milieu. Interessanterweise sind einige wenige Hirnstrukturen (die Area postrema und die so genannten Subfornikalorgane im zircumventrikulären Bereich) nicht abgeschirmt, sondern gleichsam eingetaucht in das chemische Milieu des Körpers. Bestimmte große Moleküle haben nun gleichsam das Recht, auf diese Hirnregionen direkt einzuwirken, an allen Barrieren vorbei. Das bekannteste dieser Moleküle ist das Oxytocin, welches auf eine äußerst wirksame Weise all das steuert, was für Bindung erforderlich ist, sowohl für die Bindung der Mutter an ihr Kind aber auch für die Mann-Frau-Bindung (Uvnäs-Moberg 2007).

26  Es ist wie bei einem digitalen Fotoapparat: die Fotos werden nach Gleichzeitigkeit gespeichert, nur so entsteht ein Bild. Würden die Aufnahmen alle ungetrennt übereinander gespeichert, entstünden keine identifizierbaren Objekte.

Diese psychischen Objekte auf der Ebene des Protoselbst sind die absolut unverzichtbare Grundlage, auf der sich nun – beim Menschen – höhere Formen von Identität aufbauen können. Damasio postuliert eine weitere Abbildungsebene, das *Kernselbst*. Es besteht aus einer neuen Klasse von psychischen Objekten und zwar *Abbildungen von Veränderungen, die sich dadurch ergeben, dass der Organismus Informationen über neue Objekte aufnimmt und verarbeitet* (S. 205). So entstehen *Karten zweiter Ordnung*, in denen die *Veränderung* der Inhalte des Protoselbst erfasst werden.

Auf der Ebene des Kernselbst entsteht erstmals ein bewusstes Selbstgefühl. Es ist wichtig, niemals zu vergessen, dass es im innersten Kern auf dem Pulsieren unserer Körperlichkeit beruht, die sich in der Beschäftigung mit neuen Objekten verändert. Auf der Ebene des Kernselbst werden erstmals die vorher unbewussten Emotionen *gefühlt*. Der erste Kern eines Bewusstseins von uns selbst ist wiederum ein Gefühl, das Gefühl des Erkennens, wie sich unser Körper verändert. Emotionen ändern also auf der Ebene des Kernselbst ihren Charakter, sie werden bewusst wahrnehmbar und zwar als *Gefühl*. Das Gefühl ist wie stets ein unverzichtbarer Bestandteil des psychischen Objekte auf der Ebene des Kernselbst, sie bewerten, ordnen, steuern, sie enthalten, wie das Selbst sich in der Interaktion mit der Welt fühlt.

Damasio äußert sich nicht ganz eindeutig dazu, ob dieses auf der Ebene des Kernselbst neu auftauchende Bewusstsein für die Weiterentwicklung von Selbstkonzept und Identität auch *notwendig* ist, also ob dieses weiterentwickelte Selbstkonzept, welches zwischen Subjekt und Objekt differenzieren kann, immer ein *bewusstes* Selbstkonzept sein muss. Sehr wahrscheinlich ist dies nicht der Fall. Dieses neue Wissen über das eigene Selbst ist *bewusstseinsfähig* und damit entstehen alle jene Freiheitsgrade, die mithilfe des psychischen Werkzeuges *Bewusstsein* entstehen. Sehr wahrscheinlich wird aber nur der kleinste Teil dessen, was auf der Ebene des Kernselbst wahrgenommen wird, jemals bewusst.

Immer sind die psychischen Objekte des Kernselbst *Momentaufnahmen*, sie bilden nur das Hier und Jetzt ab. Eine völlig neue und spezifisch menschliche Form der Identität entsteht nun auf der Ebene des *autobiografischen Selbst*. Wenn das Kernselbst gleichsam

Fotos enthält, so ist das autobiografische Selbst das Fotoalbum. Die Abbildungsebene des autobiografischen Selbst ist im Stande, die Inhalte des Kernselbst aufzurufen, also zu erinnern, und zu verknüpfen zu einer *Geschichte*. Zu dieser Ebene des autobiografischen Selbst gehört auch eine neue Form des Bewusstseins, das *erweiterte Bewusstsein*. Es ist im Stande, jeder weiß das aus seiner eigenen Erfahrung, zu erinnern, also bestimmte Inhalte des Kernselbst, die im Langzeitgedächtnis niedergelegt waren, aufzurufen, sie miteinander zu verknüpfen und damit jenen gesamten gewaltigen Raum von Nachdenken und Fantasie zu bilden über unsere Geschichte, unsere Gegenwart und unsere Zukunft. Das Kernselbst ist in dieser neuen, spezifisch menschlichen Welt der Kompass. Das Kernselbst definiert, was der Mensch erlebt hat, wie es empfunden wurde, was es wert war, wie wichtig und wie unwichtig etwas war, ob es gut war oder schlecht, nützlich oder schädlich. Nur aus diesen Elementen kann das autobiografische Selbst zusammengesetzt und in die Zukunft fortgeschrieben werden. Anders ausgedrückt: nur durch *kontinuierlichen niemals unterbrochenen Kontakt* des Menschen zu seinem eigenen Kernselbst, welches wiederum auf dem Protoselbst beruht, entsteht eine in sich ganze, *heile* Persönlichkeit. Diese Erkenntnis ist von großer Tragweite. Störungen der Persönlichkeitsentwicklung werden dadurch entstehen, dass der permanent nötige und ungestörte Kontakt zu allen Inhalten des Kernselbst beeinträchtigt ist. Bestimmte Erlebnisbereiche werden aus Gründen, die wir klinisch zu untersuchen haben, desintegriert bleiben. Was der Mensch in bestimmten Situationen und bestimmten Zusammenhängen erlebt hat, ist dann gleichsam blockiert und von der permanenten, niemals ruhenden integrierenden synthetischen Funktion des autobiografischen Bewusstseins ausgeschlossen. Die meisten dieser Störungen werden von selbst heilen, indem der mentale Apparat in Zeiten des Schlafs, der Ruhe, der Kontemplation und der Kommunikation Kontakt aufnimmt mit jenen noch unverarbeiteten, also in das autobiografische Selbst noch nicht integrierten Ereignissen.

Dies ist der natürliche Heilungsprozess.

Wo dies scheitert, sollten Psychotherapeutinnen und Psychotherapeuten die Fähigkeit haben, einen Behandlungsrahmen herzustellen, in dem noch unverarbeitete und nach Verarbeitung drängende Inhalte des Kernselbst vom autobiografischen Bewusstsein aufgesucht, aufgenommen und integriert werden können. Damit sind wir nach der Reise durch die Neurobiologie wieder in der Therapiestunde angekommen: aktuell wirksames nach Verarbeitung drängendes emotionales Belastungsmaterial wird systematisch und kontrolliert fokussiert, sodass der natürliche Heilungsprozess seine Arbeit wieder aufnimmt.

Dies ist Psychotherapie.

Diese natürliche Schwingung zwischen autobiografischem Selbst, Kernselbst und Protoselbst erinnert an Ebbe und Flut. Sie endet nie, weil sie zum Leben gehört.

# Kapitel 14: Einige Gedanken zurück und einige Gedanken nach vorne

Nun sind Sie als Leserinnen und Leser fast am Ende dieses Buchs angekommen. Was sagen Sie dazu? Hat es Sie gelangweilt von Anfang an, es ist aber Ihr Grundsatz, Bücher, die Sie gekauft haben, auch von vorne bis hinten durchzulesen? Dann Hut ab vor so viel Zähigkeit.

Es könnte aber auch sein, dass diese neuen Entwicklungen der stationären Psychotherapie Sie anregen, vielleicht auch ein wenig irritieren. Das Grundprinzip, selbstorganisatorischen Heilungsprozessen einen Rahmen zu geben, enthält doch Einiges an Ungewohntem.

Wie geht es von diesem Punkt aus weiter? Werden wir beispielsweise der Terminologie der Grundlagenforscher folgen und künftig nicht mehr von *Emotion*, sondern von *Gefühl* sprechen? Ich glaube nicht. Ich habe es auch selbst in diesem Buch nicht so gehalten. Die per definitionem unbewusst bleibende Emotion des Protoselbst ist nicht unser Gegenstand in der Psychotherapie. Wir wissen von ihr, wir werden gedanklich und begrifflich, wo es erforderlich ist, zwischen Emotion und Gefühl unterscheiden können, wir werden aber sehr wahrscheinlich bei unserem Sprachgebrauch und beim Emotionsbegriff bleiben.

Welche Rolle wird die Neurobiologie für uns Psychotherapeuten spielen? Ich bin mir sicher, jedes psychotherapeutische Arbeitsmodell wird dadurch besser, dass es seine eigenen Annahmen am Grundlagenwissen über Beschaffenheit und Arbeitsweise des Gehirns überprüft. Die Psychoanalyse beispielsweise muss unbedingt ihren Begriff des Unbewussten, ihre Vorstellung von der Rolle von Emotionen und ihre Vorstellungen vom Vorgang des Durcharbeitens an den neurobiologischen Befunden messen. Das Gleiche gilt für jede lerntheoretisch orientierte oder körpertherapeutisch orientierte Psychotherapiemethode. In Folge dessen müssen die neurobiologischen Befunde sowohl im Medizin- und Psychologiestudium wie auch in den psychotherapeutischen Ausbildungsinstituten vermittelt werden.

Mein persönliches ceterum censeo:
- Kinder wollen wachsen und wollen gesund sein, wenn man sie lässt. Wir dürfen die mentale Verletzung unserer Kinder nicht zulassen.
- Emotional bedingte Erkrankungen sind heilbar.

Es ist unsere Aufgabe als Psychotherapeuten, zu beiden Zielen den Weg zu finden. Machen wir uns an die Arbeit.

# Literaturverzeichnis

Agras, W. S., Walsh, T., Fairburn, C. G., Wilson, G. T. & Krarmer, H. (2000): A multi-center comparison of cognitive-behavioral therapy als interpersonal psychotherapy for bulimia nervosa. Archives of General Psychiatry, 57, 459–466

Ainsworth MDS, Blehar MC, Waters E, Wall S. (1978): Patterns of attachment. A psychological study of the strange situation. Hillsdale (NJ), Lawrence Erlbaum

Arnold, A. (2001): Rhythmus und Berührung. Grundlage und Praxis der Cranio-Sacral-Therapie, Goldmann

Bailey, C. H., Kandel, E. R. (1993): Structural changes accompanying memory storage. Annu. Rev. Physiol. 55, S. 397–426

Bateson, G. (1987): Geist und Natur. Suhrkamp Taschenbuch, Frankfurt / Main

Bauer, J. (2002): Das Gedächtnis des Körpers. Eichborn Verlag, Frankfurt / Main

Bauer, Joachim (2006): Warum ich fühle was du fühlst. Intuitive Kommunikation und das Geheimnis der Spiegelneuronen. Heyne München

Beebe, B., Alson, D., Jaffe, J.., Feldstein, S., Crown, C. (1988): Vocal congruence in mother-infant play. Journal of Psycholinguistik Research 17

Beebe, B., Jaffe, J., Lachmann, F., Feldstein, S., Crown, C. Jasnow, M. (2002): Koordination von Sprachrhythmus und Bindung. In: Brisch, K.-H., Grossmann, Klaus. E., Grossmann, K., Köhler, L.: Bindung und seelische Entwicklungswege, Klett-Cotta Verlag

Bertalanffy, v. Ludwig (1968): Organismic psychology theory. Barre MA: Clark University Press with Barre Publishers

Blazy, H. (1991): Frühgeburt im Spiegel von Übertragung und Gegenübertragung in der Kindertherapie. Kind und Umwelt 70

Borszormenyi-Nagy, I. u. Spark, G. H. (2001): Unsichtbare Bindungen. Die Dynamik familiärer Bindungen. Klett-Cotta Stuttgart

Bowlby, J. (1975): Bindung. Eine Analyse der Mutter-Kind-Beziehung. Frankfurt, Fischer

Bowlby, John (1979): The Making and Breaking of Affectional Bonds. Tavistock Publications London

Braithwaite, R., Robillard A., Woodring, T., Stephens, T., Arriola, K.J. (2001): Tattooing and body piercing among adolescent detainees: Relationship to Alcohol and other drug use. J. Subst. Abuse 2001; 13 (1–2): 5–16

Chamberlain, David (2003): Woran Babys sich erinnern. Die Anfänge unseres Bewusstseins im Mutterleib. Kösel, München

Chamberlain, Sigrid (2003): Adolf Hitler, die deutsche Mutter und ihr erstes Kind. Über zwei Ns-Erziehungsbücher. Psychosozial- Verlag Gießen, 4. korrigierte Auflage

Cook, A., Blaustein, M., Spinazzola, J., Van der Kolk, B. (Eds) (2003): Complex Trauma in Children and Adolescents. White Paper from the National Child Traumatic Stress Network. http://www.NSCTSNet.org

Dammasch, Frank (2003): Psychoanalytisches Verstehen des ruhelosen Kindes. Analytische Kinder- und Jugendtherapie. Heft 118, XXXIV.JG.2/2003, Brandes & Apsel Verlag

Damasio, A. R. (1997): Descartes' Irrtum. Fühlen, Denken und das menschliche Gehirn. Deutscher Taschenbuch Verlag, München

Damasio; A. R. (2000): Ich fühle also bin ich. München, List-Verlag

Damasio, A. R. (2003): Der Spinoza-Effekt. Berlin:List

DeCasper A. J., Spence, M. J. (1991): Auditory mediated behavior during the perinatal period: a cognitive view. In: Biological constraints and the influence of experience. Hrsg: Weiss, M.J.S., Zelazo, P.R., Norwood, N.J. Ablex

Dill, Gregor (2003): In: Chamberlain, Sigrid. Adolf Hitler, die deutsche Mutter und ihr erstes Kinder und Jugendlichen Über zwei Ns-Erziehungsbücher. Psychosozial- Verlag, 4.korrigierte Auflage

Dornes, M. (2003): Die frühe Kindheit. Entwicklungspsychologie der ersten Lebensjahre. Frankfurt am Main.

Dowling, W. Terence (1997): Prä- und Perinatale Erfahrungen von Menschen mit autistischen Tendenzen. In: Janus, Ludwig und Haibach, Sigrun. Seelisches Erleben vor und während der Geburt. LinguaMed Verlags- GmbH Neu-Isenburg

Downing, G. (2006): In: Marlock, G., Weiss, H., (Hrsg.) (2006): Handbuch der Körperpsychotherapie. Schattauer Verlag

Downing, G. (2003): Emotion und Körper – Eine Kritik der Emotionstheorie. In: Psychoanalyse & Körper Nr. 2, 2. Jg., Heft 1, S. 59–88

Dress, A., Hendrichs, H. & Küppers, G. (1986): Selbstorganisation. Die Entstehung von Ordnung in Natur und Gesellschaft. München, Piper

Emerson, Wilhelm R. (2000): Behandlung von Geburtstraumata bei Säuglingen und Kleinkindern: Gesammelte Vorträge von William Emerson 1996, Herausgegeben von der Internationalen Studiengemeinschaft für prä- und perinatale Psychologie und Medizin (ISPPM), Heidelberg 2000

Euler, M. (1990): Biophysik und Erkenntnistheorie des Hörens unter dem Paradigma der Selbstorganisation. In: Kratky, W., Wallner, F. (1990) Grundprinzipien der Selbstorganisation. Wissenschaftliche Buchgesellschaft Darmstadt, 1990, S. 31–58

Evertz, Klaus (1998): Der Ursprung der Bilder-pränatalen Wahrnehmung, Ästhetik und Kunst. Int. J. of Perinatal and Prenatal Psychology and Medicine. Vol. 10 No. 3, 365–392

Fairburn, C.G., Norman, P.A., Welch, S.L., O'Connor, M.E., Doll, H.A. & Peveler, R.C. (1995): A prospective study of outcome in bulimia nervosa and the long-term effects of three psychological treatments. Archives of General Psychiatry, 52, 304–312

Felitti V.J., Anda R.F., et al (1998): The relationship of adult health status to childhood abuse and household dysfunction. Am J Prev Med 14, 245–258

Felitti V.J. (2002): Belastungen in der Kindheit und Gesundheit im Erwachsenenalter: Die Verwandlung von Gold in Blei. Z Psychosom Med Psychother 48, 359–369, Vandenhoeck & Ruprecht

Field, Tiffany (1985): Attachement as psychobiological attunement: Being on the same wave length. In: Reite, M. & Field, T. ( Hrsg.), Psychobioloy of attachement. Orlando Fl: Academic Press

Field,Tiffany (1998): Maternal depression effects on infants and early interventions. Preventive Medicine 27, 1998

Fiedler, Peter (2001): Persönlichkeitsstörungen. Beltz PVU Weinheim

Fiedler, Peter (2003): Komplexe Traumatisierung und Persönlichkeitsstörung. In: Seidler, G.H., Laszig, P., Micka, R., Nolting, B.V.: Aktuelle Entwicklungen in der Psychotraumatologie. Psychosozial Verlag Gießen (2003)

Fischer, G., Riedesser, P. (1999): Lehrbuch der Psychotraumatologie. Ernst Reinhard Verlag

Foa, E.B., & Kosak, M.J. (1986): Emotional processing of fears: Exposure to corrective information. Psychological Bulletin, 99, 20–35

Foa, E.B., Steketee, G., & Rothbaum, B.O. (1989): Behavioral / cognitive conceptualizations of post-traumatic stress disorder. Behavior Therapy, 22 (2): 155–176

Freud, S. (1895): Entwurf einer Psychologie. GW Nachtragsband, Seite 373–486

Freud, S. (1900): Die Traumdeutung. Fischer Verlag Frankfurt, 13. Auflage (1991)

Freud, S. (1908): Der Dichter und das Phantasieren. Band X, Studienausgabe, Fischer Verlag Frankfurt (1969)

Freud, S. (1920): Jenseits des Lustprinzips. GW, Band XII, S. 1–69

Freud, S. (1925): Selbstdarstellung. G. W. Bd. 14, S. 31 (S. E., 20:1)

Freud, S: (1940): Abriss der Psychoanalyse. GW XVII, Seite 63–108

Gall, F. J. & Spurzheim, G. (1810): Anatomie et physiologie du système nerveux en géneral, et du cerveau en particulier, avec des observations sur la possibilité de reconnaître plusieurs dispositions intellectuelles et morales de l'homme et des animaux, par la configuration des leurs têtes. Paris

Gazzaniga, M. S. & LeDoux, J. E. (1978): The Integrated Mind (New York: Plenum)

Geigges, Werner (2002): Reflektierte Kasuistik als Instrument der Forschung und Lehre einer integrierten Medizin. Integrierte Medizin. Uexküll, Th., Geigges, W., Plassmann, R., Schattauer Stuttgart

Giedd Jay.N. et al (1999): Brain development during childhood Aandadolescence: Alongtudinal MRI study. Nature Neuroscience 2:10

Greenwald, Ricky (2001): EMDR in der Psychotherapie mit Kindern und Jugendlichen. Ein Handbuch. Junfermann Paderborn

Greenwald, Ricky (2006): EMDR with traumatized youth In: Webb, N. (Ed.): Helping traumatized children and youth in child welfare: Perspectives of mental health and children´s services practitioners (pp246–264) Guilford Press New York

Grawe, K. (2004): Neuropsychotherapie. Göttingen, Hogrefe

Grossmann, Klaus E. (2000): Verstrickung, Vermeidung, Desorganisation: Psychische

Inkongruenzen als Folge von Trennung und Verlust. In: Opher-Cohn, I., Pfäfflin J., Sonntag, B., Klose B. u. Pogany-Wendt (Hrsg.): Das Ende der Sprachlosigkeit. Auswirkungen traumatischer Holocaust-Erfahrungen über mehrere Generationen. Psychosozial Gießen

Grossmann, Klaus E. und Grossmann, Karin (2003): Bindung und menschliche Entwicklung. John Bowlby, Mary Ainsworth und die Grundlagen der Bindungstheorie. Klett-Cotta Stuttgart

Grossmann, Klaus E. und Grossmann, Karin (2004): Bindungen- Das Gefüge psychischer Sicherheit. Klett-Cotta Stuttgart

Haarer, Johanna (1938): Die deutsche Mutter und ihr erstes Kind. J.F. Lehmann, München

Haarer, Johanna (1939): Unsere kleinen Kinder. J.F. Lehmann, München

Haarer, Johanna (1954): Die Mutter und ihr erstes Kind. Verlag Carl Gerber, München

Haas, J.-P. (1997): Bions Beitrag zu einer psychoanalytischen Theorie der Emotionen. Jahrbuch d. Psychoanal. 38, 137–193

Haken, H. (1981): Erfolgsgeheimnisse der Natur. Deutsche Verlagsanstalt, Stuttgart

Haken, H.; Wunderlin, A. (1990): Die Anwendung der Synergetik auf Musterbildung und Mustererkennung. In: Grundprinzipien der Selbstorganisation. Hrg.: Karl W. Kratky, Friedrich Wallner. Wissenschaftliche Buchgesellschaft Darmstadt 1990

Haken, H. & Schiepek, G. (2005): Synergetik in der Psychologie, Hogrefe

Hazan, C. & Shaver, P.R. (1987): Romantic love conceptualized as an attachment process. Journal of Personality and Social Psychology, 52, 511–524

Heinemann, Evelyn (1992): In: Heinemann, Evelyn, Rauchfleisch, Udo u. Grüttner, Tilo: Gewalttätige Kinder. Psychoanalyse und Pädagogik in Schule, Heim und Therapie. Geist und Psyche Fischer Verlag Frankfurt am Main

Heisterkamp, G. (2006): Selbst und Körper. In: Marlock, G., Weiss, H. (Herausgeber). Handbuch der Körperpsychotherapie. Schattauer Verlag

Hensel, Thomas (Hrsg. 2007): EMDR mit Kindern und Jugendlichen. Ein Handbuch. Hogrefe Verlag Göttingen

Henseler, H. (1989): Zur Entwicklung der psychoanalytischen Affekttheorie. Zeitschrift für psychoanalytische Theorie und Praxis IX, 1, 3–16

Hercolano-Houzel, Suzana (2006): Kindheit ade. Gehirn&Geist 5/2006, Spektrum der Wissenschaft Verlag

Höfner, E (1997): Das wäre doch gelacht! Rowohlt Tb

Hoerner, H. (1993): Zeit und Rhythmus. Die Ordnungsgesetze der Erde und des Menschen. Krachhaus Stuttgart

Hofmann, A. (1999): EMDR in der Therapie psychotraumatischer Belastungsstörungen. Thieme Verlag, Stuttgart

Hofmann, A. (2005): Therapie psychotraumatischer Belastungssyndrome. Thieme Verlag, Stuttgart

Hogdall, C. K.; Vestermark, V.; Birch, M.; Plenov, G.; Toftager-Larsen, K. (1991):

The significance of pregnacy, delivery and postpartum factors of the development of infantile colic. Journal of Perinatal Medicine, 19, 1991

Hopf, H. (2003): Ich habe ein ADS-Kind, verstehen sie etwas davon? Analytische Kinder- und Jugendlichenpsychotherapie. Heft 117, XXXIV.Jg.,1/2003, Brandes & Apsel Verlag Frankfurt / Main

Hüther, G., Krens, I. (2005): Das Geheimnis der ersten neun Monate. Unsere frühesten Prägungen. Patmos Verlag, GmbH & Co. KG, Walter Verlag Düsseldorf und Zürich

Hüther, G. (2004): Biologie der Angst. Sammlung van den Hoeck

Hüther, G. (2006): Bedienungsanleitung für ein menschliches Gehirn. Vandenhoeck & Ruprecht

Hufeland, C. W. (1797): Die Kunst das menschliche Leben zu verlängern

Huizink, A.C, Robles de Medina, P.G, Mulder, E.J.,Visser,G.H., Buitelaar,J.K. (2002): Psychological measures of prenatal stress as predictors of infant temperament. J.Am.Acad.Child Adolesc.Psychiatry 41: 1078–85

Huizink, A.C, Robles de Medina, P.G,Mulder,E.J., Visser,G.H., Buitelaar,J.K. (2003): Stress during pregnancy is associated with developmental outcome in infancy. J. Child Psychol Psychiatry 44: 810–818

ICD 10 (2006): Systematisches Verzeichnis. DIMDI

Jacobi, J. (2006): Die Psychologie von C. G. Jung. Fischer Taschenbuch Verlag

Jacobi, C., Thiel, A. & Paul, T. (1996): Kognitive Verhaltenstherapie bei Anorexia und Bulimia nervosa. Weinheim, Beltz.

Jaffe, J., Beebe, B., Feldstein, S., Crown, C., Jasnow, M. (2001): Rhythms in dialog of infancy: Coordinated timing and social development. In: Overton, W. F. (Hrsg.): Monographs of the Society for Research in Child Development BD.265 Blackwell Boston MA

Janet, P. (1889): L´automatism psychologique. Paris

Jones, Sinead (2004): Smoking has »shocking« impact on reproductive health. Studie der British Medical Association. Newscientist.com news service

Kächele, H. (1999): Therapieaufwand und -erfolg bei der psychodynamischen Therapie von Essstörungen. Eine multizentrische Studie (unpublizierter Schlussbericht)

Kandel, E. (2006): Auf der Suche nach dem Gedächtnis. Siedler Verlag München

Kanfer, F.H., Reinecker, H. & Schmelzer, D. (1996): Selbstmanagement-Therapie (2. überarb. Auflage). Berlin, Springer

Kaplan, Louise J. (1981): Die zweite Geburt. Piper und Co-Verlag München 1981

Kaplan-Solms, K. u. & Solms, M. (2003): Neuro-Psychoanalyse. Klett-Cotta Verlag

Kast, V. (2006): Der andere Analytiker. Gehirn und Geist 9/2006, S. 26–30

Klaus, Marshall, H. und Phyllis H. (2003): Das Wunder der ersten Lebenswochen. Mosaik Verlag, München

Klaus, Martin (1998): Mädchen im 3. Reich. Der Bund deutscher Mädel. PapyRossa Verlag, Köln

Kluge, K.J. (1974): Verhaltensauffälligkeiten in Grundschulen. Heilpädagogische Forschung 5

Köpp, W. & Jacobi, G. E. (2000): Beschädigte Weiblichkeit. Essstörungen, Sexualität und sexueller Missbrauch. Asanger

Kordy, H. et al (2002): Effective Treatment of Eating Disorders in Europe: Treatment Characteristics and Outcome. Unpubliziertes Manuskript

Kordy & Senf (1985): Überlegungen zur Evaluation psychotherapeutischer Behandlungen. PPmP 35: 207–212

Kratky, W., Wallner, F. (1990) Grundprinzipien der Selbstorganisation. Wissenschaftliche Buchgesellschaft Darmstadt

Kuhl, J. (2001): Motivation und Persönlichkeit. Hogrefe-Verlag Göttingen

Lambertz, M. et al. (2004): Transiente Koppelungen von Hirnstammneuronen mit Atmung, Herzkreislaufsystem und EEG: ihre Bedeutung für Ordnungsübergänge in der Psychotherapie. In: Schiepek, G. (2004): Neurobiologie der Psychotherapie. Schattauer Verlag

Landolt, M.A. (2004): Psychotraumatologie des Kindesalters. Hogrefe Göttingen

LeDoux, J. (2001): Das Netz der Gefühle. Wie Emotionen entstehen. Deutscher Taschenbuchverlag München

Leeds, A.M. (1998): Lifting the burden of shame: Using EMDR resource installation to resolve a therapeutic impasse. In: Manfield, M. (Hrsg.): Extending EMDR: A casebook of innovative applications. Norton, W.W. New York

Lenneberg, E.H. (1967): Biological Foundations of Language. John Wiley & Sons New York

Linden, M. (2005): Die Posttraumatische Verbitterungsstörung. Psychoneuro 2005; 31 (1): 21–24.

Linehan, M.M. (1996): Dialektisch Behaviorale Therapie der Borderline-Persönlichkeitsstörungen. München, CIP-Medien, München

Luhmann, N. (1984): Soziale Systeme. Grundriß einer allgemeinen Theorie. Frankfurt, Suhrkamp

Lukesch, Monika (1975): Psychologie – Faktoren der Schwangerschaft. Dissertation, Universität Konstanz

Lyons-Ruth, K. (1996): Attachment relationships among children with aggressive behavior problems: The role of disorganized early attachment patterns. Journal of Consulting and Clinical Psychology, 64, 64–73

Lyons-Ruth, Karlen, Melnick, Sharon, Bronfman, Elisa (2002): Desorganisierte Kinder und Mütter. Modelle feindselig-hilfloser Beziehungen. In: Brisch, K.-H., Grossmann, Klaus. E., Grossmann, K. Köhler, L., Bindung und seelische Entwicklungswege. Klett-Cotta, Stuttgart

MacLean, P. D. (1952): Some psychiatric implications of physiological studies on frontotemporal portion of limbic system (visceral brain). Electroencephalography and Clinical Neurophysiology 4, 407–418

Mahler, M. (1981): Nachwort in: Kaplan, Louise J. Die zweite Geburt. Piper und Co-Verlag, München

Main, M. (1995): Attachment: Overview, with implications for clinical work. In: Goldberg, S., R. Muir und J. Kerr (Hrsg.). Attachment Theory: Social, Developmental and Clinical Perspectives. Hillsdale, NJ (Analytic Press), S. 407–474

Main, M. (2002): Organisierte Bindungskategorien von Säugling, Kind und Erwachsenem. In: Brisch, K. H. et al (2002): Bindung und seelische Entwickungswege. Klett-Cotta Verlag Stuttgart

Massing, Almuth (1992): Die Mehrgenerationale Familientherapie. Vandenoeck & Ruprecht, Göttingen

Massing, Almuth (1997): Unheimliche Geschichten – Geschichten, die verheimlichen. Lindauer Psychotherapietage, Buk-Audio-Planung

Maturana, H.R., Varela, F. (1987): Der Baum der Erkenntnis. München, Scherz

Maturana, H.R., Verden-Zöller, G. (2005): Liebe und Spiel. Carl-Auer-Systeme

Mayr, E. (2002): Die Entwicklung der biologischen Gedankenwelt. Vielfalt, Evolution und Vererbung. Berlin

Middendorf, I. (1995): Der Erfahrbare Atem. Junfermann Verlag

Middendorf, I. (1998): Der Erfahrbare Atem in seiner Substanz. Junfermann Verlag

Milner, B., Squire, L. R., Kandel, E. R. (1998): Cognitive neuroscience and the study of memory. Review. Neuron 20, S. 445–468

Milne, H. (1999): Aus der Mitte des Herzens lauschen. Eine visionäre Annäherung an die Craniosacralarbeit. Teil 1 und Teil 2

Murray, L. (1991): Intersubjectivity, object relations theory, an empirical evidence from mother-infant interactions. Infant mental health journal 12

Nachmias, M. Gunnar, M., Mangelsdorf,S., Parritz R. H., Buss, K. ( 1996): Behavorial inhibition and stress reactivity: The moderating role of attachement security. Child Development 67

Nathanielsz, Peter W. (1992): Leben im Mutterleib. Der Weg bis zur Geburt und die Geburt. List Verlag München Leipzig

Nöth, W. (2000): Handbuch des Semiotik. Stuttgart, Metzler

Ogden, P., Minton, K. (2000): Sensorimotor Psychotherapy: One Method for Processing Traumatic Memory. Traumatology, VI (3), article 3

O'Keefe, J., Dostrovsky, J. (1971): The hippocampus as a spatial map. Preliminary evidence from unit activity in the freely-moving rat. Brain Res. 34,1, S. 171–175

Papoušek, H. u M. (1979): The infant's fundamental adaptive response system in social interaction. In: Origins of infant's social responsiveness. Thoman, Eb. (ed); Hillsdale NJ.; Erlbaum 175–208

Papoušek, M. (2003): Regulationsstörungen der frühen Kindheit erkennen und behandeln. Nervenheilkunde 9/2003, Schattauer Verlag

Papoušek, M., Schieche, M., Wurmser, H. (2004): Regulationsstörungen der frühen Kindheit. Frühe Risiken und Hilfen im Entwicklungskontext der Eltern-Kind-Beziehungen. Verlag Hans Huber, Bern

Parnell, L. (2003): EMDR-Therapie mit Erwachsenen. Klett-Cotta Verlag

Peirce, C. S. (1993): Phänomen und Logik der Zeichen. Frankfurt am Main, Suhrkamp

Perry, B. (1998): Diagnosis and treatment of childhood trauma: New developments. Konferenz der Menninger Clinic, Topeka, KS, 1998

Pesso, A. (2006): Dramaturgie des Unbewussten und korrigierende Erfahrungen: Wann ereigenen sie sich? Bei wem? Und wo? In: Marlock, G. und Weiss, H. (Herausgeber): Handbuch der Körperpsychotherapie. Schattauer Verlag

Petermann, F., Döpfner,M. u. Schmidt, M. (2001): Aggressiv-dissoziale Störungen. Hogrefe Göttingen

Piontelli, A. (1996): Vom Fetus zum Kind: Die Ursprünge psychischen Lebens. Eine psychoanalytische Beobachtungsstudie. Klett-Cotta, Stuttgart

Plassmann, R. (2004): Der Arzt als Detektiv: Das Münchhausen-by-proxy-Syndrom. In: Forum für Kinder- und Jugendpsychiatrie und Psychotherapie. Forum Verlag, 14. Jahrgang, Heft 2, S. 2–13

Plassmann, R. (2002): Psychotraumatologie der Essstörungen. Vortrag auf der überregionalen Herbsttagung »Traumatherapie in der Praxis« des Psychotherapeutischen Zentrums Bad Mergentheim, 18./19.10.2002

Plassmann, R. (2002): Integrierte Umweltmedizin. In: Uexküll, Th. v., Geigges, W., Plassmann, R. (Hrsg.) (2002): Integrierte Medizin. Schattauer Verlag

Plassmann, R.; Seidel, M. (2003): EMDR as grouptherapie with eating disorders: the resource-activating-protocol. Vortrag auf der EMDRIA-Tagung, Rom 17.05.2003

Plassmann, R. (2003): Psychotherapie der Essstörungen. Vortrag Frühjahrstagung Juni 2003, Pychotherapeutisches Zentrum Bad Mergentheim

Plassmann, R. (2004): Psychotherapie der Essstörungen: Ein Paradigmenwechsel. Vortrag auf der Tagung: Traumkörper-Traumakörper, Kassel Mai 2004

Plassmann, R. (2005): Selbstorganisation und Heilung. Auf dem Weg zu einer integrierten Psychotraumatologie am Beispiel der Essstörungstherapie. In: Kruse, G., Gunkel, S. (Hrsg.): Um Welten – Psychotherapie im Kontext. Hannoversche Ärzte-Verlags-Union GmbH, S. 49–80

Plassmann, R. (2005): Selbstorganisation und Heilung. In: Geissler, P. (Herausgeber): Nonverbale Interaktion in der Psychotherapie. Forschung und Relevanz im therapeutischen Prozess. Psychosozial Verlag. Gießen, S. 357–385

Plassmann, R. (2006): Mikrotraumatologie und Körper. Vortrag in Wien am 24.09.2006

Plassmann, R. (2006): Unveröffentlichter Vortrag am 12. Mai 2006. Werkstatttreffen der Akademie für integrierte Medizin. Bad Mergentheim

Randolph, M. (2006): Vitalität. In: Marlock & Weiß (Hrsg.): Handbuch der Körperpsychotherapie. Schattauer Verlag, 2006, S. 469–478

Rauchfleisch, Udo (1996): Allgegenwart von Gewalt. Sammlung Vandenhoeck, Vandenhoeck und Ruprecht Göttingen

Rautava, P.; Helenius, H.; Lehtonen, L.; Sillanpää, M. (1995): Infantile colic: Child and family three years later. Pediatrics 96

Reddemann, L. (2003): Imagination als heilsame Kraft. Klett-Cotta

Revenstorf, D. (1993): Technik der Hypnose. In: Revensdorf, D. (Hg.), Klinische Hypnose. 2. korr. u. überarb. Aufl., S. 137–168. Berlin, Springer

Reynolds, D. K. (1994): Die stillen Therapien. Synthesis Verlag Essen

Rittelmeyer, C. (2005): Frühe Erfahrungen des Kindes. Ergebnisse der pränatalen Psychologie und der Bindungsforschung. Ein Überblick. Kohlhammer Verlag Stuttgart

Rohen, J.. W., Lütjen-Drecoll, E. (2006): Funktionelle Anatomie. Die Entwicklung der Funktionssysteme des menschlichen Organismus. Schattauer Verlag, Stuttgart

Rometsch, C. (1997): Ansätze und Probleme der Glaubwürdigkeitsdiagnostik bei sexuellem Missbrauch in der Kindheit und in der Psychotherapie. Diplomarbeit der Universität Köln Fachbereich Psychologie (Prof. G. Fischer)

Rosenkötter, L. (1979): Schatten der Zeitgeschichte auf psychoanalytischen Behandlungen. Psyche 11 1979, Klett-Cotta

Rossi, E. L. (1991): Die Psychobiologie der Seele-Körper-Heilung. Synthesis Verlag Essen

Roth, G. (1996): Das Gehirn und seine Wirklichkeit. Suhrkamp Taschenbuch Verlag, Frankfurt / Main

Rothschild, B. (2002): Der Körper erinnert sich. Synthesis Verlag Essen

Safer, D.L., Telch, C.F. & Agras, W.S. (2001): Dialectical behavior therapy for bulimia nervosa. American Journal of Psychiatry, 158, 632–634

Sander, L. (1977): The regulation of exchange in the infant-caretaker system and some aspects of the context-content relationship. In: Lewis,M. und Rosenblum, L. (Hrsg.): Interaction, Conversation, and the Development of Language, Wiley New York

Sartre, J. P. (1952): Das Sein und das Nichts. Rowohlt

Sartre, J. (1962): Sketch for a Theory of the Emotions. Methuen

Schacter, D. (1999): Wir sind Erinnerung. Gedächtnis und Persönlichkeit. Reinbeck

Scheeringa, M.S., Peebles, C.D., Cook, C.A. (2001): Towards establishing procedural criterion, and discrimant validity for PTSD in early childhood. J. of the Academy of Child and Adolescent Psychiatry, 40, 52–60

Scheeringa, M.S., Zeannah C.H., Meyers, L. & Putnam, F.W.. (2003): New findings on alternative criteria for PTSD in preschool children. J. of the Academy of Child and Adolescent Psychiatry, 42, 561–570

Schiepeck, G. (1990): Selbstreferenz in psychischen und sozialen Systemen. In: Grundprinzipien der Selbstorganisation. Hrg.: Karl W. Kratky, Friedrich Waner. Wissenschaftliche Buchgesellschaft Darmstadt, 1990

Schiepek, G. (2004): Neurobiologie der Psychotherapie. Schattauer Verlag

Schiepek, G. (1991): Systemtheorie der klinischen Psychologie. Vieweg Verlagsgesellschaft

Schindler, Sepp (1987): Das neue Bild des Ungeborenen. Zum Konzept einer Entwicklungspsychologie der Perinatalzeit. In: Pränatale und perinatale Psychologie und Medizin. Begegnung mit dem Ungeborenen. Herausgegeben von Peter G. Fedor-Freybergh 1987, Saphir Schweden, Versand München

Schmitt, L. (2003): Atemheilkunst. Humata Verlag Bern

Servan-Schreiber, D. (2004): Die neue Medizin der Emotionen. Stress, Angst, Depression: Gesund werden ohne Medikamente. Kunstmann Verlag, München

Shapiro, F. (1989): Efficacy of the eye movement desensitization procedure in the treatment of traumatic memories. Journal of Traumatic Stress Studies,2, 199–223

Shapiro, F. (1998a): EMDR in Aktion. Die Behandlung traumatisierter Menschen. Junfermann Verlag

Shapiro, F. (1998b): EMDR. Grundlagen und Praxis. Handbuch zur Behandlung traumatisierter Menschen. Junfermann, Paderborn

Shapiro, F. (2001): Eye movement desensitization and reprocessing: Basic principles, protocols and procedures (2. Ed.). New York: Guilford Press

Shapiro, F. (Hrsg.) (2003): EMDR als integrativer psychotherapeutischer Ansatz, Junfermann, Paderborn

Shaver, P.R., Collins, N. & Clark, C.L. (1996): Attachment Styles and Internal Working Models of Self and Relationship Partners. In G.J.O. Fletcher & J. Fitness (Eds.), Knowledge Structures in Close Relationships (pp. 25–62). Mahwah, New Jersey: Lawrence Erlbaum Associates

Sherrington, Ch. (1906): The integrative activity of the nervous system. Yale University Press, New Haven

Smith, E. & Grawe, K. (2005): Which therapeutic mechanisms work when? A step towards the formulation of empirically validated guidelines for therapists session-to-session decicions. Clinical Psychology and Psychotherapy, 12, 112–123

Spitzer, M. (1996): Geist im Netz. Modelle für Lernen, Denken und Handeln. Wissenschaftliche Buchgesellschaft Darmstadt

Spitzer, M. (2006): Das neue Unbewusste I. Oder die unerträgliche Automatizität des Seins. Nervenheilkunde 2006; 25: 615–22

Spitzer, M. (2006): Das neue Unbewusste II. Kreativ denken und richtig entscheiden. Nervenheilkunde 2006; 25: 701–8

Spangler, G. u. Schieche M. (1998): Emotional and adrenocortical responses of infants to the strange situation: The differential function of emotional expression. International Journal of Behavioral Development 22

Steil, R. u. Straube, E. (2002): Posttraumatische Belastungsstörung bei Kindern und Jugendlichen. Zeitschrift Klinische Psychologie und Psychotherapie 31 (1), 1–13

Steinemann, E. (2006): Der verlorene Zwilling. Wie ein vorgeburtlicher Verlust unser Leben prägen kann. Kösel-Verlag München 2006

Steins, G. & Remy, C. (1996): Selbstkonzept und Bedürfnis nach sozialer Anerkennung bei Bulimikerinnen. Zeitschrift für Psychologie, 204, 187–198

Steins, G., Albrecht, M. & Stolzenburg, H. (2002): Bindung und Essstörungen: Die Bedeutung interner Arbeitsmodelle von Bindung für ein Verständnis von Anorexie und Bulimie. Zeitschrift für Klinische Psychologie und Psychotherapie, 31 (4), 266–271. Göttingen, Hogrefe

Stern, D. (2000): Mutter und Kind. Die erste Beziehung. Klett Cotta Verlag

Stern, D (2005): Der Gegenwartsmoment. Brandes und Apsel

Stirn, A. (2003): Body piercing: medical consequences psychological motivations. The Lancet 2003; 361: 1205–15

Stirn, A., Hinz, A., Brähler, E. (2006): Prevalence of tattooing and body piercing in Germany and perception of health, mental disorders, and sensation seeking among tattooed and body-pierced individuals. J.Psychosom. Res. 2006 May; 60 (5): 531–4

Stott, Dennis (1977): Children in the womb: The Efects of Stress. New Society

Strauch, B. (2004): Warum sie so seltsam sind. Gehirnentwicklung bei Teenagern. Berliner Taschenbuchverlag Berlin.

Terr, L. C. (1991): Childhood traumas: An outline and overview. American Journal of Psychiatry 148 (1), 10–20

Tinker, Robert H. u. Wilson, Sandra A. (1999): Through the eyes of a child. EMDR with Children. W.W. Norten & Company New York London

Tinker, R. u. Wilson, S. (2000): EMDR mit Kindern. Ein Handbuch. Junfermann Verlag Paderborn

Trevarthen, C. u. Aitken, K.J. (1994): Brain development, infant communication and empathy disorders: Intrinsic factors in Child mental health. Development and Psychopatholgy 6

Uebele, C. (2005): Seminarunterlagen zu einer Fortbildungsreihe des Berufsverbandes der Motopäden/Mototherapeuten zum Thema: Psychophysischer Spannungsausgleich durch die Arbeit mit den körpereigenen Rhythmen, Atmung und craniosacralem Rhythmus. Neuss 18.11–20.11.2005

Üxküll, Th.v. (2000): Von psychosomatischer zu integrierter Medizin. Diskussionspapier zum Lehrkörpertreffen der Akademie für Integrierte Medizin. Hamburg, den 19./20.5.2000

Uexküll, Geigges, Plassmann (2002): Integrierte Medizin. Schattauer Verlag

Upledger, J. (2003): Lehrbuch der CranioSacralen Therapie. Haug Verlag

Uvnäs-Moberg, K. (2007): Die Bedeutung des Hormons Oxytocin für die Entwicklung der Bindung des Kindes und der Anpassungsprozesse der Mutter nach der Geburt. In: Brisch, K. H. & Hellbrügge, T. (Hrsg.) (2007): Die Anfänge der Eltern-Kind-Bindung. Klett Cotta Verlag

Van den Bergh, Bea R.H. (2006): Über die Folgen negativer mütterlicher Emotionalität während der Schwangerschaft. In: Inge Krens/ Hans Krens: Grundlagen einer vorgeburtlichen Psychologie. Vandenhoeck & Ruprecht

van der Kolk, B. et al (2000): Traumatic stress. Junfermann Verlag

van der Kolk, B. et al (2005): Developmental trauma disorder: Towards a rational diagnosis for chronically traumatized children. Psychiatric Annals 35 (5). Abzufragen: http://www.kindertraumainsttut.de Link Aktuelles

von Klitzing, Kai (2002): Frühe Entwicklung im Längsschnitt: Von der Beziehungswelt der Eltern zur Vorstellungswelt des Kindes. Psyche 56 S. 863–887

von Klitzing, Kai (2006): Eltern-Kind-Beziehung in der Pränatalzeit und Entwicklung des Kindes. Von der Vorstellungswelt der Eltern zur Eltern-Kind-Interaktion. In: Krens Hans und Inge. Grundlagen einer vorgeburtlichen Psychologie, Vandenhoeck & Ruprecht Göttingen

Verny, T. & Kelly, J. (1986): Das Seelenleben des Ungeborenen. Rogner & Bernhard bei Zweitausendeins. München

Waadt, S., Laessle, R.G. & Pirke, K.M. (1992): Bulimie – Ursachen und Therapie. Berlin, Springer.

Watterson, Bill (2005): Calvin und Hobbes. Carlson Comics

Wietersheim, J. v., Kordy, H., Kächele, H. (2004): Stationäre psychoanalytische Behandlungsprogramme bei Essstörungen. In: Herzog, Münz, Kächele: Essstörungen. Schattauer 2004

Wilheim, Joanna (1995); Trevarthen, C. u. Aitken, K.J. (1994).: Unterwegs zur Geburt. Mattes Heidelberg. Brain development, infant communication and empathy disorders: Intrinsic factors in Child mental health. Development and Psychopatholgy 6

Winnicott, Donald W. (1989): Familie und individuelle Entwicklung. Geist und Psyche Fischer Verlag Frankfurt

Young, Jeffrey E., Zangwill, William M., Behary, Wendy E. (2003): Die Verbindung von EMDR und schemafokussierter Therapie: Das Ganze kann größer sein als die Summe seiner Teile. In: Shapiro, Francine (Hrsg.): EMDR als integrativer Ansatz. Junfermann Paderborn

# Anhang: Impressionen aus der Teamarbeit: Die männliche und die weibliche Therapie?

Die männliche und die weibliche Therapie? Die Überschrift bedarf der Erklärung. Den Grundgedanken vorweg: In diesem Buch geht es um Heilungsprozesse und es scheint so zu sein, dass Frauen und Männer, so wie sie auch sonst verschieden sind, unterschiedliche Vorstellungen vom menschlichen Wachstum haben. Beide Sichtweisen, gerade wegen ihrer Verschiedenheit, sind aber unverzichtbar notwendig.

Diese Dialektik fiel mir in unserer Klinik auf und aus dieser Perspektive will ich einige Phänomene beschreiben, verbunden mit Überlegungen dazu, die sich möglicherweise verallgemeinern und auch anderswo nutzen lassen.

Ich kenne keine Psychotherapie-Ausbildung, die sich jemals dazu geäußert hätte, dass die weiblichen und die männlichen Ausbildungskandidaten verschieden an die Arbeit heran gehen. Ich selbst bilde in verschiedenen Kontexten aus, im analytischen Institut, an der Universität, in Seminaren für Ärzte und Psychologen, nirgendwo ist mir der Unterschied des Denkens so auffällig geworden wie in unserem Krankenhaus. Auch in früheren Kliniken und Abteilungen, die ich geleitet hatte, war dergleichen weit weniger deutlich zu beobachten. Woran mag das liegen?

Der Grund ist, wie ich vermute, das teilweise zufällige, teilweise gewollte Zusammentreffen einiger Umstände in der Klinik, der dieses Buch entstammt.

Das Krankenhaus ist rein räumlich betrachtet, also in seinem Baukörper, eher klein. Alle Patientenzimmer und Arbeitszimmer der Therapeuten und Therapeutinnen liegen dicht beieinander. Die Zahl der Therapieplätze ist mit 90 jedoch vergleichsweise hoch. Die Behandlungen finden also in räumlicher und damit emotionaler Dichte statt.[27] Dazu kommt die Spezialisierung der Klinik auf Psychotherapie. Der

---

27 Die Teamsitzungen in einem objektiv zu kleinen Raum erinnern mich immer wieder an die Situation im englischen Parlament, wo man in einer körperlichen Nähe

Rahmen dient ausschließlich diesem Zweck. Dies führt natürlich zu hoher emotionaler Intensität. Die üblichen Distanzierungsstrategien der Medizin mit Rückzug in die biotechnische Perspektive oder Rückzug in verflachte Formen der Kurmedizin finden nicht statt. Ein spezieller Umstand ist auch die Tatsache, dass die Klinik von Männern *und* Frauen geleitet wird: *Der* ärztliche Direktor, *die* Leiterin des Kinder- und Jugendbereichs, *der* leitende Psychologe, *die* Geschäftsführerin.

## Die Präsenz des Weiblichen:

In diesem Rahmen hat sich als sehr vitaler Spezialisierungsbereich die Psychotherapie von Kindern, Müttern mit Kindern und von Jugendlichen herausgebildet. Ein Bereich, der anderswo so nicht existiert und wenn, dann nicht integriert in die Erwachsenentherapie.

Muttersein ist in Folge dessen äußerst konkret präsent. Mütter sind anwesend als Mütter ihrer Kinder, die Mütter sind dabei grundsätzlich selbst Patientinnen, ebenso wie ihre Kinder vom Säuglingsalter an. Die Mütter *leben* mit ihren Kindern in der Klinik, die Kinder sind allpräsent. Ein Therapeut, ob er nun eigene Kinder hat oder nicht, ob er als Kindertherapeut ausgebildet ist oder nicht, begegnet überall Kindern und: kommuniziert mit Kindern, ob er nun dienstlich mit ihnen zu tun hat oder nicht. Man kennt alle Kinder beim Namen, begrüßt sie, spricht mit ihnen, tröstet sie, bindet die Schnürsenkel, hilft ihnen, wenn sie hingefallen sind, freut sich mit ihnen, wenn sie ihre neue Mütze zeigen. Bei den Zimmervisiten ergeben sich köstliche und anrührende Szenen. Kinder verstecken sich, Kinder helfen ihren Müttern, Kinder zeigen ihr Spielzeug, Kinder erzählen körpersprachlich Geschichten, die nicht gesprochen werden dürfen, Kinder hören mit äußerster Aufmerksamkeit zu, was die Mutter mit dem Arzt spricht.

Bei Therapieende sind die meisten Kinder – ganz normal – etwas traurig, sie hatten Freunde und Spielkameraden und sehr viel sichere Bindung.

---

aufeinander sitzt und mit einer Direktheit debattiert, die im deutschen Bundestag undenkbar wäre.

Diese Unmittelbarkeit und Selbstverständlichkeit der Begegnung mit Kindern ist etwas Besonderes. Viele Mitarbeiterinnen und Mitarbeiter, gut ausgebildete Therapeuten, waren aber verunsichert. Sie wussten nicht, wie sie mit den Kindern umgehen sollten. Sie wussten sehr gut, dass normalerweise Patienten auf Stühlen sitzen und über Probleme sprechen, aber wie ermahnt man einen Patienten, seine Pantöffelchen anzuziehen, hilft ihm dabei, kriegt bei der Gelegenheit die Brille weggenommen und bleibt dennoch Therapeut?

Wie sich das Therapeut-Sein zum Mutter-Sein verhält, wurde zum unausweichlichen Geschehen der Selbsterfahrung. Viele Therapeuten konnten hier auf keinerlei professionelle und nur wenig persönliche Erfahrung zurückgreifen. Es gab Therapeutinnen am Beginn ihrer kindertherapeutischen Weiterbildung, die noch niemals in ihrem Leben mit einem Kind eine oder mehrere Stunden am Stück gespielt hatten, sie wussten einfach nicht, wie das geht. Also kehren sich die Verhältnisse um: Die Kinder lehren ihre Therapeuten etwas. Dazu zählt besonders die absolute emotionale Präsenz und Direktheit der Kinder und die wirklich phänomenale Geschwindigkeit, mit der Spielszenen ausgestaltet werden. Mentale Vorgänge, die bei Erwachsenen in der seelischen Tiefe, beispielsweise im Traum, ablaufen, geschehen mit Kindern in jedem Moment in der gegenwärtigen Kommunikation.

Der mentale Apparat der Therapeuten organisiert sich in Folge dessen um und schafft einen *kindertherapeutischen, mütterlichen Bereich in der eigenen Persönlichkeit*. Das ist kein Vorgang, der sich auf Faktenwissen beschränkt.

## Die Präsenz des Männlichen:

Ein weiterer Umstand ist die extreme Instabilität zahlreicher Patientinnen, seien es Mütter von Kindern, Jugendliche oder Erwachsene. Dieser Umstand liegt im Wesen einer auf schwere Krankheitsbilder, Borderlinestörungen, Essstörungen, Traumafolgestörungen spezialisierten Klinik natürlicherweise begründet und gehört zu ihren Aufgaben. Daraus folgt die zwingende Notwendigkeit einer äußerst systematischen Stabilisierungsarbeit. Dies wird allen Patientinnen erklärt und abverlangt, immer verbindlich, oft in Gestalt eines schriftlichen Vertrages.

Hier sind also ganz spezielle Rahmen setzende Elemente notwendig: explizite Regelsysteme, Autorität im Durchsetzen, die Fähigkeit zu harten Konflikten mit Patienten, die sich ihrer Patientenverantwortung entziehen und destruktive Praktiken fortzusetzen wollen, mit denen sie dann sich selbst und Mitpatientinnen traumatisieren würden.

Diese Rahmen schützenden Funktionen liegen nicht nur in einer Hand, sondern werden von jeder Therapeutin und jedem Therapeuten ausgeübt, indem die Notwendigkeit dazu erkannt, die Begrenzung vertreten und im dichten Kontakt mit dem Patienten durchgesetzt wird. Vater-Sein ist allpräsent und differenziert sich als mentale Funktion in der eigenen Persönlichkeit.

Wie fühlt sich solch ein Team?

Zunächst eine Erfahrung am eigenen Leibe. In Aufbau- und Entwicklungszeiten der Klinik ist viel »straffe Leitung« (meint der Leiter), viel »klares Definieren der Aufgaben«, »systematisches etc. etc.« erforderlich. Die Widerstände im Team beantwortet der Leiter mit einem Mehr an »eindeutigem Klarstellen«, natürlich auch mit grimmigem Zorn auf Störer, Nichts-Versteher, Erfolgsverhinderer.

All diese Reaktionen (meine eigenen) entstammen einer männlichen Grundidee: Die Klinik, ihr Konzept, ihre Leistungsfähigkeit, ihr Alles und Jedes muss an einen Punkt, an dem die Anderen noch nicht sind, den der Leiter aber natürlich schon kennt und wo er hin will.

Ich karikiere mich hier selbst nur mäßig, man sieht sich als Leiter als (männlicher) Kapitän, der Kurs, Navigation, Seemannschaft in schwerer See sicherzustellen hat.[28] Immer ist die männliche Grundidee: *wir müssen irgendwohin, wo wir noch nicht sind.*

Nehmen wir also an, es wäre ein geschlechtsspezifisches Denkmuster, dann definiert es sich über zielgerichtete Bewegung auf einen Punkt hin und über ein Bekämpfen all dessen, was den Weg dahin behindert.

---

28 Diese Sichtweise ist nicht falsch, aber es fehlt etwas. Gute Kapitäne wissen, dass die zweitwichtigste Person an Bord der Koch ist.

Im Team machte sich nun eine gewisse Erschöpfung breit, man war ja willig, sah ja alles ein, die Behandlungsergebnisse sprachen ja wirklich für sich. Aber dennoch ... Dennoch was? Man wollte einfach mal bleiben, wo man ist, zufrieden sein dürfen mit dem, was man konnte, die Gefühle teilen von Anstrengung, Zufriedenheit, Enttäuschung, Erschütterung. Verdauen eben. Man wollte sich einfach mal hinsetzen und vielleicht auch was zu lachen haben.

Wenn dies das weibliche Prinzip ist, dann definiert es sich über Sein, nicht über Werden: Fühle dich mit mir in meiner Nähe wohl.[29]

Nun kann man, diese Beobachtungen im Sinn, untersuchen, welche dieser Grundhaltungen in welcher Therapieform realisiert sind. Ich will dies hier nicht durchdeklinieren, sondern eine Überzeugung vertreten: Menschliches Wachstum benötigt Beides, das Weibliche und das Männliche, das Parasympathische und das Sympathische. Wir müssen hier nicht mit Rollenklischees argumentieren, sondern können mittlerweile die Erkenntnisse der Neurobiologie zur Hilfe nehmen. Heilungsprozesse scheinen generell (dies ist das bipolare Prinzip der Psychotherapie) auf einer balancierten, elastischen, rhythmischen Gleichzeitigkeit dieser beiden Prinzipien zu beruhen, so wie das Kind eben auch einen wachstumsförderlichen Rahmen braucht, in dem beides, Mütterliches und Väterliches repräsentiert ist, sei es in zwei Personen, sei es in einer Person, sei es in mehreren Personen.

Wenn wir also an einer Therapieform die Tendenz zum Monopolaren, zu nur noch Ruhe oder zu nur noch Bewegung beobachten, dann können wir sicher sein, dass diese Therapieform unvollständig ist.

Umgekehrt können wir die *Vitalität* einer Methode daran ablesen, dass sie sowohl hohe Ziele hat, vor denen sie sich nicht fürchtet, und sich dennoch zu regenerieren versteht und: dass sie lacht. Eine Thera-

---

29 Wenn ich klug und vorsichtig wäre, hätte ich dieses Kapitel überhaupt nicht geschrieben. Ich möchte versuchen, Phänomene zu beschreiben, nicht Rollenklischees zu verteidigen. Es wird mir bei all denjenigen misslingen, die solchen geschlechtsspezifischen Unterschieden der psychotherapeutischen Grundhaltung noch nie begegnet sind. Diese mögen mich einfach zum Reaktionär erklären.

pie ohne Humor ist undenkbar.[30] Aus diesem Grund sei mir nach vierzehn anstrengenden Kapiteln dieses fünfzehnte verziehen. Ich habe es, weil es nicht wissenschaftlich, sondern anekdotisch ist, in den Anhang plaziert und ich danke an dieser Stelle allen Mitarbeiterinnnen und Mitarbeitern der Klinik für Ihren Beitrag zu diesen spannenden Jahren des Lernens und Aufbauens:

| | |
|---|---|
| Abshilava, Maka | Leber, Benjamin |
| Akbuluto, Ayten | Lempp, Ulrich |
| Balles, Larissa | Lempp, Ulrike |
| Berrens, Christof | Mark, Stefanie |
| Bornträger, Kathrin | Martin, Gloria |
| Braun, Simone | Mayer, Sandra |
| Brzukalla, Katharina | Mechsner, Susanne |
| Burkart, Thomas | Meder, Gabriele |
| Dehner, Nadine | Mentzel, Myriam |
| Deutsch, Sandra Viana | Menzke, Anna |
| Dickhut, Holger | Michel, Melanie |
| Ditz, Viktor | Morgenstern, Anja |
| Dümmler, Karin | Nölke, Verena |
| Eichner, Ilka | Ostertag, Barbara |
| Engert, Ingrid | Pirzkall, Andreas |
| Gasthofer, Ludmilla | Rager, Dr. Klaus |
| Gebel, Dr. Monika | Schell, Elena |
| Göhring, Paul | Scherer, Katharina |
| Herz, Siegbert | Schlegel, Lidia |
| Herzog, Stefan | Schneider, Dr. Matthias |
| Hoffmann, Birgit | Schrankenmüller, Annette |
| Honikel, Janine | Schubert, Christian |
| Jooß, Steffen | Schwab, Simone |
| Kappes, Irene | Seidel, Dr. Marion |
| Kalker, Brigitte | Tair, Yazid |
| Kimmelmann, Daniela | Tomala, Bogumila |
| Kleinemeier, Detlef | Uebele, Christian |
| Knörzer, Tina | Volmer, Jan |
| Kohlschreiber, Alfred | Wachter, Angelika |
| Konrad, Sabine | Wagner, Dominik |
| Kreuzer, Stanislaw | Waschgler, Andrea |
| Küffner, Sebastian | Weiss, Yvonne |

---

30 Ich erinnere hier an die Arbeiten von Noni E. Höfner (1997): »Das wäre doch gelacht«, über provokative Therapie.

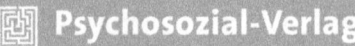

# Psychosozial-Verlag

Jean-Michel Quinodoz

### Freud lesen

Eine chronologische
Entdeckungsreise durch sein Werk

George Makari

### Revolution der Seele

Die Geburt der Psychoanalyse

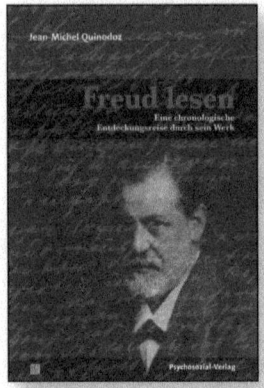

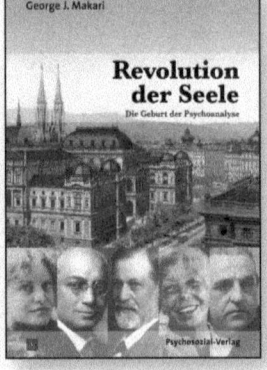

*2011 · 477 Seiten · Broschur*
*ISBN 978-3-89806-782-9*

*2011 · 648 Seiten · Gebunden*
*ISBN 978-3-8379-2039-0*

Dieser Band ist eine leicht zugängliche Darstellung der gesammelten Werke Freuds. Jedes Kapitel befasst sich mit einer von Freuds Schriften und enthält wertvolle Hintergrundinformationen sowie relevante Details aus Biografie und Zeitgeschichte, eine Chronologie seiner Ideen und Beschreibungen von post-freudianischen Entwicklungen.

»Das Buch ist eine einzigartige Hilfe bei Lehre und Studium der Freud'schen Schriften. Es ist ebenso fantasievoll wie hilfreich, vor allem, was die Kontextualisierung der Werke anbelangt. Ein absolutes Muss für jeden, der sich ernsthaft mit der Psychoanalyse beschäftigt.«

*Anne-Marie Sandler, Lehranalytikerin der Britischen Psychoanalytischen Vereinigung, London*

Ausgezeichnet mit dem Gradiva Award 2009 als beste historische Arbeit und dem Heinz Hartmann Award 2009 als herausragendste Publikation, stellt Makari erstmals zusammenhängend die Geschichte der Psychoanalyse von ihren Anfängen 1870 bis zu ihrer Vertreibung aus Europa durch den Nationalsozialismus 1945 dar. Er erforscht gezielt die zentralen Probleme, die diese angehende Wissenschaft der Psyche in ihrer Entwicklung definierten, strukturierten und spalteten.

*The New York Post:* »Brilliant! Eine fesselnde, reichhaltige Geschichte voller faszinierender Charaktere und bunter Schauplätze.«

*Paul Auster:* »George Makari hat nichts Geringeres geschrieben als eine Geschichte des modernen Geistes.«

Walltorstr. 10 · 35390 Gießen · Tel. 0641-969978-18 · Fax 0641-969978-19
bestellung@psychosozial-verlag.de · www.psychosozial-verlag.de

Angela Mauss-Hanke (Hg.)

## Internationale Psychoanalyse 2010

Ausgewählte Beiträge aus dem *International Journal of Psychoanalysis*, Band 5

Angela Mauss-Hanke (Hg.)

## Internationale Psychoanalyse 2011

Ausgewählte Beiträge aus dem *International Journal of Psychoanalysis*, Band 6

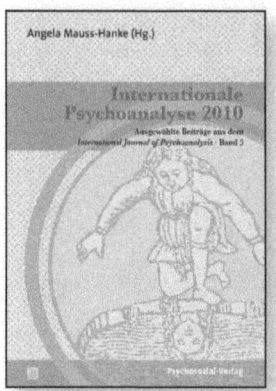

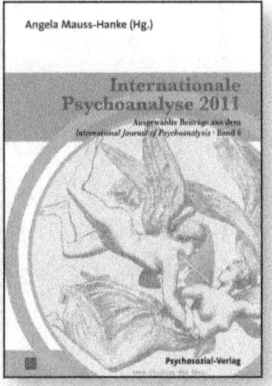

*2010 · 313 Seiten · Broschur*
*ISBN 978-3-8379-2081-9*

*2011 · 313 Seiten · Broschur*
*ISBN 978-3-8379-2106-9*

Das berühmte *International Journal of Psychoanalysis* gilt bis heute als weltweit wichtigste Fachzeitschrift der Psychoanalyse. Aus diesem reichen Fundus versammelt *Internationale Psychoanalyse* jährlich herausragende Beiträge. So bieten die Bände auch denjenigen, die Fachliteratur lieber in ihrer Muttersprache lesen, einen direkten Zugang zu den aktuellen Entwicklungen der internationalen psychoanalytischen Welt.

Band 5 enthält Beiträge von Dorit Ashur, Avner Bergstein, Dana Birksted-Breen, Glen O. Gabbard, Erika Krejci, Riccardo Lombardi, Deborah Anna Luepnitz, Thomas H. Ogden, Jean-Michel Quinodoz, Andrea Sabbadini, Henry Schwartz und Kay M. Souter

»Es ist wunderbar, dass das ›International Journal of Psychoanalysis‹ nun mit der ›Internationalen Psychoanalyse‹ einen deutschen Auswahlband hat. Eine solche Kommunikation ist ein unschätzbarer Beitrag, um voneinander zu lernen und unsere Disziplin voranzubringen. Die sorgfältige Arbeit der Herausgeberin und die Auswahl der Texte sind einfach vorbildlich.«

*David Tuckett*

Band 6 enthält Beiträge von Adela Abella, Marilia Aisenstein, Daniel Anderson, Dana Birksted-Breen, Germano Vollmer jr., Riccardo Lombardi, Antonio Carlos J. Pires, Marisa Pola, Claude Smadja, Luigi Solano, Richard Tuch und Nashyiela Loa-Zavala

Walltorstr. 10 · 35390 Gießen · Tel. 0641-9699 78-18 · Fax 0641-9699 78-19
bestellung@psychosozial-verlag.de · www.psychosozial-verlag.de

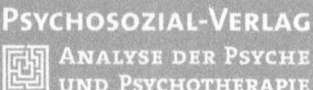

**PSYCHOSOZIAL-VERLAG**
**ANALYSE DER PSYCHE**
**UND PSYCHOTHERAPIE**

Wolfgang Berner    Hans Sohni

# Perversion    Geschwisterdynamik

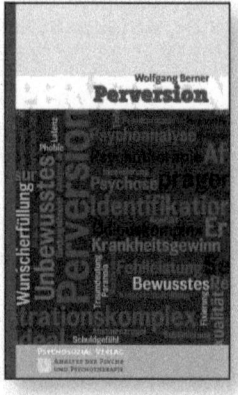 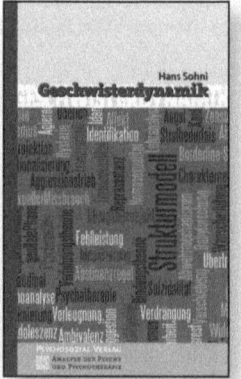

2011 · 139 Seiten · Broschur    2011 · 140 Seiten · Broschur
ISBN 978-3-8379-2067-3      ISBN 978-3-8379-2117-5

Das Studium der Perversionen eröffnete Freud tiefe Einsichten in die Funktionsweise von Sexualität und Erotik, die für seine Theoriebildung über die menschliche Psyche von entscheidender Bedeutung waren. Viele dieser Einsichten haben bis heute ihre Gültigkeit, viele wurden inzwischen ergänzt und differenziert. In dem Band wird gezeigt, dass und wie die klassische Psychoanalyse – etwa bei Fetischismus, Exhibitionismus oder Sadismus – hilfreich sein kann. Es werden die für eine Perversionstherapie notwendigen Parameter betrachtet und auch weitere Therapieformen vorgestellt.

Mit Geschwistern verbindet man die Vorstellung von tiefer Verbundenheit, aber auch von Rivalität. Sie sind in Mythologie und Märchen, in Romanen und Filmen allgegenwärtig. Bis in die 1980er Jahre wurden Geschwisterbeziehungen beinahe vollständig aus dem psychoanalytischen Diskurs ausgeblendet. Dem setzt Hans Sohni eine psychoanalytische Entwicklungspsychologie lebendiger Geschwisterbeziehungen entgegen. Er beleuchtet den Einfluss des Geschwisterstatus auf die Persönlichkeitsentwicklung und untersucht die Dynamik von Abgrenzung und Bezogenheit.

Die kompakten Bände der Reihe »Analyse der Psyche und Psychotherapie« widmen sich jeweils einem zentralen Begriff der Psychoanalyse, zeichnen dessen historische Entwicklung nach und erläutern den neuesten Stand der wissenschaftlichen Diskussion.

Walltorstr. 10 · 35390 Gießen · Tel. 0641-969978-18 · Fax 0641-969978-19
bestellung@psychosozial-verlag.de · www.psychosozial-verlag.de